酮体激活脑细胞

亲历病程记录，现身说法

饮食干预疗法，告别老年痴呆

阿尔茨海默症（AD），即我们俗称的老年痴呆症，一种神经系统退行性疾病。临床上以记忆障碍、失语、失用、失认、视空间技能损害、执行功能障碍，以及人格和行为改变等全面性痴呆表现为特征，病因迄今未明。

本书作者纽波特博士一生从医，自己的丈夫却不幸罹患了阿尔茨海默症。作为妻子，为照顾丈夫倾其全力，力求探知致病真相并寻找治愈办法。

在与病魔长期斗争的过程中，纽波特博士与科研团队发现，导致阿尔茨海默症致病的最大原因是脑细胞缺乏能量供给而坏死，取而代之的是β淀粉样蛋白斑块和神经纤维缠结，故而加速病情恶化。

科学家们发现，酮体可作为代替燃料为细胞提供能量。这个发现似乎可从源头上遏制脑细胞的死亡，而酮体可较为方便地从椰子油以及中链甘油三脂中获取。借用饮食疗法，纽波特博士将其应用于自己丈夫，疗效甚佳。随后，她将其方法与大众分享，得到了广泛而肯定的回应。

鉴于此，作者将自己的亲历故事与饮食菜谱编撰成书，以帮助更多的人了解阿尔茨海默症，坚定他们与病魔战斗的决心。同时，作者呼吁政治界与学术界加大对酮体的研究以及对其批量生产的推进，以让更多人远离阿尔茨海默症的烦恼。

科学可以这样看丛书

Alzheimer's Disease

阿尔茨海默症有救了

酮体的故事

〔美〕玛丽·T.纽波特（Mary T. Newport） 著

张兵一 译

透析阿尔茨海默症致病原因
酮体可为脑细胞提供能量以延缓病症
专家菜谱和病程日记助力治愈顽疾

重庆出版集团 重庆出版社

ALZHEIMER'S DISEASE: WHAT IF THERE WAS A CURE? （SECOND EDITION）

By MARY T.NEWPORT, M.D.

Copyright © 2011, 2013 Mary T. Newport, M.D.

This edition arranged with Turner Publshing Company

through Big Apple Agency, Inc., Labuan, Malaysia.

Simplified Chinese edition copyright © 2018 Chongqing Publishing House

All rights reserved.

版贸核渝字（2016）第 165 号

图书在版编目（CIP）数据

阿尔茨海默症有救了 /（美）玛丽·T.纽波特著;张兵一译. —重庆：重庆出版社,2019.2

（科学可以这样看丛书/冯建华主编）

书名原文:ALZHEIMER'S DISEASE

ISBN 978-7-229-13592-8

Ⅰ.①阿…　Ⅱ.①玛…　②张…　Ⅲ.①老年痴呆症－防治 Ⅳ.①R592

中国版本图书馆CIP数据核字（2018）第226098号

阿尔茨海默症有救了

Alzheimer's Disease

〔美〕玛丽·T.纽波特(Mary T. Newport) 著　张兵一 译

责任编辑:连　果
责任校对:李小君
封面设计:博引传媒·何华成

重庆出版集团
重庆出版社 出版

重庆市南岸区南滨路162号1幢　邮政编码:400061　http://www.cqph.com

重庆出版集团艺术设计有限公司制版

重庆市国丰印务有限责任公司印刷

重庆出版集团图书发行有限公司发行

E-MAIL:fxchu@cqph.com　邮购电话:023-61520646

全国新华书店经销

开本:710mm×1000mm　1/16　印张:22.25　字数:360千
2019年2月第1版　2019年2月第1次印刷
ISBN 978-7-229-13592-8

定价:65.80元

如有印装质量问题,请向本集团图书发行有限公司调换:023-61520678

目录

本书谨献给我的丈夫史蒂夫。⌐⌐⌐⌐⌐⌐的两个女儿是他此生最棒的工作。过去，是他让⌐⌐⌐⌐变成了现实——成为一名医生和成为一位母亲。他始终用深深的爱和无条件的支持成就了我的人生。现在，该我来照顾他了。

本书献给数以百万计的其他看护者，他们像我一样正为自己患有阿尔茨海默症和其他神经退行性疾病的亲人们进行着艰苦卓绝的抗争；我们只盼着自己的努力能够带来一缕希望的光亮。其实，你们中的许多人都经历过同我一样的故事。我们都是现实世界中活生生的人，心中只有一个渴望，那就是尽可能延长亲人们留在我们身边的时间——因为我们都在同一条路上艰难跋涉，所以我深深地懂得我们共同企盼的目标。

纪念小乔治·卡希尔医生（1927—2012），是他发现了我们的大脑能将酮体作为替代燃料使用。

致谢

理查德·L. 费契，医学博士和哲学博士，多年致力于对酮体（ketones）作用的研究并将研究成果应用于改善数百万阿尔茨海默症患者、帕金森病（Parkinson's disease）患者以及其他各种神经退行性疾病患者的病情。正因为他的这些研究，才使本书的问世成为可能。他的工作已直接影响了我的家庭，让我们对未来充满了希望，我对此感激不尽。我要感谢费契博士为我审定本书中有关酮体的几个章节以及为我提供的相关信息。我要感谢那些同费契博士并肩工作的其他人，他们共同追寻这一领域的知识并以此帮助他人。他们是：M. 托德·金理科硕士、博谷义宏医学博士和哲学博士、莫妮卡·斯卡路里斯医学博士、克里斯汀·伯格曼理学士、西里希·斯里瓦斯提瓦哲学博士、罗伯特·波罗斯基哲学博士和卡尔文·克拉奇菲尔德。

我要感谢西奥多·B. 瓦尼塔利医学博士，他用数十年的时间研究和推进人类营养学，本书中涉及的那些重要的新陈代谢法则在诸多细节问题上都有赖于他的贡献。他的论文《酮体：新陈代谢之丑小鸭》为本书第二部分的许多论断提供了理论基础。我非常赞赏他对酮体研究持之以恒的决心，也非常感谢他对本书有关酮体和中链甘油三脂几个章节的敏锐校订。

我要感谢小乔治·F. 卡希尔医学博士（1927—2012），他发现了酮体能为大脑提供替代燃料，这也是本书探讨的饮食干预的基本原理。我还要感谢他陪同费契博士和我一起前往美国国会，向国会议员们提议，为酮酯的大量生产和临床试验提供经费的迫切性和必要性。

我要感谢美国马里兰大学的脂类生物化学家贝弗莉·泰特哲学博士，她的友谊以及她对本书中有关胆固醇和饱和脂肪酸内容提供的帮助和评论，让我受益匪浅。

我要向我的妹妹安吉拉·波特科表达我的爱和最真切的谢意，她不仅给了我巨大的精神支持，还花费了大量的时间通过她个人的努力替我照顾

1

史蒂夫，帮助我把本书的宗旨传播给他人。她花费了很多时间阅读我的书，极大地鼓舞了我努力达成自己的目标——让普通百姓能理解本书的内容。此外，她敏锐的眼光也为本书的校对工作作出了贡献。我要感谢她的丈夫约翰·波特科，每当我参加会议或讲座时，他总是不辞辛劳地陪伴在史蒂夫的身旁。

我还要对我们的女儿乔安娜·纽波特表达我的爱和感谢，不仅因为她日复一日地照顾她的父亲，还因为她承担了本书书稿单调乏味的文字录入工作并用她的专业技能绘制出了本书中的图表，花费了大量时间建起了我们的网站——www.coconutketones.com。当然，我还要对我们的女儿朱莉·迪帕洛和其他各位家庭成员给予我的爱和大力支持表示感谢。

还有许多人给予了我们无私的帮助，使我们能在家中为史蒂夫提供各种需要，使他得以在亲人的陪伴下快乐生活。除了我们的女儿乔安娜之外，还有乔安娜的未婚夫弗利斯特·兰德、西比尔·肯尼迪、奈缪尔·梅杰和约瑟夫·布鲁斯特，他们曾帮助我们度过了一段非常困难的时期，并在许多人抽身离去的情况下始终矢志不渝地与我们站在一起。

我要感谢洛伊斯·沃尔什允许我引用她那些脍炙人口的诗句，它们生动而深刻地表达出了看护患有阿尔茨海默症的亲人们的真切感受。

我还要对以下这些人表示感谢：《圣彼得堡时报》的伊芙·霍斯利-穆尔、史蒂夫·诺尔格伦以及编辑人员，他们采写和报道了史蒂夫和酮体的故事；许多邀请我接受采访和举办专题讲座的人，他们对我达成广泛传播这一信息的努力起到了极大的推动作用；汤姆·索科洛夫，是他把我介绍给了出版人和本书的编辑诺曼·戈尔德芬德；谢丽尔·赫斯，她的专业知识帮助我把我们的故事和酮体的故事带给了公众。

我要感谢位于坦帕市的南佛罗里达大学阿尔茨海默症研究所的大卫·摩根博士。他不仅乐于接受酮体疗法有助于改善阿尔茨海默症患者病情的观点，还积极争取捐款用于研究这一观点在动物和人体试验中的实际效果。

还有同在南佛罗里达大学的多米尼克·德·阿戈斯蒂诺博士，我要感谢他在道义上为我提供的支持，研究酮体对改善患有癫痫症、癌症和神经退行性疾病的儿童和成人病情上做出的贡献，以及为传播"酮体信条"所做出的努力。

我要感谢的最重要的人，是我的丈夫史蒂夫。他的爱、支持、耐心，是我甘愿为之奋斗的根源所在。

序言

我的丈夫史蒂夫63岁，他与世界上数百万其他人一样，患上了噩梦般的阿尔茨海默症（Alzheimer's disease，俗称"老年痴呆症"）。在美国，阿尔茨海默症是最为常见的失智症（dementia），其他一些人则患有帕金森病（Parkinson's disease）和较为少见的其他失智症或神经退行性疾病（neurodegenerative diseases）。这些疾病不仅伤害了患者本人，也伤害了患者的亲属。无关年龄的大小，患上这些疾病就将是一场灾难性的打击。他们的生活将彻底改变，原本光明且充满希望的未来将失去本色，从此变得黯淡无光和毫无希望。

这种被称之为失智症的疾病是令人沮丧的，许多患者在其生命终结之前会忘记他们所取得的成就，不再认识他们热爱的和热爱他们的亲人和挚友，甚至连起立和坐下等最简单的肢体动作也忘得一干二净。失智症是如此让人悲哀且残酷无情，亲人们不仅要眼睁睁地看着自己的伴侣或父母渐渐地"远去"，内心还要承受着自己或许也会罹患这种疾病的巨大恐惧。

到目前为止，阿尔茨海默症仍是不治之症。尽管人类已对其进行了数十年的研究并因此耗费了数十亿美元的资金，但我们对阿尔茨海默症的致病原因仍知之甚少。制药业至今也未能研制出阻止病情发展的良药，更没能找到逆转病情的有效治疗手段。人们期待已久的针对斑块〔plaque，β淀粉样蛋白（protein beta – amyloid）的微小团块〕的两项重大药物试验项目，其结果都证明无助于改善患者病情。不仅如此，在对其中一种药物进行的试验中，同服用安慰剂的病人相比，服用此药的患者的病情反而加速恶化。也即，在寻找治疗阿尔茨海默症方法的道路上，人们将大量宝贵的时间花费在了错误的方向。

最近，美国的一家全国性阿尔茨海默症组织在其宣传活动中指出："阿尔茨海默症没有幸存者。"毫无疑问，这一结论旨在进一步推动学者们的研究工作，但同时，它也向那些正与阿尔茨海默症作斗争的患者及其家庭传达出了绝望的信号。2009 年 3 月，史蒂夫和我参加了这个组织在华盛顿特区召开的会议。在这次会议上，他们不无骄傲地宣布了一个"好消息"：一种治疗方法即将出现，大概 5 年内或可应用于临床。然而，对我们以及许多正与阿尔茨海默症拼命抗争的人来说，这并不是什么"好消息"。5 年前，当史蒂夫还处于这个病的初期阶段，我们就收到过同样的讯息。当时，我们对此充满了希望。我们满心以为，只要史蒂夫接受了这种特殊药物的治疗，就能"延缓疾病的恶化"，从而真正"幸存下来"。

如果你们也如同我们这样，是一对相对年轻的夫妻。当你们得知自己已没有机会享受绝大多数人无比期盼的"退休后的黄金时光"时，心里会有多么的震惊。我们同世界上其他许多与阿尔茨海默症抗争的人一样，常常谈到这样一种可能性：只要史蒂夫能维持目前的病情不再恶化，我们也能带病生活下去。然而，残酷的现实是，像阿尔茨海默症这样的神经退行性疾病是绝不会"维持现状"的。希望会随着时间的逝去而变得渺茫，直至彻底绝望。我们不相信再等 5 年这样的言辞，因为我们已没有可等待的时间。

这本书的内容讲的是酮体——一种自我们这个星球诞生时就已存在于世的有机燃料的微小分子，它们确保了人类这一物种的存在和延续。对罹患阿尔茨海默症和其他退行性大脑疾病的患者来说，这些分子正是他们的"希望"。在理查德·L. 费契（Richard Veech）博士领导的美国国家卫生研究院（National Institutes of Health）的实验室中，已能制造出一种可供饮用的酮体——酮酯。费契博士是世界著名的研究者之一。数十年来，他一直专注于酮体的研究。这种可饮用的酮酯已通过了人体毒性试验，被美国食品与药物管理局认定为"公认为安全的"药品。然而，可悲的是研究经费的竞争依然激烈，直至本书写作时，用以资助这种酮酯人体临床试验的经费依然没有着落。政治斗争阻碍科技进步的例子至今仍然屡见不鲜。

我撰写本书的目的，就是要引起人们对酮酯的重视，促使酮酯大批量生产的经费问题得到解决，促使酮酯临床试验步入快车道并最终获得美国食品和药物管理局的批准。我希望本书能增强一种意识：当权者一定要重视酮酯问题，我们必须促使他们，为酮酯生产提供足够的资金。与此同时，我也希望对酮体的研究能获得更多爆发性的新成果。对所有与失智症和其他神经退行性疾病抗争的人而言，他们对这样的新成果早已迫不及待了。

自 2008 年本书的第 1 版出版以来，人们在降低酮酯生产成本上已取得了极大的进展，所以酮酯的批量生产可望在不久的将来成为现实。尽管阿尔茨海默症协会（Alzheimer's Association）对医疗食品提出了强烈的反对意见（因为医疗食品无须通过药品那样严格的试验），但我们仍然要为该协会资助南佛罗里达大学的酮体研究点赞。这些研究包括：热量限制的影响、添加椰子油（coconut oil）的生酮饮食疗法（ketogenic diet）以及酮酯对阿尔茨海默症小鼠模型的影响等。当动物研究取得积极结果之后，昂贵的人体临床试验的资助将极大可能获批。

自本书第 1 版出版以来，试验已雄辩地证明了这样一个事实：除了人体肝脏转化出的酮体之外，中链脂肪酸（Medium-Chain）确实为大脑细胞生产能量分子三磷酸腺苷（ATP: adenosine triphosphate）提供了燃料。这就解释了为什么许多阿尔茨海默症患者和其他失智症患者虽然体内的酮体循环水平较低，但病情却依然能得到改善。试验同时证明，感染和炎症能够延缓酮体的新陈代谢，这也解释了为什么一些人服用椰子油和中链甘油三脂油（medium-chain triglyceride oils）后并没有取得应有的疗效，以及为什么患者在接受酮体治疗的过程中病情会出现反复的原因。

我们眼下迫切需要等待一个奇迹，但它至今尚未出现。在我们等待奇迹降临的这段时间，不妨充分利用另一个新陈代谢的奇迹。每当我们食用含有中链脂肪酸的食物时，这个奇迹就会在我们的身体内发生。这一类脂肪多见于椰子和棕榈核油中。人体的肝脏会把它们转化为酮体，再作为燃料供给大脑和大部分其他器官。虽然与实验室里制造出的酮酯相比，食用这类脂肪获得的酮体在量上相对较小，但它却能为许多阿尔茨海默症患者带来"缓刑"。病情的延缓可以表现在以下几个方面，如：记忆力得到改善，重新恢复个性和幽默感，更积极地参与社交活动，恢复日常活动及其他一些身体症状的缓解等。这样的疗效不仅对阿尔茨海默症患者本人具有现实且重大的意义，对同样在痛苦中煎熬的看护人和亲人也具有现实且重大的意义。

许多人在实施这种饮食干预疗法后都会取得成效，有的甚至非常明显。我的丈夫就是一个典型例子。而在其他一些人身上，虽然症状没有得到明显改善，但病情却稳定了下来并迟滞了恶化。因此，我建议看护人养成记录的习惯，几个月后回头看，就能清晰地看出这一饮食疗法的功效。至少，它延缓了病情的发展。由于这种饮食疗法出现的时间不长，其延缓病情发展的程度尚需更多的观察。截至本书写作之时，我们发现并开始将这一饮食疗法用于史蒂夫已有将近 5 年时间。他曾多次告诉我，在食用中链脂肪酸的当天，脑子仿佛会突然变得灵光。有些改变会在几天之内显现出来，而有些改变需要经历数月时间才能显现。

在史蒂夫 2008 年 5 月接受饮食疗法之后不久，他的抑郁症消失了，整个人变得心情舒畅且对未来再次充满了希望。他的个性和幽默感也渐渐恢复了，又变成了数年前健康时的那个可爱的丈夫。接受饮食疗法 9 个月后，他持续工作的能力也得到了改善，竟能在我工作的医院里承担一个自愿者的工作。在短短 1 年的时间里，他的短时记忆和近期记忆也得到了改善，认知测试和"基本日常生活活动能力"（Activities of Daily Living）测试的分数也大大提高。在我们开始对史蒂夫进行饮食疗法之前，核磁共振成像检查发现他的大脑已在很大程度上萎缩了，这意味着他的脑组织已大面积坏死。正因如此，我清楚地知道对他而言任何治疗的效果都是有限的，不能期望太高。到 2010 年 4 月（饮食疗法 2 年后），核磁共振检查的报告显示他的大脑状况"稳定"。到 2013 年（饮食疗法 5 年后），史蒂夫依然保持着良好的社交能力，心情开朗、笑声不断，还能开各种玩笑。在开展饮食疗法之前，史蒂夫的身体已出现了诸多不良症状，如：颤抖、怪异的步态、不能跑动、因视力障碍而影响阅读以及突发眩晕等。然而现在，这些不良状况均消失了。

在实施酮体疗法长达近 5 年的历程中，我们并非事事一帆风顺，也遭遇过一些颠簸和坎坷。其间，史蒂夫经历了几次较大的挫折，如感染和药物治疗带来的不良反应（将在本书"第一部分"中详述）。庆幸的是，每次都因我们的耐心和坚持使他恢复了正常，每次恢复之后都会迎来一段相当长时间的稳定期。

对我们这些具有罹患阿尔茨海默症和其他神经退行性疾病风险的人来说，这一饮食疗法更是一种充满希望的预防手段。随着我对酮体的认知越来越深入，我也越来越确信短链和中链脂肪酸对我们一些人甚至所有人都是"必需脂肪酸"。如果我们将这些必需脂肪经常性地加入我们的食物，我们也许能迟缓在人体衰老过程中大脑和其他器官通常会受到的一些伤害。

当中链脂肪酸使史蒂夫的病情明显改善后，我曾希望美国的一家全国性阿尔茨海默症组织和"阿尔茨海默症研究团体"（Alzheimer's Study

Group）对此展开深入调研并将这个信息公诸于众，我为此做出了巨大的努力。然而，他们却告诉我，在进行大规模临床试验之前，他们不能冒险将这个信息传播出去。有一家机构甚至采取措施压制我为传播这个信息而做出的努力。这一切本书后文都将——记述。

从某个观念到最终获得美国食品和药物管理局批准的药品，其间的临床试验时间可能长达 15 年。而绝大多数已罹患阿尔茨海默症的人根本没有时间等待，他们很可能在 5 年甚至 3 年的时间就离开人世。含有中链脂肪酸的油脂和其他食品并不是什么危险的药物，而是食物。千百年来，在地球上的其他许多地方，人类自出现以来就一直经常性地食用着这些食物。在几乎所有的食品店或杂货店里，它们都是作为安全食品摆放在货架上的。

当我们食用含有中链脂肪酸的食物时，就会发生一个新陈代谢的奇迹（延缓阿尔茨海默症病情的发展），我们可以充分利用这个奇迹。虽然我并不确切地知道这种延缓能力能持续多久，甚至不知道这种疗法是否对你或你的亲人同样有效，但尝试一下这个疗法又会给你带来什么损失呢？

引言

据统计，美国有 540 万人患有阿尔茨海默症——八分之一的美国人已受到这种脑退行性疾病的危害。从年龄段上看，在 65 岁以上的人群中每 5 年阿尔茨海默症患者的数量就会翻一番。也即，年龄超过 85 岁的人罹患此病的概率高达 50%。美国出生于 20 世纪 50—60 年代婴儿潮的人正接近和超过 65 岁。如果我们还不能在医学上有所突破，找到预防和治疗阿尔茨海默症的有效办法，那么，可以预计 2050 年美国阿尔茨海默症的患者人数将增加两倍，达到惊人的 1 500 万人。在全世界范围内，患病人数或将达到 1 亿人。

根据"阿尔茨海默症协会"发布的《2012 年阿尔茨海默症事实与数据报告》（2012 *Alzheimer's Disease Facts and Figures*），在导致美国人死亡的主要疾病排名上，阿尔茨海默症位列第 6（导致 65 岁以上人群死亡的主要疾病排名上位列第 5）。根据"美国国家卫生统计中心"（National Center for Health Statistics）的报告，2000—2006 年，中风、心脏疾病和特定癌症等患者的死亡率有所下降，而阿尔茨海默症患者的死亡率却有所攀升，达到了 47.1%。美国统计的排名前 10 的致死疾病中，阿尔茨海默症是唯一的不能预防、不能治疗甚至不能延缓的疾病。此外，至少还有 30% 的阿尔茨海默症患者死亡于其他原因，因此罹患这种疾病而死亡的实际人数很可能被大大低估了。

据估计，美国每年用于照顾阿尔茨海默症患者的费用，包括医疗保险、医疗补助计划的支出以及美国企业支付的费用，总额高达 2 000 亿美元。此外，根据"阿尔茨海默症协会"的估计，有 150 万人为阿尔茨海默症和其他神经退行性疾病患者提供了没有报酬的护理。如果这些护理工作都由有偿护理人员承担，其费用总额相当于 2 100 亿美元。实际上，87% 的失智症患者都是由他们的亲属照顾的。无数的看护者不得不亲眼目睹自己亲人的病情缓慢而痛苦地恶化。病人初期只是忘记了一些微不足道的事情，比如忘记钱包或钥匙的存放处，最终发展到连他们做了一辈子且每天

1

都在做的最简单的事情也难以记住（比如起床）。而最让人痛苦的是，他们连热爱和照顾他们的亲人、亲生孩子、结婚多年的配偶也不再认识。

　　阿尔茨海默症是一种被认定为不可逆的渐进大脑疾病，其发展过程充满了未知性。在这个过程中，大脑细胞丧失了彼此之间的联系并随之死亡。虽然自 20 世纪 70 年代初期以来，全世界的学者都对其展开了深入研究，但直至 2013 年，这种疾病的准确致病原因仍然不得而知。世界上首个发现这种疾病的人叫阿洛伊斯·阿尔茨海默（Alois Alzheimer，1864—1915），他是德国的精神病学家和神经病理学家。他在 1906 年举办的一次讲座上首次描述了这种病的病症，后又在 1911 年出版的专著中对这种疾病进行了详细描述。他的病人是一位 51 岁的女士，名叫奥古斯特·德特尔，病症表现为"记忆力缺损、失语（说话困难）、方向感迷失以及心理和社交能力下降"，她在几年的时间里病情逐渐恶化——各种认知能力丧失并产生幻觉，最终于 55 岁去世。奥古斯特·德特尔去世后，阿尔茨海默医生对她的大脑进行了尸检，发现她的大脑皮层（调节高级机体机能的部分）将近三分之一的细胞已经死亡，取而代之的是大量我们现称为"淀粉样蛋白斑块（amyloid plaques）和神经纤维缠结（neurofibrillary tangles）"的东西，这些东西正是以这位医生之名命名的这种疾病的典型特征。考虑到她的年龄，他把这种疾病称为"早老性痴呆病"（presenile dementia）。如果她生活在今天，医生们通常会将其认定为"早发性阿尔茨海默症"（early onset Alzheimer's disease）。

　　如果患上这一类失智症的病人的年龄小于 65 岁，则将被定义为早发性阿尔茨海默症。在美国的 540 万阿尔茨海默症患者中，大约 3.8%——约 20 万人——的部分属于这种病的患者。事实上，30—40 岁的人也有罹患阿尔茨海默症的可能。65 岁以上的患病者，应称为"迟发性阿尔茨海默症"（late onset Alzheimer's disease），绝大部分阿尔茨海默症患者都属于这一类。阿尔茨海默医生在对第一个失智症患者的尸检中还发现，她的身体已出现了动脉硬化的迹象。这说明动脉硬化往往也是阿尔茨海默症的症状之一。阿尔茨海默症是最常见的失智症类型，占到了失智症总人数的 50%—80%，紧随其后的最常见的失智症类型是血管型失智症。事实上，许多患者会同时具有这两种失智症的特征。

　　成像技术的最新成果已能在一个人表现出这种疾病的明显症状之前 10 年或更长时间捕捉大脑中的微小变化，使风险人群得以及早采取预防措施。比如：戒烟、控制血压、增强锻炼、治疗睡眠呼吸暂停、培养更为健康的饮食习惯，以及采取措施预防或逆转与胰岛素功能受损相关疾病的影响。虽然我们对阿尔茨海默症的致病原因尚不知晓，但上述生活方式的改变（越早越好），能在很大程度上预防或推迟罹患阿尔茨海默症的时间，或者改变这种疾病的进程。

截至目前，获得美国食品和药物管理局批准的治疗阿尔茨海默症的药物屈指可数。在这些药物中，尚无一种能停止或逆转阿尔茨海默症的进程。临床效果显示，这些药物延缓阿尔茨海默症病情恶化的时间平均只有6—12个月，且服药的患者中仅有50%的人能取得这样的疗效。现在，数百种治疗阿尔茨海默症的药物正在研制和开发中。从一个概念到市场上出现成熟药物产品的销售，不仅需要数百万美元的经费开销，其平均研制时间通常也会超过13年。

虽然我们对阿尔茨海默症的准确致病原因尚不明晰，但人们已研究出了这个疾病的诸多病理学详情。人类的大脑赋予了我们呼吸、行动和思维的能力，同时也决定了我们将成为彼此不同的"个人"。这是一部复杂得让人难以置信的"机器"，由一个巨大的细胞网络构成，这些细胞不仅彼此相联且也同人体其他类型的细胞联系在一起。细胞与细胞、细胞与细胞膜相互连接和联系的空间里，不断地发生着数百种化学反应。这些反应相互之间保持着微妙的平衡，无论其中哪一种物质过多或过少都会打乱这种微妙的平衡，导致整个器官受到影响。胰岛素就是这些重要物质中的一种，无论过多还是过少，都会对与之相关的一个或多个器官造成严重的不良影响。

阿尔茨海默症已知的显著特征之一，是大脑中的胰岛素缺乏（insulin deficiency）和胰岛素抵抗（insulin resistance）。8 年前的 2005 年，布朗大学的苏珊娜·德拉蒙特（Suzanne de la Monte）医学博士还将阿尔茨海默症称为"3 型糖尿病"。葡萄糖是细胞的主要燃料，大脑细胞也不例外，葡萄糖必须在胰岛素的帮助下才能进入我们的细胞。当大脑制造和使用胰岛素的能力受损后，细胞之间的联系也会逐步丧失并逐渐死亡。这个过程会在患者表现出健忘或思维混乱等阿尔茨海默症的典型症状之前的 10 年或更早的时间就开始了。

我们只要一天不吃饭，就会出现胰岛素短缺现象。此时，我们的身体会立即启动备用方案，以避免死亡。我们的大脑和大多数其他器官具有一种特殊的能力，在缺乏胰岛素的情况下它们会转而利用其他燃料。如果人类没有这种能力，我们这个物种就将消亡。我们处于饥饿状态，我们的身体会利用自己储存的脂肪，使其释放出脂肪酸并将其转化为酮体，这些酮体能穿越血脑屏障为我们的脑细胞提供替代燃料。除了饥饿之外，还有一些其他办法可以为我们提供酮体，其一，生酮饮食法（ketogenic diet），即高脂肪和相对低水平的碳水化合物和蛋白质；其二，食用富含中链脂肪酸的食物，这种脂肪酸在消化过程中极易被小肠吸收，部分脂肪酸会在肝脏中被转化为酮体；其三，美国国家卫生研究院（National Institutes of Health）的一名医生研发出了一种酮酯，只要有这种酮酯存在就能为大脑细胞提供宝贵的燃料。

这一切，对患有阿尔茨海默症以及其他任何与胰岛素缺乏和胰岛素抵抗相关疾病的人而言，意味着采取简单的饮食干预办法就能从根上避免问题的发生。为缺乏能量的细胞提供所需的燃料，可以保持患者的大脑的活力和功能。

我的丈夫史蒂夫·纽波特患的是早发性阿尔茨海默症。当我们与病魔抗争了 7 年时间，当希望正变得越来越渺茫的时候，事情发生了改变。自2008 年 5 月起，史蒂夫开始食用中链脂肪酸，我们的生活也从此得到了极大的改善。我同许多直接接触阿尔茨海默症和其他神经退行性疾病的人进行了交流。他们的经历中最令人伤心的遭遇之一，他们会被医生告知，阿尔茨海默症是不治之症。许多人不得不接受医生的判断，真以为他们已无能为力了。他们无奈地回到家中，艰难地去适应这个似乎已经绝望的局面——一种除了痛苦还是痛苦的生活。

凡事总有例外，有些人拒不接受不战而退，因为他们深知医生也是凡人，并不能包治百病——我自己就是医生，所以我最有资格说这种话。我恰好是这不甘屈服的"有些人"中的一员。因特网为我们提供了寻找这个问题答案的极佳途径。我听说了许多患者的故事，他们虽然没有医学背景，但他们会花费大量时间上网搜寻帮助自己亲人的办法。

如果没有因特网，也就没有本书的出版。我将这件事称为一场"完美风暴"。我是一名内科医生，专长是早产婴儿医护，我有一个罹患阿尔茨海默症的丈夫。一次偶然的机会，我在因特网上看到了一场新闻发布会，正是这场新闻发布会引导我有了从此改变我们生活的重大发现。这就是我们的故事，也正是酮体的故事。

Part Ⅰ

Falling into the Alzheimer's Abyss and Climbing Out

第一部分

跌入深渊再爬出来

1　患病前的史蒂夫

史蒂夫是我一生的挚爱，我们相识 45 年，结婚也已 41 年。在我们一起生活的前 30 年里，每当我憧憬未来的时候，总想象着我们能长相厮守，生活美满，一起幸福地慢慢变老。阿尔茨海默症彻底改变了我的美好憧憬，其速度之快远超我的预料。

1968 年的一个雪夜，我和史蒂夫在仁慈撒马利亚医院的停车场相遇。他那年 18 岁，是位于俄亥俄州辛辛那提市泽维尔大学的一年级学生，而我还是一个 16 岁的高中生。为了挣取上大学的学费，他当时正在那所医院的总务部打工，上的是全夜班。他是他们家族中的第一个大学生，获得了工商管理会计专业的学士学位。他总对人们说，他之所以选择会计专业，是因为高中时的一次职业体验日。那天，一位辅导员问他，是否能从 1 数到 10，他给予了肯定的回答。辅导员告诉他："你应该去当会计，能挣很多钱。"就这样，史蒂夫选择了会计专业，事实证明会计并不能挣到很多钱。

我在辛辛那提的一个中产家庭长大，是家中 5 个女儿中的长女。我的父亲是个机械师，在巴尔的摩和俄亥俄铁路公司（即后来的"切西系统铁路公司"）任机务段段长。我的母亲是全职家庭妇女，终日在家中带孩子。

当医生的想法始于我 10 岁那年。那年，我摔断了胳膊，在仁慈撒马利亚医院待了整整一夜。其间，我在病区里四处"巡视"，打听各个病房里的小孩子为何住在那里。我看到了接受牵引治疗的孩子，也看到了身边挂着尿袋坐在轮椅中的孩子。几个月后，我在学校的流动图书馆里偶然看到了一本伊丽莎白·布莱克威尔（Elizabeth Blackwell）医生的自传，她是美国的首位女内科医生。在那之前，我一直以为女人不能当医生，现在，我将医生确定为自己的人生目标。

🔲 早年平静的日子

我和史蒂夫相遇时，我正在仁慈撒马利亚医院的小儿科做课外和周末兼职护士助理。这份工作让我非常开心，因为它给了我一个从事医疗工作的机会。从那以后，我开始了艰苦的学业生涯。

在那个改变了我生活的夜晚，我和凯西下了夜班来到白雪覆盖的停车场，却发现父亲的那辆大众牌甲壳虫汽车的电瓶没电了。凯西回到医院寻求"救援"。不一会儿，她戴着史蒂夫来到了停车场。他是个比我略高一点的小伙子。他梳着平头，长着一头浅金色的头发，戴着一副黑框眼镜。他教会了我们如何强力启动汽车，使我们顺利离开医院回到家中。

一年之后的一天，我在医院的休息室等待着父亲来接我。史蒂夫突然出现在我的面前，邀请我去吃披萨。那是我们之间第一次真正意义上的交谈，我感到与他交流是那么地令人愉悦。一周后，他又邀请我去参加"泽维尔胜利舞会"，我毫不犹豫地答应了。从那以后，我们的关系一发而不可收拾，1972 年 3 月我们终于喜结连理。那时，史蒂夫 22 岁，刚拿到学士学位并在北肯塔基综合护理中心找到了一份全职会计的工作；我 20 岁，是泽维尔大学的二年级学生，专修医学预科。我的导师曾警告我，这个时候结婚也许会对未来医学院的录取带来负面影响。然而，美满的婚姻生活并未成为我学习的障碍，我仍然保持了发奋努力的劲头，且比以前更能集中精力学习。

我们当时住在肯塔基州科温顿的一座百年老屋一楼的一间"饼干盒"里，那里与辛辛那提只隔着一条俄亥俄河。这个带家具的出租房每月租金为 80 美元。我们一共有三个房间，打开房门就是厨房，之后是卧室，穿过卧室才到达客厅。街对面有一条铁路和一个带钟楼的教堂，每天早上 6 点、中午 12 点、晚上 6 点，都能听到钟楼传来的洪亮的钟声。

初婚后的 6 个月对我们俩都是巨大的挑战，因为我们突然发现彼此做事的风格迥然不同。最终，我们建立了一种平等相待的和睦关系。我们常常在社区里长时间散步，也经常驾车周游全国，彼此间总有说不完的话。

史蒂夫对他在北肯塔基综合护理中心的工作非常满意。他除了担任中心会计和办公室主任外，还学会了一些新技能，比如操作印刷机和负责重要事件的摄像等。他最喜欢的任务之一是，管理中心为有特殊需要的孩子们提供的校车。他在这个中心工作了9年，这期间我不仅完成了在辛辛那提大学医学院的学业，还愉快地度过了我在辛辛那提儿童医院医疗中心作为儿科住院医师最初两年的时光。我们也有过一些艰难的时刻，尤其是在专科培训阶段，我不得不长时间地待在医院。不过，好在我们都顺利地渡过了难关，丝毫没有影响到我们的婚姻关系。

史蒂夫具有一些令人惊讶的特质，尤其是他的创造力和修理东西的能力。每当我们需要某种东西而又无法在市场上买到时，他就会"创造自制"。我第一次发现他有这种能力是在我们开始约会的一年之后。当时，我在泽维尔大学读一年级，住在集体宿舍里，每个周末都要到仁慈撒马利亚医院打两个8小时的短工，为那里的护士当助手。我必须在清晨时分早早地出门，步行抵达汽车站。这种状态持续了几个星期后，我拿出自己积攒下来的110美元买了一辆二手雪佛兰汽车。很快，我发现自己买到了一个蹩脚货，汽车的点火装置有问题，有时会自动熄火且无法再次启动。史蒂夫告诉了我一个诀窍——利用电线短路点火。通常情况下，这个办法简单有效，但我很快又遇上了新麻烦——我的车在一个陡坡熄火了，且那里有较大的车流量。我不得不着急地跳下车来，打开引擎盖，用螺丝刀进行短路点火。在那之后，史蒂夫为我做了改进，他将几条电线连到一个开关上，我只需按下这个按钮就能启动汽车。

人们都说在医学院读书需要花费更多的时间和精力，这的确不假。我每周要上35小时的课，每天晚上还要补充大量的课外阅读。在家中，要在电视机开着的情况下专心阅读是非常困难的。为了使我们既不分离又不影响我的阅读，史蒂夫设计出了一种原始的耳机，堪称现代耳机的先驱——用一根电线将一个原始的受话器和电视机连接起来。这样，我们可以并排而坐，他戴着耳机看电视，不影响我的学习。

史蒂夫喜欢钓鱼和划船，所以我俩结婚后最先购买的"大件"之一，是一艘已有10年船龄的二手快艇。这是一艘红白相间的船，长15英尺（4.6米），装有一台15马力的引擎和几张折叠椅，共花去了我们500美元。那以后，我们在南肯塔基州的坎伯兰湖上度过了许多愉快的周末。后来，史蒂夫又把一顶旧帐篷进行了改造——去掉窗户和拉链，重新拼接帆布——把它变成了我们小船的遮船布，真是惊人的手艺！我们在那个长60英里（97公里）的湖上度过了许多难忘的日子：探访了无数的小河口，在水湾里抛锚，在轻柔水波的摇动下进入梦乡，又在宁静而波光粼粼的清晨里醒来。在我们的婚姻生活中，那些年是最为平静怡人的，这种简单的生活恰恰成为了我们一生中最为特别的享受。

海阿尔茨默 南下开始新冒险

史蒂夫是个户外型男人。一到冬天，辛辛那提灰色的天空就让他感到郁闷。我父亲曾计划，退休后搬到佛罗里达居住，史蒂夫和我经常自言自语："我们为什么也要等到退休之后再去？"1978 年，一场持续 6 周的大风雪无情地袭击了辛辛那提，地上覆盖着泥泞的冰块，促使我们下定决心——找机会离开这座城市，去一个气候温暖的城市生活。我们特地到南卡罗来纳州的查尔斯顿县休假，享受那里美丽的海滩和历史遗迹。不久后，那里的一所医院出现了一个适合我（三年儿科住院医师）的职位空缺，我们于1980 年夏迁居查尔斯顿。接下来的一年的培训期又给了我们另一个机会——在我们与医院签订长期合同之前，体验并决定这里是否是我们以后定居的理想地。

离开原住地开始新的冒险，比我们预料的要艰难得多。因为史蒂夫在启程前一直没能在查尔斯顿找到合适的工作，这使事情变得复杂。当我们把有限的家当装上一辆租来的卡车后，史蒂夫又突然生病了，不得不由我驾驶着这辆卡车沿着陡峭的山路一路下行，从北卡罗来纳州驶往南卡罗来纳州。史蒂夫的嘴唇四周经常出现单纯疱疹（fever blisters），而这次，他的眼部也出现了同样的疱疹，这或许是因离开家乡的巨大精神压力所致。这一类型的感染通常是由 I 型单纯疱疹病毒（herpes simplex type 1 virus）引起的。当时的我们尚不知道，这种反复发作的感染日后会给我们带来恶果——严重影响他的生活。英国研究员露丝·伊扎基（Ruth Itzhaki）博士和她的同事已在阿尔茨海默症患者的大脑里发现了 I 型单纯疱疹病毒存在的证据。这个问题我将在第 15 章详细讨论。

发现我的特长

查尔斯顿是个与辛辛那提截然不同的世界。因为我们是开着租来的卡车于天黑后抵达那里的，所以体验了这里的另一面，这也是我们悠闲度假时不曾经历的。同这里宽大的新房紧紧相邻的是许多破败的公寓和摇摇欲坠的棚屋，空气里弥漫着造纸厂发出的令人恶心的臭气。那所医科大学的附属医院也显得老旧，房屋的空气调节能力极差，沉闷的电梯慢得就像爬行的蜗牛。医院里有四位儿科住院大夫，大家共用一间不分男女的休息室。休息室摆放着一张双层床，要想在晚上值班时睡觉几乎是不现实的。查尔斯顿县城中心的海拔高度仅高出海平面几英尺，涨潮时部分街道会被海水淹没。医院分配给我的车位远在 5 个街区之外，每个月总有几天我需要涉水上班。从另一方面看，这所城市又非常让人满意：我的医生导师都很棒，所以我从未后悔把家搬到这里。总之，我学到了十分重要的一点——针对同一种疾病，并非只有唯一的治疗办法。在对病人的管理上，查尔斯顿同辛辛那提也截然不同，但都能取得同样理想的效果。我认为，有机会亲眼目睹和亲身体验不同的医学实践对我帮助极大。与那些始终在同一机构里接受训练的普通医生相比，我的思想更加开放。

我当时也做一些兼职工作，主要是在农村贫困地区实施的"领先"计划（Head Start program）中为穷人提供健康检查服务。当我第一次看到穷人的破旧房屋四壁透风、水管装置早已不能使用时，震惊得目瞪口呆。许多小孩自离开他们出生的那所医院后，就再没见到过任何医生。在查尔斯顿，我们还常常见到有色人种站在街边，出售他们手工编织的漂亮篮子。

在我们到达查尔斯顿后最初的日子里，史蒂夫曾努力争取在县城的一家娱乐公司得到一份行政管理的工作，结果未能如愿。要找到一份他所学专业的工作非常困难，他为此而感到沮丧。这时，我们的房产经纪人建议，史蒂夫可以去考取会计师执照，然后加入他的公司，当时房贷的利率正处在 17% —18% 的高位。结果，史蒂夫连续 8 个月一幢房子也没能卖出，当然也就没有一分一厘的收入。他这个人太诚实，总是将房子的缺陷毫不隐瞒地告诉给潜在的客户，结果总是劳而无功。直到后来开始推销棕榈岛——南卡罗莱纳州海岸的一个堰洲岛——上的公寓房时，他才渐渐取得了较好的业绩，但他对自己的这个新职业并不感到满意。空闲时间里，我们有时会驾着小艇到海上撒网捕虾或用绳子拴一个鸡脖子钓螃蟹。回家后，我们将虾煮熟，再用蟹肉和瑞士奶酪做乳蛋饼。这种食物后来成为了我们最喜欢的南方美食之一。

正是在查尔斯顿度过的第一年，使我意识到我的天职是当一名新生儿医师。想想看，为孱弱的早产婴儿接生，帮助他们完成人世间的第一次呼吸，并在长达数周甚至数月的时间里悉心照料他们，直至他们长大到足够强壮时跟着母亲回家，这样的经历是其他工作无法比拟的。于是，我鼓足了勇气告诉史蒂夫，我想再花两年的时间把自己培养成一名新生儿医师，而不是去开一家自己的私人诊所。他听完我的想法感到很意外，显然有些失望，因为本已看到的希望再次变得遥远。不过，他还是一如既往地鼓励我奔向自己的目标，继续为我提供必需的精神支持。

"家庭主父"

在我俩的关系中只有一个小分歧——生孩子的问题。我认为应先完成医学训练后再生孩子，所以我一直控制着自己渴望孩子的欲望。然而，史蒂夫并不想要孩子，他担心我作为医生无法掌控自己的时间。事实也确实如此，对小孩而言这个家太不稳定。即便有了孩子，我们也都不愿意将孩子送去日托。1981年的秋天，离我完成专科培训只剩下不到1年的时间，我和史蒂夫结婚也已9年了，我想生小孩的心情越来越迫切，心里却又痛苦地知道史蒂夫不想要孩子。突然有一天，他对我说，他认为我们可以生孩子了，这确实让我感到意外！他说，如果他留在家里做一个"家庭主父"，我们就可以为孩子提供稳定的家庭生活。这真是一个令人愉快的转折，之后不久，我就怀上了朱莉。在朱莉出生前的那天，史蒂夫完成了他作为房产经纪人最后一天的工作，从此踏上了新的征程。他全身心地投入到了这份新"工作"，史蒂夫竟然具有绝大多数男人没有的母性本能。我还记得生下朱莉后的第二天早上，我抱着孩子坐在医院的病床上，史蒂夫急匆匆地闯了进来，手上拎着一个装满婴儿衣服的大包，满脸笑得合不拢嘴。3年半后，我们又有了乔安娜。史蒂夫见人就说，照顾两个女儿是他这辈子最好的工作。

在朱莉1岁生日之前，我完成了新生儿科研究生学业，我们决定继续往南搬迁到气候更温暖的南佛罗里达州。我在位于迈阿密以北好莱坞的纪念医院找到了新的工作，加入了一个特别的新生儿科小组。这个工作要求我每3天必须有一次连续24小时的值班。因为这个小组同时承担了几家医院的工作，医生人数严重不足，我不得不在一周中抽出两天的时间住在医院。我感到自己就像一个乒乓球，不停地在医院间来回弹跳。不仅如此，这样的工作环境让医生同小病人及其家属的关系缺乏连续性，睡眠也严重不足，我对此很不满意。

1986年1月，乔安娜出生。12个月后，我们举家迁居佛罗里达州的西海岸，我在皮内拉斯县首府克里尔沃特附近的密斯达尼丁医院谋得了一个新职位，担任刚成立的新生儿重症监护室的医疗主任。在那以后长达15个月的时间里，我一直是那里的首个也是唯一一个新生儿科医师，工作时间毫无规律且工作强度巨大。在家的时候，我会照顾两个女儿，一旦接到医院的紧急呼叫，史蒂夫就会不分昼夜地守护在她们身旁。对医院里那些刚生下来且不会呼吸的新生婴儿而言，时间就是生命。一旦发生紧急情况，我必须以最快的速度赶往医院。

"史蒂夫先生"

如果你的配偶或者父母之一是新生儿科医生，那么，你们的生活一定很艰难，这毫无疑问会给家庭生活带来极大的不利。在很长一段时间里，史蒂夫和我都被家庭和工作牢牢地拴住，直到1989年我的搭档到来之后，我们夫妻俩的沉重负担才得以缓解。随着医院规模的扩大，新生儿重症监护室又增加了执业护士，工作压力得到减轻。史蒂夫则在家里开始了一份兼职工作——为我们的监护室担任会计、簿记和收款经理，他常在女儿们入睡之后辛苦工作到深夜。他在电脑上设计出了近乎完美的各种详细表格，每天往返于银行和邮局之间，无论出现任何问题他都能顺利解决。他在电脑中设计了一种专门的记账程序，每年都能顺利且准确地完成纳税申报表和财务报表等工作，多年未出现任何错误。1992年，我们决定让他帮助我们完善收款工作，他在我们家的能停放三辆车的车库中新设了一个办公室，还装上了空调。为便于以后拆卸，他在固定墙和天花板时采用了螺丝而非钉子。

我们在达尼丁距离加里森－琼斯小学不到一个街区的地方盖起了我们的新家，史蒂夫则在这所小学的诊所里当上了自愿者协调员，每当自愿者缺少人手时他会自己顶上。在每年的"开拓者节"等类似筹款活动中，史蒂夫设计和制作的独具特色的趣味游戏大受欢迎。孩子们亲切地称他为"史蒂夫先生"，这也成为我直至今日仍挂在口中的他的绰号。

史蒂夫热爱园艺，且善于景观设计。这些年来，在我们先后居住过的

Alzheimer's Disease

处所，他亲手设计种植了绿植景观并安装了自动浇水系统，每株植物根部都有一个喷水口，确保所有植物都能得到充足的供水。

1998 年，史蒂夫爱上了皮划艇，他总在下午时分划着皮划艇去海中的堰洲岛。通常情况下，他会从蜜月岛出发，划向外围的诸多岛屿。他发明了一种装置，当他左右划桨的时候这个装置可确保皮划艇笔直前行。此外，他还发明了另一个辅助装置，帮助他轻松地将皮划艇吊起并放置到卡车车厢上。

史蒂夫说："我感到了完全的自由。每当我坐进皮划艇，就会使出全身的力气拼命划桨。当皮划艇到达附近的某个小岛后，我会停在岸边晒太阳或者上岛散步。第一次出海时，我只前行了大约 3 英里（4.8 千米）远的距离。返航的途中遭遇到风暴的突袭，大浪接连打在皮划艇上，终于翻了船。当我奋力拼搏并努力感受到脚下的沙滩时，我感觉自己俨然成了'超人'，拖着沉重的身体爬上了岸。那天，本应由我去学校接乔安娜，这场意外令我晚点。我给玛丽打了电话，之后平躺在海滩上，呼吸才渐渐平复下来。"

在那次有惊无险的经历后，皮划艇对史蒂夫而言更加轻松了。

当我们的大女儿开始学习音乐后，史蒂夫又当上了自愿者，帮助青年交响乐团打理财务并做一些力所能及的事情。他是一个时刻准备着为他人提供帮助的人，且总能让你感到放心。他为我们重症监护室工作即是最好的证明……当然，这都发生于他不幸罹患阿尔茨海默症之前。

2　史蒂夫的健康每况愈下

史蒂夫说："我感到自己似乎正在消失，情况正变得越来越糟，而我却无能为力。我感到自己正走向末路，再也没有任何事情能填补我内心的空虚。对我而言，工作已不再重要，其他事情也不再重要，按时完成工作和报税截止日期似乎都失去了意义。我有一种感觉，如果我不是在为我老婆而是为别人工作，按目前的状态我早晚会被炒鱿鱼。"

回到1980年，当年史蒂夫30岁。

"我感觉自己就像被困在了一个盒子里，无论什么事情都'只能按照这个方法'去做，而我是个不愿受限制的人。完成财务报表已不再重要。我已尽了全力，所以离开新生儿重症监护室让我感到高兴。我想，他们或许都在说：'太好了！他总算滚蛋了。'我终于可以摆脱那里繁杂的日常事务了，正巴不得呢。"

回想起来，早在史蒂夫14岁时，他身上就已出现了一些记忆衰退的迹象。史蒂夫想打橄榄球，却总记不住打球的规则。他记得当时的教练经常冲他大喊："上啊！上啊！"可他就是不明白教练的意思。最终，他不得不放弃了橄榄球。史蒂夫回忆："我曾经非常强烈地想去教堂当一个圣坛侍童，但总出纰漏，甚至在连续参加了几次弥撒之后还是记不住下一个程序是什么。所以，神父把我'解雇'了！"

在我们结婚之后的前几年，我发现史蒂夫连最简单的纸牌游戏或棋类游戏也难以把握，总是尽量躲避。玩牌时我俩是搭档，他每出一张牌都需要我给他提示。像他那样充满智慧的人竟然连玩牌都感到困难，真让我感到困惑。这些现象难道正是他健康问题的先兆？最近的一项研究显示，一些失智症患者从孩提时代就存在记忆问题（弗洛里，Flory，2000 年）。另一项研究则显示，由家族病史而罹患阿尔茨海默症的人，早在他们 20 岁时就能通过正电子发射型计算机断层显像（PET）发现大脑出现的异常（雷曼，Reiman，2014 年）。

当我们迁居查尔斯顿的时候，史蒂夫曾信心满满地去那里的一个娱乐公司应征过一个部门经理的职位，其结果并未如愿。

> 史蒂夫说："我感觉自己就像别人常说的那样：这个'美国佬'根本无法适应这个工作。于是，我在报纸上刊登了一则广告《为人提供个人所得税报税服务》。此后，我收到了两个人的回复，其结果是我糟蹋了这两个人的一番好意，我选择了去做房地产经纪，那真是一场灾难。"

回忆过去，这事发生于 1980 年，当时购房贷款利率正处于历史峰值（18％）。在这样的环境下，史蒂夫的房地产经营不成功也并不意外。这段时间，史蒂夫没有佣金，甚至连续 8 个月没有任何收入。直到后来，开始推销棕榈岛的公寓房时才取得了一些小业绩。

> 史蒂夫说："我明白了，房地产或许并不适合我。我入错行了。"

阿尔茨海默 按揭利率一落千丈

几年之后，在我白天上班时，史蒂夫经常会忘记带女儿们参加活动或上课。于是，我会经常打电话提醒他什么时间有什么活动或课程。即便如此，他仍然会将半个小时之前的事情忘得一干二净。为了自我提醒，他开始在通向他办公室的走廊里贴纸条，将要做的事情、时间和地点记录在长长的纸条上。这个办法在后来的好几年里效果甚佳。当时，我认为这或许只是"男人们的办事风格"。

2001—2002 年，他做的工资表开始出现问题，频繁出现计算错误。于是，我不得不经常坐下来与他一同核对每笔账的计算结果。当时的我只是以为，出现这种问题或许是因为我们的员工增加了、业务变得更繁杂，因为过去的 12 年里他一直非常出色。

> 史蒂夫说："谢天谢地，总算还有人能把这些账目搞清楚。我已经迷失了——一落千丈。我当时已知道自己迷失了，我明白，会计师离我越来越远！"

史蒂夫开始用拖延战术来逃避制作税务报表：要么，不厌其烦地反复收拾他的桌子；要么，在办公室里四处捣鼓。因为他酷爱户外活动，所以他经常提出，森林防护员才是最适合他的职业。

由于史蒂夫渐渐丧失了做会计工作的能力，所以他逐步教会了我如何使用电脑、如何做工资表，以及如何打印各种财务报表。最初，我学习这些技能只是希望能为他适度分担；后来，是为了复核他做的报表并纠正他的错误；最终，则完全成为了我的工作。那个时候，新生儿重症监护室的规模已大大缩小，雇员也减少到 4 个。我每月只需开具 4 张工资支票并提交"季度报表"。这一切无需花费太多时间，已没必要另雇会计师来应付这份工作。

史蒂夫的日常工作还包括，每天到银行存钱，每天去邮局信箱中取邮件。我发现我们的邮件常常会出现在一些莫名其妙的地方（其中还包括医疗账单的部分收款票据）。当我问史蒂夫是否收到什么邮件的时候，他会费好大劲回忆自己是否去过邮局，这令我感到诧异。

2002 年，史蒂夫一度患上了十分严重的抑郁症，其实也是他之后患病的另一个早期症状。那时，我们 16 岁的小女儿乔安娜恰好处于喜怒无常的青春期，他的抑郁症令父女俩的关系发生了较大变化。

> 史蒂夫说："我已完全丧失了做事情的自信心，对改善现状也不再抱有任何幻想。我已经迷失了，因为一切都变得糟糕，我几乎成为了废物。"

史蒂夫和我多次讨论过他现在可能从事的其他工作，包括回到学校再充电或其他选择。但那时，他已无法激发出足够的兴趣和能量去应付生活的改变，甚至曾经漂亮迷人的绿植景观也变得杂草丛生、一片荒芜。

我们一起去医院接受了家庭心理咨询，史蒂夫的记忆问题引起了心理医生的注意，医生认为史蒂夫可能患上了失智症，虽然抑郁症也能造成记忆问题。史蒂夫开始服用医生开具的抗抑郁药，同时也开始单独接受心理医生的咨询和治疗。在接下来的 1 年时间，我们逐渐明白了抑郁症并非史蒂夫的真正问题。

体征及症状

2003 年，我们的生活发生了一个出乎意料的转折——我们离开了已居住 16 年的家，迁居查尔斯顿以北两个县之外的佛罗里达州的斯普林希尔（Spring Hill，又译"春山"）县。当时，我所在的医院先后兼并了其他几所医院，我的工作量猛增。我需要同时负责几所医院的工作，其中一所的驾车时间甚至超过了 1 小时。就在这时，斯普林希尔地区医院刚成立了一个新生儿重症监护室，但他们却缺少这方面的专家。我如果接受这个职位，能获得创始另一个新生儿重症监护室的机会，给这个半农业社区送去他们急需的新生儿医疗服务。我的两个女儿还可以在她们各自的学校里继续上学。所以，我们带着复杂的心情举家迁到了斯普林希尔。

搬家后的几个月，我们越来越清楚地意识到史蒂夫的问题并不仅是抑郁症那么简单。我给当地的"阿尔茨海默症患者家庭组织"打了一个电话，请他们为我推荐一位医治记忆问题的专家。我们按照预约的时间去找了这位专家，他对可能导致史蒂夫症状的各种情况进行了详细评估——查血、做脑电图以及核磁共振成像检查，结果一切正常。此后，那位医生又给史蒂夫做了"心理状态小测试"（MMSE：Mini-Mental Status Exam）。这是一个总分为 30 分的记忆测试（弗尔斯坦，Folstein，1975），正常人通常能拿到 29—30 分，而史蒂夫却只得到了 23 分。医生告诉我们，史蒂夫的症状同阿尔茨海默症的症状较吻合，只是现在还不能下定论。确诊阿尔茨海默症的一个要点是，史蒂夫的病情必须在一段时间内持续加重。医生当时也不愿意让史蒂夫马上服用诸如安理申（Aricept，又译"爱忆欣"）一类针对失智症患者的药物，因为这类药物具有依赖性。他向我们解释，像安理申一类的药物，如果服用一段时间后停止用药，患者的病情会突然恶化，即使再次恢复用药也于事无补。

从那以后，这位医生每半年就对史蒂夫的情况做一次再评估，到2005年他的症状已进一步恶化，"心理状态小测试"的得分下降到了21分。这时，医生决定让他开始服用安理申。安理申是一种胆碱酯酶抑制剂，作用是延缓乙酰胆碱的代谢分解，而乙酰胆碱是维系大脑神经细胞彼此间通讯必不可少的一种化学物质。2006年，经过了坦帕市的约翰尼·伯德·阿尔茨海默症研究院（Johnnie Byrd Alzheimer's Institute）的评估，史蒂夫不断增加服用的药品名单中又增加了一种名为盐酸美金刚（Namenda）的药。受阿尔茨海默症损坏的脑细胞会大量分泌出一种化学信息素——谷氨酸盐（glutamate），盐酸美金刚的作用即保护大脑神经细胞，使其免受过量谷氨酸盐的伤害。

下面列举的一些体征和症状，在几年的时间内都先后出现在了史蒂夫的身上，也正是这些体征和症状使医生最终确诊他患上了阿尔茨海默症。

收藏癖

史蒂夫开始在他的车库里"丢失"各种东西，他经常花费几个小时翻箱倒柜地寻找某个工具或物品。这里先对车库的情况作个介绍（现在依然如故）！打开车库大门，扑面而来的混乱景象让人震惊。当你走到车库门口，你会发现进入车库的"通道"甚至无法通行。事实上，我们经常一起清理这个车库，主要是清理出几条能下脚的通道来。但只需几天的工夫，这些辛苦清理出来的通道就再次消失了。这里的东西摆放完全没有章法，各种物件混杂摞在一起，一堆又一堆高高地矗立着。史蒂夫是一个舍不得扔东西的人，他总认为这些东西以后或许会有用。可问题是，当我们确实需要他这些"宝贝"中的某个时，却根本找不到。即便找到了，也因年代久远要么锈蚀严重、要么早已坏掉了、要么因缺少了某个零件而无法使用。此外，车库里还存有各种工具，有的甚至是多套，且其中大多数没有开包。

把他的这些个"宝贝"搬到斯普林希尔不仅劳神费力还甚是花钱。这犹如一场噩梦，但史蒂夫就是离不开它们。这些东西被搬到我们的过渡房时，它们被放进了有三个车位大小的车库和租用的三个储藏单元里。新家建好后，我们又将它们搬进了新家的车库中。我们在修建新家时专门修建了两个车库，一个独立的车库专供史蒂夫存放他的宝贝"藏品"，另一个是住房的附加车库。附加车库原本是用于停车的，可半年时间这里根本无法停车。他收藏的东西多得令人难以想象！我同其他一些有收藏癖的失智症患者的配偶们有过交流，我常想，这一问题或许也是部分阿尔茨海默症患者的病症之一。

一天，史蒂夫决定在他的卡车后面加挂一辆拖车，把部分没用的"藏品"运到垃圾站扔掉，结果他花了好几个小时也没能找到连接拖车的挂钩。

史蒂夫说："'我必须找到它，该死的！它到底在哪儿，你干吗这样对待我？我无论如何也要找到它！'这些声音整天就在我脑子里反复回响，却于事无补。那个生气的我正朝我大喊大叫，等它累了也许就不叫了，我脑子里的魔鬼也就除掉了。"

通常，当他找不到某个东西时，我会出去再帮他买一个回来。有时，他会停止寻找，想做的事情也就不做了；有时，我上班出门时他就在找"那个东西"，我下班回家后发现他仍在寻找。这个时候，他通常已不记得自己寻找的"那个东西"是什么了。越是这样他就越着急，疯狂得恨不能扯掉自己的头发。我只能不断地告诉他，完全没必要浪费这么多的时间寻找"那个东西"，接着做下一件事情就行了。一次，我无意中找到了他寻找了一整天的拖车挂钩，结果是他用一张绿色的气泡膜包起来放在了他那辆卡车的后座上——拖车挂钩存放于卡车后座是符合常理的，但用绿色的气泡膜包起来就令人费解了。

史蒂夫还经常遗失钥匙和钱包。他喜欢在车库里把衣服兜里的东西都掏出来放在一旁，结果他经常连续几周找不到他的钥匙和钱包。我们搬进新家以来，史蒂夫在一个月之内就三次弄丢了钱包，他放在钱包里的唯一一张信用卡也被挂失停用了三次，我决定不让他再使用信用卡了。他那时还可以驾驶汽车，所以身上还带有一张借记卡，以便购买汽油或顺路在杂货店里买点东西。不过，当他不再驾驶的时候这张借记卡也就作废了。

史蒂夫说："我现在什么东西都找不到，一点线索也没有，完全陷入绝境了。"

就这样，整理车库、寻找工具和其他东西渐渐成为了史蒂夫的全职工作。

划皮划艇

我们把家搬到斯普林希尔以后，史蒂夫又从邮购目录上为自己订购了他的第二艘皮划艇——一艘船身更瘦更长的皮划艇，似乎他一门心思要去探索这里的新水域。然而，买来新皮划艇之后他却把越来越多的时间花在阅读有关皮划艇的杂志上，或者花在同其他人谈论皮划艇上，而真正自己划皮划艇的时间却越来越少。

驾驶

在患上阿尔茨海默症之前，史蒂夫凭直觉就能找到任何地点，就像人们所说的善于"跟着感觉走"。2003 年，我们迁居斯普林希尔。这是个小镇，只有几条垂直相交的主街道，如此容易辨识的道路对史蒂夫而言却宛若迷宫。他常犯糊涂，搞不清我们的方向是向北还是向南，也不知道我们在哪条街上。不过，他总算还是记住了不多的几个他最喜欢去的地方，比如家得宝（美国著名家居建材用品零售商）、萨姆俱乐部和其他几个地方，但只要超出他熟悉的范围，他就会感到恐慌。

史蒂夫会不时地抽时间看牙医，牙医诊所距离我家也就 30 分钟的车程，而他似乎已经不会看地图了。一次，他在牙医诊所附近来回打转找不到目的地，工作人员不得不对他进行电话引导以帮助他找到诊所。那次，他迟到了 45 分钟。那天我在医院上班，待他离开诊所的返家途中，我一直拿着电话给他指路，直到他安全回到家中。

自那次迷路事件发生后，史蒂夫开始自我限制独自开车外出的次数，甚至是那些他最熟悉的地方。我俩一起外出时，大多数时间依然是他开车，但他会时常忘记我们的目的地，不断地问我该向哪个方向行驶。当我告诉他向右转的时候，他往往会向左转。鉴于此，我给他起了个新的绰号——"相反先生"。这一现象的发生并非是孤立的，他在做其他一些事情的时候也会同样"心手不一"，行动总与愿望背道而驰。他自己也发现

17

了这个问题，他害怕受辱而不愿向他人求问。他认为，即便不问错误的概率也只有50%，不如跟着感觉走。在这之后，我渐渐接手了驾车的工作，直到完全由我驾驶。

就在史蒂夫病情加重，我即将做出不许他继续驾驶的决定之前，发生了一件让我恐惧的事情。那天，乔安娜自行开车前往塔拉哈希（佛罗里达州的首府）看望她的一个女友。半道上，汽车在高速路上出了故障，距离我们家大约还有4小时的车程。不久，她的车被拖到了附近的一个加油站。她的一个当汽车修理师的朋友自告奋勇地与史蒂夫一同驾车前去帮忙。那天，我正好在医院值班，无法离开单位。汽车修好后，乔安娜和朋友开车驶离了那里，史蒂夫被独自留在了他的卡车里。我下班回家后接到了史蒂夫打来的电话，说他在杰克逊维尔。那座城市位于佛罗里达另一面的海岸边，距离他们处理事故的加油站有好几个小时的车程。时间已到了晚上的9点半，天全黑了。我问他为何没有早点掉头返程，他告诉我"没办法回头"，他错过了路上的所有出口，一直开到了杰克逊维尔。

于是，我拿着电话给他指路，确保他向西开上了I–10高速。1小时后，我又给他打通了电话，叮嘱他沿着I–75高速向南行驶，我害怕他下一个电话打来告诉我他开到了辛辛那提！事实是，他仍然再次下错了道，我让他在附近的旅馆住宿，第二天早上再次出发。我们俩一直保持着电话联系，在我即将离开家去医院上班时，他终于把卡车开进了我们家的车道。看到他的瞬间我非常开心，但心里也感到了一丝凉意：如果没有手机，难以想象会出现什么状况。我想到了没有手机的年代，多少家庭就这样失去了同亲人的联系，他们在相聚之前又经历了多么巨大的恐慌。

当史蒂夫回到家后，他把车钥匙交到了我的手里，我们都认为他再也不适合驾驶了。

史蒂夫说："他们又从马路上清除了一个坏司机！"

做出停止驾驶的决定不仅会影响病人自己，也会影响到病人的配偶和其他家庭成员。因为他们必须承担起他那份驾驶的责任，不仅是负责家人出行时的驾驶，还要负责将病人送到他（她）需要去的地方。记得，当时的我一想到史蒂夫再也不能开车了就会感到恐慌，我生活的诸多方面都将不可避免地受到影响——我们一起外出必须由我驾驶；他外出参加任何活动都需要我开车接送。我必须挤出自己有限的休息日来完成这些事情，我原本沉重的生活负担再次雪上加霜。正因为如此，我开始理解没收病人的车钥匙为何会让他们的家人感到困难，尤其是病人本人尚无法理解和接受这件事时情况将变得更加糟糕。我们是幸运的，史蒂夫没有这样的问题。他虽然对放弃驾驶并不情愿，但他非常清楚为了家人和自己的安全，这是他唯一的选择。

阅读

史蒂夫是一个酷爱阅读的人。过去，他经常长时间地坐在阳光下，一本接一本地阅读小说。那些年，他最喜欢的作家是史蒂芬·埃德温·金（Stephen Edwin King）和克莱夫·卡斯勒（Clive Cussler）。他还有读报的习惯，尤其喜欢里面的连环漫画，这也是他每天早饭时的谈话主题。当他开始发现自己记不住日期时，他尝试将报纸作为时间判断的依据。但后来，这样的方法也失效了。

两年前的每个圣诞节和史蒂夫的生日，我都会给他买小说做礼物。后来，我发现这些小说他几乎没看，都堆在了角落。最初，我以为他对小说失去了兴趣；对报纸上的连环画也不再表现出关心——他拿起报纸，下意识地看了几秒，然后就扔在了一边。渐渐地，他放弃了阅读，甚至连最简单的文字也不看了。

很长一段时间，我都以为是他的理解能力出了问题。最终，我才明白是他的眼睛出了问题。2008 年 5 月，当我们再次应约去翰尼·伯德·阿尔茨海默症研究院看病时，我才首次发现了这个问题。当时，我进了洗手间，他在走廊内等我。我出来后，他指着墙上的恒温器对我说，这东西一直在"不停地跳动"。

现在，史蒂夫告诉我，他之所以无法阅读，是因为在他眼里纸上的文字始终在毫无规律地移动。无论他如何努力，也无法看清那些飞快移动的文字。

史蒂夫说："那些文字都变成了一个个的小方块，就好像电视机屏幕上的像素点，向着各个不同的方向快速移动。我经常头一眼看到一个方块中有一个单词，一转眼，这个单词就跑到别的地方去了，我无法控制它们。我认为，在旁人看来，我的眼睛是未曾移动的，这是眼睛内部出现的问题。我看到的是，4个、5个、6个光点或方块。这种情况会突然发生，又突然消失。我也说不清这到底是什么。"

根据他的描述，我想到了一个形象的事物——雷暴天气时，数字电视机屏幕上支离破碎的画面，就像一幅立体派的画作，许多方块在不停地重新组合。我们去看过眼科医生，医生很肯定地告诉我们，史蒂夫的阅读问题不是眼睛引起的。从解剖学意义上讲，他的眼睛没有任何问题。

交谈

随着病情的发展，史蒂夫同人们进行一般的交谈也变得越来越困难，甚至包括和我说话。他想说话时，嘴唇会不停地颤抖，却找不到合适的词语说出口。

史蒂夫说："我经常结巴得说不出话来，心里的话说不出口。由于找不到合适的词语表达自己的意愿，只能选择放弃。我知道，无论我想说的是什么，20秒钟后我就什么都不记得了。别人对我说话时，我大概能暂时记住其中的一点，但很快就会遗忘。我经常在刚说完一句话后，突然回问，'我刚才说了什么？'自己说的话转瞬间被遗忘得一干二净，就像被追着跑的兔子，一眨眼就消失了。"

史蒂夫变得越来越不愿意参与交谈，尤其是在人比较多的时候。

史蒂夫说："这个世界上还有人愿意同我说话吗？"

我是那种下班回到家就必须把当天工作中的事情唠叨一番的人。我们俩刚结婚那会儿，每当我开始唠叨的时候史蒂夫都会打断我的话，并告诉我他对这些事情完全不感兴趣。我告诉史蒂夫，我需要他每天给我这么一点时间让我释放心中的压力，哪怕只有15分钟的时间。我会用这段时间不停地把我一天经历的事情全部数落一遍，然后才能心平气顺地处理接下来应该干的事情。我敢肯定，他或许早就心不在焉了，只是装出一副认真聆听的样子。尽管如此，对我而言，这已足以治愈我的压力症。不过，史蒂夫通常听得很认真，不时还会发表一些恰如其分的评论，或者对我谈到的各种问题提出一些他的建议。然而，当他的阿尔茨海默症越来越严重后，他的评论开始变得不得要领，就像我们完全处在截然不同的两个频率。也是从那时开始，我感到了孤独。他的个性正渐渐消失，他离我也越来越远，他似乎变成了一个陌生人。我觉得自己正在缓慢而不可逆地失去自己的丈夫。

听力

我对史蒂夫说话的时候，哪怕只是一个很短的句子，也要尽量说得清楚。即便如此，他也经常会将手掌放到耳朵旁说："嗯、嗯、嗯?"意欲让我再重复一遍，有时甚至需要重复好几遍。我认为，这应该不是听力的问题，问题出在记忆上。他现在已不记得他过去的这些表现，所以也无法向我们解释他脑子里当时想的什么。不过，现在这样的情况已非常少见了。

对患者的配偶来说，与其交流的每句话都要重复几遍是令人紧张的。一开始的时候，我以为是史蒂夫不想理我或者仅仅是走神了，但最终我意识到是我的话未被他的大脑理解。我后来发现，如果先吸引他的注意力，看着他的眼睛并尽量用简单易懂的词语与他交流，通常会有助于他的理解。举例，我要史蒂夫做一连串的事情，比如穿上衣服出门——我会先说，"拿一件衬衫"；等他拿出衬衫后我会接着说，"拿一条裤子"，然后再帮他看看衬衫和裤子是否搭配。

最近的一项研究表明，患有失智症的人就像小孩子，不喜欢别人对他们说三道四。如果你表现出正为他们提供帮助，他们很有可能拒绝接受你的帮助（威廉姆斯，Williams，2008）。然而，既要用简单易懂的语言又要像与正常成年人那般说话，谈何容易。

烹饪与饮食

史蒂夫曾是个富有创造力的厨师。多年来，常常是他给我们这个家庭烹制美味佳肴。刚结婚时，他就买了一本《中国烹饪百科全书》，一口锅被他用得得心应手。他喜欢做鸡蛋早餐，还要将前一天剩下的饭菜也加进去。他特别喜欢在他做的菜里加入菜谱中没有的佐料，而这种创新几乎总能获得成功。

当我们搬到斯普林希尔后，他烹饪的次数开始变得越来越少。我上班的时候，他通常用微波炉热盒饭。有时，他会忘记自己已将盒饭放进了微波炉，直到我晚上回家才发现，有时甚至在第二天才被发现。

我们刚搬到斯普林希尔的过渡房里的那段时间，家里使用的是一个电炉。倒霉的是，我们碰上热带风暴连续停电三天。于是，我们决定在新家改用煤气炉，以确保再碰上类似情况也能生火做饭。2005年的夏天，我们的新房还在修建中，而史蒂夫记忆力衰退的问题已变得越来越严重。搬进新房后不久的一天晚上，我下班回到家里，发现屋内有一股不同寻常的气味。结果是丙烷泄漏，因为史蒂夫关火时拧错了方向。火虽然熄了，但燃气开关仍然开着，一直处于最低挡。我立即给整个房子排气，心里想着，安装煤气炉看来不是一个明智的选择。

两年很快过去了，2007年初夏的一天，我很晚才从医院下班。一进门，就闻到了一股腐烂的恶臭。这次，好像有什么动物死在了厨房的天花板里。我们家的厨房和起居室连在一起，这一大片地方也是我们早晚活动最频繁的区域。一名碰巧来我家的害虫防治专家也肯定地认为，有动物死在了家里的某个地方。不过，他认为即便找不到动物的尸体，一周后尸体干透了也就不会继续发出恶臭。36个小时过去了，我准备开火煮东西，才发现了问题——又是史蒂夫使用煤气炉的问题，他关火时再次拧反了方向（真是名副其实的"相反先生"！）造成了煤气泄漏。幸运的是，我们的卧室使用的是独立空调系统，与厨房不在一个调节区域。此后，我对史蒂夫的"烹饪"活动进行了限制：一是必须有我在场，二是他的活动内容仅限于用勺子搅动锅里的东西。

到那年夏末，我的工作进入了有史以来最繁忙的时段，新生儿重症监护室接生和接收的患儿激增。在那之前，我们刚到加利福尼亚州度过了一个愉快的假期。但是，作为医务工作者，你的工作似乎永远无法躲掉。休假期间的活儿在你回来后都得一一补上。结束休假后，我在连续21天的时间里只休息了3个晚上，每天都会工作到很晚。在此次度假之前，史蒂夫还能勉强为自己处理煮饭问题。我每次回家问他，他都会回答自己已吃了晚饭。然而，到8月底，他已变得非常消瘦，我这才发现他的体重在3周内减轻了10磅（4.5公斤）。于是，我开始查找他吃饭的证据，我意识到他已很长时间不为自己做饭了，不仅是晚饭甚至连中饭都没吃。

体重骤减很可能是阿尔茨海默症病情急剧加重的开始，而病情一旦加重就很难再恢复。早在几年前，史蒂夫就已开始服用安理申和盐酸美金刚，目的是为了延缓病情的下滑，希望他能等到更有效的药物出现的那天。当时，就已有许多药物研究项目正在实施过程中，在一般人看来治疗阿尔茨海默症的特效药很快就能研制成功。史蒂夫的医生也给他换了新药，将安理申换成了另一种胆碱酯酶抑制药艾斯能（Exelon，又译"忆思能"），但疗效并不显著。

当史蒂夫的体重骤减10磅（4.5公斤）之后，我原本急切盼望的能抑制病情下滑的特效药俨然成了一个梦想，心中的希望开始变得渺茫。55岁那年，我已坚信自己在60岁的时候必然会成为寡妇。原来一心希望同史蒂夫"白头偕老"的我，现在已开始在思想上为未来没有史蒂夫的生活做起了准备。我们同其他许多夫妻一样，经常谈论退休后如何周游世界的设想。但现在我已非常清楚，即使我幸运地退休且史蒂夫也幸运地活着，周游世界已成了一场空想。当阿尔茨海默症进入一个人的生活后，他对未来的期望会大打折扣。诗人洛伊斯·沃尔什（Lois Walsh）的丈夫也患有阿尔茨海默症。多年来，她一直精心照料着丈夫的生活。她谱写的下面这首诗将自己的这种感受表现得淋漓尽致：

失去

我独自躺在你的身边哭泣，

为曾经是小姑娘、现在是人妻的我，

饱受岁月的沧桑、不堪誓言的重负。

那小姑娘是多么幸福——坚信圣诞老人的降临、

至死不渝的爱情，以及"永远"和"决不"。

我为她失去的一切哭泣：梦想、爱情、时间、健康，

以及最为重要的——希望。

从那以后，我努力确保史蒂夫的早餐更加营养，同时为他准备好午餐并放在桌上，希望他能发现并吃掉它。有时，他确实发现并吃了；有时，饭菜一直放在那里。他有一个习惯：不时地打开冰箱找食物，所以，我总是在冰箱里放满了水果和酸奶，这样他能很容易地熬到我回家为他做晚

饭。我还制订了一个详尽的计划，安排其他人——通常是我们的小女儿——中午到我们家看看，确保史蒂夫的午饭正常。

在开始服用椰子油之前的最后两年里，史蒂夫常常一晚上要吃掉10—13个水果。我当时已经知道，阿尔茨海默症患者有可能出现神经细胞无法吸收葡萄糖（血糖）的问题。所以，我非常担心他如此大量地吃水果也许是因为身体急需葡萄糖的结果。再后来，几次检查发现史蒂夫的空腹血糖很正常，排除了因糖尿病导致体重骤减和大量吃水果的可能性。

我之所以提及这个事情，是因为极其喜欢甜食有可能是阿尔茨海默症或其他病理特性相同的神经退行性疾病的症状之一（反映在史蒂夫身上是水果）。我的外祖母93岁时死于"老年性痴呆"，很可能就是阿尔茨海默症。她总给自己穿上一层又一层的衣服，然后又抱怨天气太热！她当时也像史蒂夫一样，非常喜欢吃甜食。她每天都要喝很多杯茶，每杯茶里都要放进10多勺白糖，还总嫌甜味不够。我家族中还有另一位亲戚死于失智症，他的问题是酗酒，他每天至少要喝1加仑（3.78升）啤酒和不知道多少的威士忌。所以，我猜想，也许有一些酗酒的人身体需要的并不是酒精，而是存在于葡萄酒、啤酒或烈性酒中的糖。只不过，酒精饮料恰好成为了这个人摄取"所选碳水化合物"的来源。

我曾经见到过一份研究报告，说酗酒的人罹患失智症的时间比不酗酒的人早7年。那么，是否存在这样一种可能性：对酒精的需求只是失智症的早期症状而并非是致病原因？毫无疑问，过量的酒精对神经细胞不会有好处，害处却无穷尽。

由于怀疑渴望甜食是阿尔茨海默症的普遍症状之一，我在网上的一个阿尔茨海默症留言板上提出了我的疑问，希望那些同样患病的亲人为我提供类似信息。果不出所料，许多人都给出了肯定的答复：

TR 说："我老公以前从不吃甜食，但现在却非常喜欢……"

SC 说："甜食是查理最喜欢的食物……他已经确诊患上了阿尔茨海默症。他可以整日不停地吃甜食，一日三餐也还能吃少量其他食物。他每天摄入的热量高得像天文数字。"

SN 说："我母亲去世时的体重是85磅（38.5公斤）。到她生命晚期的时候，医生告诉我们她只要能吃，任何东西都行。因为她喜欢吃甜食，所以我们主要给她吃的也是甜食。实际上，就在她去世前一天的晚上，我喂她吃的最后的东西就是冰激凌……母亲最喜欢的甜食包括方块糖、冰激凌、饼干、糖醋鸡，以及晚上的葡萄酒。"

TL说："上帝啊！我妈妈就是一个吃垃圾食品上瘾的人……我还从未见过别人像她那样……妈妈患有血管性失智症，病情已达到6级……妈妈每天都要吃掉0.5—1加仑（1 892—3 785毫升）的冰激凌。绝不夸张！此外，她还要吃甜点、饼干和其他任何她能得到的甜食……一天，她买了4盒艾迪牌的椰子味冰棍，每盒6根，前后不到4小时的时间她就吃掉了3盒——整整18根冰棍……妈妈在患上血管性失智症之前，从未这样疯狂地吃过甜食……妈妈体重为145磅（66公斤），无论怎么吃甜食体重也未发生变化。"

CJC说："我妈妈85岁，吃起甜食来没个够。每隔一天我就要为她烘焙出几十块饼干，只要我一做出来就会立刻被她吃个精光。开始的时候，我还以为她只是喜欢烘焙食品……现在，我做饼干的速度已跟不上她吃饼干的速度了。她会一连几个小时坐在厨房的餐桌前，不停地吃肉桂卷、甜甜圈、饼干、蛋糕……吃的时候还要抹一层黄油。需要强调的是，无论吃什么都要抹黄油！她就这样毫无节制地吃，但并未看到她体重上的变化。"

DS说："我老公患有血管性失智症，他每天白天要吃20—30块饼干，晚上还要吃1—2杯冰激凌。早饭他要吃甜麦片粥，三餐之间还要吃花生酱冻和三明治当零食。他的体重从未增加过。他一直服用着立普妥控制胆固醇，我认为这一切毫无意义。我想不明白他的胆固醇为何会如此之高！"

GT说："天哪，她一看到甜食就会发疯，冰激凌、肉桂卷、抹糖浆的华夫饼干，任何甜的东西她都喜欢！她一天到晚都在不停地踱来踱去，不时还神经质地搓着双手、嘴巴做着咀嚼的动作，也许她需要补充热量吧。"

YH 说："我患有额颞叶痴呆（frontal temporal lobe dementia），一星期7天、一天24小时都想吃甜食！不管我如何努力控制自己的欲望，还是希望寻找甜食，哪怕仅是一罐撒在蛋糕上的糖霜也行。"

TC 说："我妈妈以前从不吃甜食。她是意大利人，她吃过的最甜的食物就是大茴香！6年前，她开始买方块糖吃并买很多囤积起来。到现在，只要我不控制她，她就会不停地吃甜食。我以为，或许是她的味蕾丧失了味觉，只有糖才能让她感觉到味道。"

这样的留言还有很多！关于失智症患者是否嗜糖的问题，竟有如此多的人给出了肯定的答复。关于阿尔茨海默症患者的大脑需要葡萄糖的问题，我将在之后的第14章进行深入探讨。

慢动作似的生活

南希·梅斯（Nancy Mace）和彼得·拉宾斯（Peter Rabins）写过一本书——《一天36小时》（*The 36-Hour Day*，2001年版）。当一个家庭中的成员之一患上阿尔茨海默症后，这个家庭的生活在某些时候就变得颇似电影中的慢镜头。那些大多数人不用思考就能做的事情，阿尔茨海默症患者却需要花费很多时间才能完成，而负责照顾患者的人也会受到影响，不得不花费大量的时间帮助患者完成日常的琐碎小事。比如穿衣服，你将再不能只考虑自己的穿衣打扮，必须顾及到另一个人。不仅要指导他找出合适的衣服，还要确保他把每件衣服都正确地穿到身上。

史蒂夫就连穿内衣裤也非常困难，即使他把内衣裤拿起来仔细观察之后也容易穿反。有时，他会感觉衣服没有穿对，脱下来重新穿一次；有时，他会连续重穿几次，但结果都一样。最终他只能选择放弃，并认为确实应该反着穿。对于我的帮助，他并非每次都乐意接受。所以，当他穿反了内衣裤而又确实不会带来负面影响的时候，我也就随他去了。但当我们出门时，为避免史蒂夫在公共厕所出丑，我会强制干预并说服他接受我的帮助。

穿好内衣裤后，就该穿衬衣了。他又会遇到同样的问题：总是穿反。

于是，他会将衬衣脱下来，并继续反穿。这时，我只能继续帮助他处理穿衣顺序。接下来的裤子、袜子和鞋子也类似，均需反复穿戴。我总想尽量让他自己完成自己的事情，但看着他如此艰难的做事过程我会感到痛苦，忍不住为他提供帮助，尤其是赶时间的时候。

好几次，我都以为自己计划得非常完美——尽快帮助史蒂夫穿戴整齐，接着迅速将自己打扮完备，做好出门前的准备。帮史蒂夫穿好衣服后，我会快速冲进浴室。当我洗浴完毕出来之后，会发现史蒂夫在这短短的几分钟里又将穿好的衣服全部脱下，赤条条地站在原地。我精心安排的出行计划还是落空了。照顾阿尔茨海默症患者就像照顾小孩子一样，必须时刻精心。但却又有根本的不同——孩子会逐步学会自己照顾自己，而阿尔茨海默症患者的自理能力却会越来越糟糕。最让人痛苦的是，史蒂夫很清楚他原来可以轻松完成的事情现在却无能为力。尤其是对一个过去曾无事不能而现在却事事不能的人而言，心中的羞辱感和挫败感是多么巨大。我完全能想象他心中的痛楚。洛伊斯·沃尔什的另一首诗同样恰如其分地表现出了我的这种窘境：

停滞的生命

感谢你的耐心。

停滞的生命，等待着。

你前面有 1 646 人，预计等待 4 年。

感谢你的耐心，祝您愉快。

随着阿尔茨海默症病情的发展，看护者最终不得不时刻守护在患者的身边，且要为他们思考：他们想做什么？怎么做？他们需要什么？怎么拿到它？为此，我每天都要提前 2 小时起床，利用史蒂夫起床之前的这个时间完成我自己的一些重要或不重要的事情。之所以这样做，是因为一旦史蒂夫走进厨房，整个局面就完全改变了，我的全部注意力都必须放在他和他的需要上。他不会走进来坐下，为自己倒一杯咖啡、取一些食物。即便再简单的早餐他也很难正常食用，更别说找到他的药并正确服用。这一切都成了我的工作。

史蒂夫总是想帮我一把，但往往越帮越忙，我反而要花更长的时间才能将事情做完。比如，他喜欢帮我洗盘子，但他每次看到洗碟机里的盘子就会犯糊涂——不知道里面的盘子是干净的还是脏的。如果我在干别的事一时顾不上他，他就会自己动手洗盘子。尽管我特地在洗碟机上贴了一个写着"干净"字样的标签，他还是会让事情变得混乱。

史蒂夫经常想帮助我倒垃圾，但如果我不插手这事就会出问题。因为他记不起新的垃圾袋放在哪儿，也不知如何将垃圾袋套到垃圾桶的内胆中并将内胆放回厨房的垃圾桶里。最终结果通常会和我的想象大相径庭。所以，一旦发现他要去倒垃圾，我会立即停下手里的活儿为他提供帮助。如果我不插手，让他自己拎着垃圾往外走，你会立即在他脸上看到极度挫败的表情。因为这件原本极其简单的事情对他而言变得极其复杂。对我说来，我去"帮助"他反而会使事情变得简单。这样，还会让他觉得他为我提供了"帮助"。

2008年春天，史蒂夫和我驾车前往坦帕赴一个约会。途中，他突然转头问我："谁是朱莉的父亲？"我回答道，"你以为是谁？送牛奶的？史蒂夫，你就是朱莉的父亲。"他告诉我，他怎么也想不起朱莉婴儿时的事情，也不记得自己曾照料过她。事实上，那段时间正是他在主要照顾朱莉。这件事让我感到震惊，我第一次萌发了这样一个暗示：也许在不久的将来，他将不再认识朱莉以及她的妹妹，甚至不再认识我。罗伊斯·沃尔什的诗再次深刻地揭示出了我的这种痛苦。

失败

我渐渐知道，那一刻即将到来，
你不再推理、争论、教诲、纠错或解释。
我——一个独立而诸事有成的女人——
妻子、母亲、护士、艺术家、诗人，
却不得不接受这个残酷的现实。
我总想修残补缺、办事圆满、一帆风顺，
过去做不到，现在却更难。
10年一路行来，如今越发艰辛。
我要原谅自己追求完美的个性。
我是逆流中的泳者，艰难地把头抬出水面，
却将在悲伤的漩涡中溺亡。
我尽力维持常态却一步步走向失败，

仍期望推理、争论、教诲、纠错或解释。

步态

史蒂夫上高中时是学校摔跤队的队员，后来身体也一直强壮。2007 年夏天，他告诉我他再也不能跑步了；到 2008 年冬天，他的步态已变得缓慢且犹豫，抬脚也超过了正常的高度。一次，医院的一位护理师看到史蒂夫后告诉我，他这种步态是许多阿尔茨海默症患者的典型症状，这说明疾病已影响到了他大脑中控制运动的区域。史蒂夫喜欢在我们家的后院里"干活"，但看上去他总是一副有气无力、动作缓慢的样子，干不成什么事。他总是花很多时间"整理"他收集的各样的水管，结果整个后院的通道上到处堆放着乱七八糟的水管。别人通行已很不容易，像他这样的人就更加困难了。

吹口哨

许多人喜欢唱歌，而史蒂夫喜欢吹口哨，且能吹出不同的曲调。他喜欢与鸟对话，时常模仿它们的叫声。他总喜欢吹着各种混搭声的口哨进行工作。每当听到他的口哨声我就会感到开心，因为这说明他也很开心。

当他患上阿尔茨海默症且病情愈发严重后，他吹口哨的技能就只剩下了约翰尼·卡什（Johnny Cash）《一往无前》（*I Walk the Line*）那首歌里的一句话（8 个音符）并没完没了地重复——"因为有你，我一往无前"。我甚至都快听疯了，这哪里是欢快的曲调，简直是神经质的抽搐！

我最近又重新发现了史蒂夫对音乐的喜爱，听到他跟着音乐吹着巴瑞·曼尼罗（Barry Manilow）的歌。现在，他几乎每天都会听 1—2 个他喜爱的歌星的歌曲，诸如《屋顶上的提琴手》（*Fidler on the Roof*）、《南太平洋》（*South Pacific*）等。我很惊讶，他竟能跟着音乐吹出如此多不同的曲调。当他情绪不好的时候，音乐总能让他转忧为喜。

鞋子的问题

　　发生在阿尔茨海默症患者身上的有些事情非常有趣，也让人费解。在长达一年多的时间里，史蒂夫经常只穿一只鞋来回走动，且通常是左脚。有时，他会只穿一只袜子不穿鞋。所以，我们家的壁柜和车库门的旁边常堆着大堆左脚穿的鞋子。我多次提醒他，但他丝毫不在乎。我们去购物的时候，他只要一看见鞋店就会买拖鞋，我时常拿他穿鞋的事与他打趣。买鞋时，我总会一次买四五双，且为同一款式。这样，史蒂夫以后出门就更容易搭配了。结果并不乐观！即便买了这么多同款式的鞋，每当我们着急出门办事的时候，史蒂夫依然还是找不到左右相配的鞋。

　　那么，右脚穿的鞋子都跑去哪儿了呢？很显然，每当史蒂夫"整理"他的车库时，就会将右脚穿的鞋子挑出并放至一旁。所以，每过一段时间，我会让他去车库翻箱倒柜地仔细寻找。很快，我们就能找出右脚穿的鞋子。

　　脑萎缩患者都有一个现象，如果一侧大脑比另一侧大脑萎缩得更厉害，通常会忽略另一侧大脑负责的事情。史蒂夫是个左撇子，所以他会忽略右侧大脑的事情。上次核磁共振成像检查显示，他大脑一侧的海马体和杏仁体比另一侧萎缩得更严重。海马体是形成长期记忆的重要部位，也是阿尔茨海默症首先受损的部位；杏仁体则同大脑的许多功能有直接联系，比如情感、学习和记忆。一位医生曾告诉我，有一位患有阿尔茨海默症的女士每次化妆时只在半边嘴唇上抹口红。这个病会导致许多奇怪事情的发生！

　　现在，史蒂夫在多数情况下会将两只鞋子放在一起，且能正确穿鞋。但事情仍不圆满，最近，他出现了将不同颜色的两只袜子和两只鞋子混穿的现象。当然，这也许是我造成的，我总是在他穿衣服的地方放上两双鞋袜，以便他选择。结果我发现，他有两双鞋可供选择时总会将其弄混。

拆东西与丢失零件

　　以前的史蒂夫就是人们所说的"万能的杰克"，不看说明书也不用他人指导就能修理好几乎任何东西。许多年来，我们的汽车都是他修理，我们家的绝大多数修理活儿都是他干。电脑出故障时，他甚至敢拆开修理且总能找出问题所在，让电脑恢复正常。他的这种能力总让我感到惊讶。

我们刚结婚那会儿他就告诉过我，他修东西的办法就是"拆了再说"。这个习惯在几年前变成了一个问题，他虽然还能轻易地拆开物件，但总会部分遗忘拆下来的零件放在了哪里。这些零件有的被他放进了衣服兜里，有的被放进了某个装杂物的盒子里，后来这些盒子又被挪动了地方。于是，史蒂夫再也找不到他的零件了。

我们的庭院有几扇进出的门。门上的锁生锈了，钥匙不易插入。史蒂夫并未给锁上油，而是直接拆卸了下来。他将拆下来的锁放进了收纳箱。后来，这个收纳箱神秘地消失了，史蒂夫坚持认为它被"偷走"了。我告诉他，即便有小偷，也绝不会偷这些一钱不值的东西，但他仍然坚持自己的观点。这就是阿尔茨海默症患者的另一个共同症状——凡是找不到的东西都被人偷走了。他们总会忘记他们挪动了物件，理所当然地认为那是小偷的杰作。即使今天，每当史蒂夫找不到东西时，依然会坚持有小偷的思想！

2007年8月的一天，史蒂夫乘我上班时拿出吸尘器给卧室的地毯吸尘。那天我工作很忙，晚上8点才回家。当时天下着雨，我饿着肚子，脑子里全是晚饭的念头。等我把车开进车库，发现地上散落着戴森牌真空吸尘器的零件。那是我最喜欢的电器！我必须承认，累饿交加的我看见吸尘器的那副惨状，我的情绪失控了。

我知道，史蒂夫的行为是身不由己。医生告诉过我，我自己也从书本上学到过，我必须保持足够的耐心。可我毕竟不是圣人，有时也会出现情绪失控，那次就是典型的例子。史蒂夫解释说，他之所以把吸尘器拆开是因为里面太脏了，他想作一番清洗。他承诺明天将把它装回去，但我很担心那些拆下来的零件又被他随手放错了地方。于是，我开始自己动手组装吸尘器。很快，我发现集尘盒不见了。在我们家，东西被他扔到庭院里或混乱车库的某个角落里是常事。虽然下着雨，我还是忍着饥饿花了1个小时的时间将屋里屋外搜了一遍。最后，终于在他车库里的那个高大的金属柜里找到了集尘盒。史蒂夫丝毫回忆不起集尘盒为什么被他放在了那里。罗伊斯·沃尔什的诗再次生动地描写了看护者渴望保持耐心的心情。

我的祈祷

我深感输了战役也输了战争，
欲维护常态却无常态可维护。
我多想开心地活在当下，
却发现内心正分崩离析。
哭喊、尖叫后默默地走开；
深吸一口气，停下来祈祷：
上帝啊，请赐予我熬过今日的力量。

　　最终我找全了所有的零件，我的吸尘器也拼接完成。直到这件事过去了数月，我才有勇气再次回想——并非由于吸尘器的损坏，而是我对史蒂夫的大发雷霆。那次并非我唯一一次失去自控，但却是程度最严重的一次。对我而言，失控的部分原因源自这样一种感受：我失去了一个与我相濡以沫多年的伴侣，这个伴侣曾经是那么肯干且能干，而现在他却把我的家拆得乱七八糟。我那天很晚才回家，还要花很多时间找东西，休息的时间再次压缩，心情极度压抑。我本想回家后可以立即做饭，享受晚餐并放松下来。由于这些偶发的事情，一切都被打乱了。

　　这时，睡觉的问题也变得复杂起来。错过了睡觉的时间导致我入睡困难，即便满是睡意。我经常在凌晨 5 点前后醒来，不由自主地去思索发生在生活中的这些巨变，想象着我们那看不到希望的未来。这些问题反复纠缠着我，令我痛苦不已。我开始不时地回忆过去，希望从中找出问题的根源——史蒂夫为什么会患病，是不是他做错了什么事情？我为什么未能早日发现，是不是我做错了什么事情？如果我能提前发现，现在的情况也许完全不同？

管理庭院

　　史蒂夫酷爱园艺，在我们曾居住过的几处庭院里，都有他设计和栽种的独特而美丽的绿植景观。他甚至还为不同植物安装了带有特别浇灌装置的喷淋系统。我最喜欢的设计是我们在加州达尼丁家的庭院景观，他在一株非常古老的橡树旁种满了红色的凤梨科植物，随着我们在那里居住时间的延续，那一圈凤梨科植物每年都会不断向外扩展。

每当史蒂夫在别人家的垃圾桶边上看到丢弃的花草的球茎，他就会按响人家的门铃，问他们他是否可以把那些球茎捡走。每当我们在游乐场游玩时，他也会将散落在地上的花草种子捡起，放进兜里带回家。他把这些种子种在塑料花盆中，精心照料它们生长，最后再把它们移栽到房前屋后的花园里。庭院里的草坪总被他修剪得整整齐齐并排列在小径边沿之外，花园里看不到杂乱的野草，每棵植株的根也都保护得极好。

患上阿尔茨海默症后，史蒂夫对园艺渐渐失去了兴趣，草坪里的草开始疯长且蔓延到了庭院的小径上，花园里的花和其他绿植也长得过分茂密。于是，我建议雇人上门打理，但他却坚持要自己完成。这时，我们开始共同管理我们的庭院。渐渐地，我发现自己对园艺竟也充满了兴趣，即使会弄脏双手也完全不在乎。

到了 2007 年的春天，史蒂夫已不能设计任何庭院景观了。从此，管理它们已成了我的职责，我们俩会一起到园艺商店挑选那些我们认为彼此适合种在一起植物。我负责将买来的植物摆放在合适地点的花盆里，史蒂夫负责种植和覆盖护根物。虽然我们的庭院不是最整洁的，但我们自我感觉良好。另一方面，史蒂夫总想自己割草并修理草坪，他想把他那台约翰·迪尔牌拖拉机修理好，用它悬挂一台割草机修整草坪。实际操作时，他发现空气过滤器、垫圈等零件均难以找到，不得不任由杂草继续疯长。后来，我们"临时"雇佣了专业人员打理草坪，而史蒂夫对他们的工作总是不满，总认为别人没有他做得好。

2008 年，我发现史蒂夫的病情又加重了，即便是在庭院里种树这样简单的活儿，也必须在我的密切关注和指导下才能完成。现在，我必须非常明确地告诉他在哪儿挖坑并监督他完成，否则，他极可能走神扔下铲子又干别的事去了。每个坑该挖多深、多大都得由我告诉他，否则他会胡乱地向里面填土。当植物已放进坑里应该填土的时候，他似乎也完全看不见。我俩都为此感到沮丧，这说明在对他进行药物干预治疗的这一年里，他的病情并未得到有效控制。

然而，在对史蒂夫进行饮食干预疗法之后，史蒂夫又想自己动手割草了。于是，我们一起去了附近的一家割草机商店，询问他们是否提供修理拖拉机的上门服务。他们派人将拖拉机拖到了他们的店里，配上了丢失的零件，并解决了拖拉机的故障——史蒂夫将汽油灌进了柴油箱里，将柴油灌进了汽油箱里。拖拉机修好后被送回家中，史蒂夫骄傲地跳了上去，中断了数年后再次可以自己动手修剪草坪了。虽然草坪修剪得有些高低不平、边沿也不算整齐，但这是他喜欢做的事情，且也能为家庭运转出一份力。值得高兴的是，他从此再未出现过乱扔零件的事情。

应对抑郁

到 2008 年的冬天，史蒂夫已在抑郁状态下生活了至少 8 年。他早期的记忆问题同抑郁症不无关系，但抗抑郁药并未根除他的问题，也没能改善他的记忆力。实际上，他的记忆问题持续恶化，还不得不忍受抗抑郁药物带来的副作用。初期，他服用的是左洛复（Zoloft），后改用安非他酮（Wellbutrin）。2005 年夏天我们修建新家期间以及接下来的几个月里，他的抑郁症症状快速加重。这时，除了最简单的计算之外，他几乎不能做任何事情。他每天将大量的时间花在他的车库里却一事无成。在大多数时间里，他都处于沮丧中。

有时，我会在一旁暗暗地观察，他会自言自语且非常不开心。当我们坐下来讨论某个问题时，他常告诉我，他脑子里一直有一个声音在不停地训斥，就像小时候他父亲对他的训斥一样。他说，那个声音应该来自于他自己，只不过有时会自认为是父亲。这个声音对他说，他的生活毫无意义，他如果自杀对我们大家都是解脱。他后来告诉我，他已深深陷入这个魔咒中，每天至少 60 次联想到自杀。我立刻带他去看医生，医生为他增加了第二种抗抑郁药。在服用新药的同时，我们坚持定期去医院，他的情绪得到了有效改善。他说，"那个声音"消失了，但他并未脱离痛苦。

到了 2008 年的冬天，他的抑郁症再次恶化。史蒂夫告诉我，他觉得自己快死了，没有任何希望，我们不用再为他费心。他虽然答应我不会自杀，但多数时候他的情绪都很低落，寡言少语、呆若木鸡，脸上难以见到笑容。那年圣诞节，我们在家里为和我一起工作的护士们举办了一个圣诞晚会。后来，有些护士告诉我，史蒂夫似乎迷失了自我，同我们越来越疏远。他尽量回避与人交谈，甚至尽量回避出现在举办晚会的那个房间。

3 寻求临床试验

2008 年 3 月，我们又一次前往位于坎帕的约翰尼·伯德·阿尔茨海默症研究院。除了对史蒂夫的病情再次评估外，也想看看是否还有新的研究项目适合史蒂夫参与。结果，当时并无任何新药试验，不过我们让史蒂夫加入了另一个由美国国家卫生研究院资助的研究项目。这是一家阿尔茨海默症研究中心开展的基础性研究的一部分，内容包括每年一次的全面记忆测试、日常生活活动评估、抑郁症检查、身体检查、验血，以及核磁共振成像检查等。当天，院方还就史蒂夫的大脑捐献一事与我们进行了交谈，他们希望在史蒂夫死后用其大脑与临床状况相同的患者大脑作比较，以助于他们对阿尔茨海默症的进一步的科学研究。史蒂夫告诉他们，他现在暂不考虑这个问题，或许以后会考虑。

未来再次变得昏暗，史蒂夫赶上有效新药的希望再次破灭，我们不得不失望地离开了研究院。然而，他这次的核磁共振成像检查的结果更让人沮丧。几年前的这个检查显示出他的大脑还处于正常状态，这次，他大脑中易受阿尔茨海默症侵害的区域（海马体和杏仁体）已出现了严重萎缩。他大脑一侧的海马体和杏仁体受损较轻，另一侧却受损严重。他大脑皮层（大脑中承担更高级功能的部分）存在萎缩现象，脑室（大脑深处存放脑脊髓液的区域）增大，因为原来的正常脑组织萎缩后为脑室腾出了更大的空间。

显然，正如医生们常说的那样，史蒂夫的状况正"每况愈下"。他越来越不像我初嫁他时的那个样子，越来越像一个孱弱老人和一个两岁小孩的结合体，只是毫无小孩的生气。我时刻都要操心他在哪里，在干什么，只要发现他离开房间的时间稍长，我就必须去寻找他。他通常会在壁柜、车库或抽屉里埋头翻找东西，却不知寻找的是何物。下面这首罗伊斯·沃尔什的诗描述的正是阿尔茨海默症患者家属"困惑无助的生活"。

阿尔茨海默症

家中住着一位不请自来的客人。

噢，刚来时她像狐狸一样诡秘，

行为低调、缓慢而坚定。

渐渐地，我们的生活被她一点点夺走。

眼下的我，身边虽有你和那不请自来的客人，

却感到无比的孤独。

你虽与我同在，我却那么思念你——那个鲜活而逝去的你；

那个明明就站在这里却已消失无影的你。

这是何等困惑而无助的失去，

至死不得安宁。

我哀叹逝去的每一天和失去的那个你，

我内疚自己依然还是自己。

我想放弃，我想坚持，

生活在困惑和无助中无奈地继续。

两次新药试验

　　两个月后，我在报纸上看到了一条征求临床新药试验自愿者的广告，是东方医药科技有限公司（Elan Pharmaceuticals）为一种名叫"巴皮纽阻单抗"（bapineuzumab，又译"阿尔茨海默症疫苗"）的新疫苗开展的"阿尔茨海默症淀粉样蛋白临床研究"（Investigational Clinical Amyloid Research in Alzheimer's）。我们还得知，约翰尼·伯德·阿尔茨海默症研究院将参与这项研究。我在临床试验登记注册官网（"www. clinicaltrials. gov"，一个由联邦政府和私人资助，为在美国和世界范围内开展临床试验而设立的登记注册平台）作了查看，发现史蒂夫符合参加试验的所有条件。这个临床试验与我们以前看到的区别很大，它没有将抑郁症病史或服用抗抑郁药的患者排除在外。2008年5月9日，我们带着满心期待和希望驱车来到了南佛罗里达大学参加筛选。

名叫劳拉的助理研究员接待了我们，帮助我们对筛查的每个程序做了清晰了解。她为我们详细介绍了这种新药，这是一种阿尔茨海默症疫苗，需在不同长短的间隔期后通过静脉注射到体内。过去曾有一次疫苗药物试验，但因部分参与试验的自愿者出现了脑部感染而中止。这次是另一种类的疫苗，虽然它的作用仍是清除淀粉样蛋白，但却是通过完全不同的机理。正常情况下，淀粉样蛋白是一种在人体内生成的蛋白，人们至今对它的功能还不完全了解。淀粉样蛋白在脑组织中过量沉积会形成致密斑块，这正是阿尔茨海默症的典型特征。这些致密斑块似乎会对周围的脑细胞产生毒害作用，并干扰脑细胞彼此间的通讯。我们还得知，在参与试验的自愿者中，大约40%的人服用的是安慰剂而非疫苗，这是药物研究的一贯做法，这样能帮助研究人员对试验新药是否有效以及是否安全作出正确的判断。劳拉给我们拿来了参加筛选的知情同意书，要史蒂夫在逐页签字并注明日期。事实上，史蒂夫每次翻页都会忘记自己接下来该干什么，日期更是记不住。我们不得不一次次地重复告诉他。

接下来，他们对史蒂夫的一些基本情况做了了解，以确定他是否符合试验的要求，诸如病史和使用过哪些药物等。之后，史蒂夫被带到另一个房间做"心理状态小测试"。等他回来后，我们得到了令人震惊的消息：他得到的分数相比两月前的那次又大大降低了。这种新疫苗主要针对初期至中期的阿尔茨海默症患者，它要求参加试验的自愿者"心理状态小测试"的得分不能低于16分，而史蒂夫仅有12分，这说明他的病情已相当严重且不能参加这个试验。这一结果对我们无疑是沉重的打击。这时，一位医生来到我们面前，他告诉我们，史蒂夫在其他各方面都符合参加试验的要求，建议我们再预约一次测试，争取下次能取得更好的结果。我们带着沮丧的心情离开了约翰尼·伯德·阿尔茨海默症研究院。一切又回到了起点，阿尔茨海默症似乎即将从我身边夺走史蒂夫。

就在发现阿尔茨海默症疫苗研究项目的几天后，我又读到了另一项新药试验的消息。这个项目的试验地点在佛罗里达州圣彼得堡的综合神经科学中心（CNS：Comprehensive Neuro-Science Center），试验的新药是美国礼来公司（Eli Lilly & Company，又译"伊来药厂"）研制的司马西特（semagacestat）。这是一种 γ 分泌酶抑制剂（gamma-secretase inhibitor），作用是减少血流中会在大脑里形成 β 淀粉样蛋白斑块（beta-amyloid plaque）的物质。人们还不知道这种新药是否确能减少大脑中的 β 淀粉样蛋白斑块，但它确实有望阻止其沉积物的持续增加。这项研究的一个特点让人兴奋，那就是服用安慰剂的自愿者一年后将转而服用试验药。由于不久后即将迎来我两天的休假时间，我把参加这两个项目的自愿者筛选分别安排在了这两天。

在接下来的第 4 章中将提到的那个"发现"之前，史蒂夫又满脸困惑地走进厨房吃早餐，且与往常一样少言寡语。我把一碗麦片粥放到他的桌前，他坐下后对我说："噢，我需要一把勺子。"他站起并转过身去，拉开餐台的抽屉，费劲地寻找着，最后拿起了一把小餐刀。他转过身来，看了看桌上的麦片粥又说道："噢，我需要一把勺子。"就这样，他反复了 4 次才拿到了他需要的勺子。其间，我曾主动提出帮助他，但他说："不用，这事我得自己做。"其实，如果他接受我的帮助，很多事情将变得简单。但我还是尽一切可能尊重他的愿望，不管花费多少时间，都让他自己去独立完成。他这次的"慢动作"深深留在了我的记忆里，因为仅几天之后，他的生活就发生了巨大变化，类似的情景也将成为历史。

4　一次偶然的发现

这完全是偶然的发现。

就在前文讲到参加第一次新药试验自愿者筛选的前一天晚上，我一直思索着：如果史蒂夫同时符合阿尔茨海默症疫苗和礼来公司的两个研究项目的条件，我们该如何选择？于是，我在互联网上查找了这两种新药的资料，尽可能对它们有一个更深入的了解，包括其潜在的风险和疗效。在查找资料的过程中，我偶然看到了另一种很有潜力的新药发布的消息，这第三种药的名称是"AC－1202"，由阿克拉制药公司（Accera Inc）研制。这是一家规模较小的生物技术公司，目前正向美国食品和药物管理局申请批准这种新药。根据他们的报告，AC－1202已帮助相当数量的阿尔茨海默症患者改善了记忆能力。

阿尔茨海默 **新闻发布会：为大脑提供替代能量源有助于阿尔茨海默症的治疗**

脑细胞的基本能量源是一种被称为"葡萄糖"的糖。科学家已发现，在阿尔茨海默症患者出现明显症状的10—20年前，他们大脑的特定区域对葡萄糖的消耗就开始急剧减少。随着基本能量源的缺失，神经元（脑神经细胞）遭受到了不可挽回的损伤。是什么导致了脑细胞葡萄糖代谢的减少，学术界至今仍无定论。

阿克拉制药公司的科学家们开发出了一种他们称之为"AC－1202"的化合物。这种化合物可以向得不到葡萄糖的神经元提供一种替代能量源——酮体。阿克拉制药公司的设想是通过增加体内的酮体量以改善阿尔茨海默症患者的记忆问题和其他功能丧失问题。

在预防阿尔茨海默症协会的会议上，阿克拉制药公司负责临床药物开发的副总裁劳伦·科斯坦蒂尼（Lauren Costantini）博士，报告了在 152 位患有轻度和中度阿尔茨海默症患者身上进行的双盲安慰剂对照临床二期试验（double-blind, placebo-controlled Phase IIb）的结果。试验者每天早上服用 20 克 AC－1202，且大多数人仍继续服用着他们一直服用的治疗阿尔茨海默症的药物，如乙酰胆碱酯酶抑制剂（acetyl-cholinesterase inhibitors）。这项研究的目的是了解 AC－1202 在现有治疗方法基础上的有效性。

治疗持续 3 个月后，有一个为期两周的药物清除期，接着又继续治疗 6 个月。然后，所有参试者均有机会再接受一段时间的 AC－1202 非盲延长治疗期。试验结果显示，AC－1202 的主要功效体现在患者接受"阿尔茨海默症认知评估量表"（ADAS－Cog：Alzheimer's Disease Assessment Scale－Cognition，一种检测阿尔茨海默症主要症状变化情况的认知能力测试方法，总分为 75 分）测试的结果上得到了极大改善。

研究人员发现，经过 45 天的治疗后，同服用安慰剂的参试者相比，服用 AC－1202 的参试者的病情得到了显著改善，疗效最好的是那些不携带载脂蛋白 E4 基因变体（ApoE4-：the E4 variant of the apolipoprotein gene）的参试者。事实上，有半数阿尔茨海默症患者不携带这种基因变体。在不携带载脂蛋白 E4 基因变体的参试者身上，其疗效在整个试验周期的初期（90 天）均非常稳定。相比之下，携带载脂蛋白 E4 基因变体（ApoE4＋：the E4 variant of the ApoE gene）的患者，在服用 AC－1202 和服用安慰剂的患者间，并无任何差别。

总计有 49 名参试者参加了为期 6 个月的非盲延长治疗，其中 34 人完成了试验全过程。根据研究人员的报告，参试者在接受 AC－1202 治疗 9 个月后的结果显示，他们的病情几乎没有继续发展（"阿尔茨海默症认知评估量表"的测试结果）。在 2007 年 6 月 11 日的阿尔茨海默症协会预防失智症国际大会（Alzheimer's Association International Conference on Prevention of Dementia）上，有一篇题为《一种可能的阿尔茨海默症血液测试和两种创新疗法试验》的报告发表。以上信息则源自于此份报告。

在现有的治疗阿尔茨海默症的药物中，我还未曾听说过哪种具有"改善记忆"的功效。因此，我对这种新疗法颇感兴趣。到目前为止，经美国食品和药品管理局批准的治疗阿尔茨海默症的最好的药物，也仅是宣称可以延缓病情的恶化。这个新闻发布会未具体说明这到底是一种什么药，也没有说明它的治病原理。所以，我在因特网上对 AC－1202 展开了进一步的搜索。

海阿尔茨默　专利申请书第 20080009467 号

出现在电脑屏幕上的第一条搜索结果是"2008 年的一份专利申请书"（美国专利第 20080009467 号），网址是"www. freepatentsonline. com"。这是阿克拉制药公司研究部执行主任塞缪尔·亨德森（Samuel Henderson）博士于 2000 年 5 月首次提交的专利申请书的延续。我将这份长达 75 页的文件打印出来并仔细阅读。申请书的前几页全是法律术语，然后是一篇结合该发明对阿尔茨海默症的概述，文章非常棒。文章不仅介绍了什么是 β 淀粉样蛋白斑块和神经纤维缠结，也解释了葡萄糖无法进入神经元的原因。文章说，研究人员已发现：阿尔茨海默症患者大脑特定区域的神经元无法利用葡萄糖，而同样的问题也发生在其他神经退行性疾病患者的身上，比如：帕金森病（Parkinson's disease）、亨丁顿舞蹈病（Huntington's disease）和葛雷克氏病（Lou Gehrig's disease，又译"卢伽雷氏症"，即肌萎缩侧索硬化症），只是它们各自发生在大脑的不同区域。

这让我想起了我之前曾经搜索过的那个问题：威廉·克莱因博士和其他一些人曾发现阿尔茨海默症患者大脑中葡萄糖的输送问题。研究人员发现，患者体内无法找到胰岛素受体，而正常人通常都能在细胞膜的表面发现这种受体。葡萄糖必须在荷尔蒙胰岛素的帮助下才能进入细胞。胰岛素附着在胰岛素受体上，会引发一连串的代谢活动，从而促使葡萄糖进入细胞，最终在细胞中被转化为能量分子三磷酸腺苷（ATP: adenosine trihosphate）。三磷酸腺苷是维持细胞功能及生命不可或缺的物质。一些科学家甚至将阿尔茨海默症称为 3 型糖尿病。这个问题我将在第 13 章里详细探讨。

接下来，这份专利申请书陈述了一种"干预"疗法，它基于这样一个已知的事实：神经元可以吸收除葡萄糖之外的另一种被称为酮类或者酮体的燃料。同葡萄糖不同的是，酮类是通过一种不同的机理输送到细胞中去的。因此，只要血液中存在酮体，就能绕开葡萄糖/胰岛素输送，为神经元和其他脑细胞提供燃料。这就为保持细胞的活力提供了潜在的可能性。

人体的备用燃料

酮体是人类进化不可或缺的物质之一，没有它们，我们就不能作为一个物种生存下来。无论是我们遥远过去的祖先还是生活在当今世界的人们，都有过食物充足和食不果腹的经历。食物充足时，我们的身体会将（从摄取的碳水化合物中产生的）葡萄糖和脂肪储存起来，作为将来使用的燃料；食物匮乏时，身体会自动将它们提取出来以供使用。24—36 小时持续提取之后，我们体内的葡萄糖储备就会耗尽，身体会转向燃烧脂肪和释放酮体（含有碳的小碎片）以补充大脑和其他器官的主要燃料，直到食物再次变得充足为止。我们将这一自我保护过程称为"酮症"。

今天的美国，大多数人不会在食物充足和食不果腹间来回挣扎。因此，在我们血液中循环的酮体并不多，因为葡萄糖燃料的供应始终充足。

除了上述情况，身体也会在其他几种情况下将主要燃料供给从葡萄糖转换为酮体。比如：食用诱发酮症的食物——高脂肪、低蛋白质和低碳水化合物的食物，这种方法有助于治疗严重的儿童癫痫症。"阿特金斯饮食法"和"南海滩饮食法"能有效促进碳水化合物的减少。与生酮饮食相比，它们的限制更宽松，可诱发轻微的酮症。糖尿病酮症酸中毒是 1 型糖尿病的严重并发症，其酮体水平会超过人体饥饿时或采用生酮饮食时酮体水平的 5—10 倍，非常危险。

亚瑟·阿加茨顿（Arthur Agatston）博士为他的心脏病患者首创的饮食法，强调摄取"好碳水化合物"和"好脂肪"，以避免引起高血糖指数的"坏碳水化合物"带来的胰岛素抵抗综合征和由饱和脂肪及反式脂肪等"坏脂肪"引起的心血管疾病。

除此之外，还有另一种办法能使脑细胞得到酮体。当一个人食用带有中链脂肪酸的食物时，部分中链脂肪酸会在肝脏中经代谢成为酮体，然后进入血液提供给脑细胞作燃料。一项研究结果显示，酮症发生时流经大脑的血液会增加 39%（哈塞尔巴赫，Hasselbalch，1996 年）。酮体能够轻易跨越血脑屏障并被脑细胞用作燃料。与同等数量的葡萄糖相比较，酮体燃料更为强力，它在细胞中制造出的三磷酸腺苷比葡萄糖几乎多出一倍。

中链甘油三脂油

AC－1202（现已知其商标名称为"艾克桑那"，Axona）的发明者是塞缪尔·亨德森博士。他申请这项专利的目的，是为了将中链甘油三脂油（MCT：medium-chain triglyceride，亦称"中链三酸甘油脂"或"中链甘油三酸酯"）作为治疗阿尔茨海默症的药物上市销售（中链甘油三脂油含有100%的中链脂肪酸）。根据该公司的研究成果，通过摄取中链甘油三脂产生的轻度酮症，在相当数量的阿尔茨海默症患者身上改善了他们的认知能力。

亨德森教授和他的团队在对阿尔茨海默症和轻度认知障碍患者身上开展的研究中发现，在每天服用 20 克（约 4 调羹）AC－1202（从专利申请书上我们得知它是中链甘油三脂油）的参试者中，几乎一半的人在 45 天内都取得了显著疗效，即"阿尔茨海默症认知评估量表"的测试分数显著提高。相比之下，服用安慰剂的患者则同其他阿尔茨海默症患者一样，测试分数继续大幅下降。携带载脂蛋白 E4 基因变体的人罹患阿尔茨海默症的风险更大，不携带这种有害基因变体的人比携带这种基因变体的人改善更显著。研究人员还发现，患者体内的 β－羟基丁酸水平（beta-hydroxybutyrate，神经元吸收的主要酮体）越高，其症状改善程度也越高。除此之外，正在服用安理申、盐酸美金刚、艾斯能或加兰他敏（Razadyne，原名 Reminyl）等阿尔茨海默症相关药物的患者，服用中链甘油三脂油后的疗效更佳，其中尤以服用加兰他敏药物的患者的改善效果最为突出。这批参试者中的另一小组后来又继续接受了 6 个月的延长治疗期，服用中链甘油三脂油的参试者在整个延长期内病情均未持续发展。

我后来才得知，在过去的几十年，在普通商店的柜台上就能买到中链甘油三脂油，这种药主要被健美运动员用以增强"瘦体组织"。一些运动员和健身爱好者通过服用中链甘油三脂油增加身体的能量水平，增强在高强度运动中的持久力。一些其他研究也表明，中链甘油三脂油具有增加饱腹感的作用，用它替代其他食用油可达到减肥的效果。

上述专利申请书中明确表示，中链甘油三脂油并非阿克拉制药公司所发明，甚至不是他们为自己的产品而专门生产的。事实上，他们是在斯特潘化工公司（Stepan Company）生产的一种名为"尼欧比"（Neobee）的产品中获取的。尼欧比的基本成分是被称为"三辛酸甘油酯"的一种中链甘油三脂，或称"C：8"。阿克拉制药公司将这种油同生奶油混合后进行研究，有关详情我将在第18章中讲述。

在我发现这一情况后不久，我曾在一处AC－1202试验现场听到一位研究员讲述了这样一个故事：AC－1202试验结束后，所有参与试验的参试者就再未能得到过这种药物。作为一个年轻的阿尔茨海默症患者的妻子，我完全能想象患者以及患者亲属们的感受——他们刚看到了希望，甚至是显著的改善，却又眼睁睁地看着这样的疗效化为乌有。

这份专利申请书还声称，有些患者在刚服用了第一剂中链甘油三脂油后病情就开始好转。事实上，亨德森博士坦言，其他中链甘油三脂油合剂也能获得同样的疗效。接着，申请书用了很大的篇幅列出了各种可能改善阿尔茨海默症患者病情的不同中链甘油三脂油配方，包括粉剂、条剂、水剂，无数各不相同的添加剂、增补剂，单一制剂和复合制剂，还有各种同现有标准治疗药物结合使用的方法。然而，这份专利申请书却反复申明，参与试验的药物成分只有中链甘油三脂油一种。

括弧里带来的启发

当我阅读这份专利申请书时，并不知道中链甘油三脂油在许多天然食品商店里随时都能买到，甚至还可以在网上轻易购买。但我清楚地记得，20世纪70年代末我刚接受医疗培训时以及20世纪80年代初期，中链甘油三脂油就曾作为早产婴儿的补充喂养剂。中链甘油三脂油极易吸收，即便是缺乏消化酶的婴儿也没有任何障碍，今天的许多新生儿重症监护室仍在使用。专门针对早产儿的配方是30年前出现的，时至今日，中链甘油三脂油就一直被用在所有的标准婴儿配方中。

接下来的事情让我深受启发。亨德森博士在专利申请书中提到了中链甘油三脂油是从椰子油或棕榈（核）油中提取而出的，他仅提到了一次并且还是在括弧里。我记得曾在天然食品商店里看到过椰子油，当时，我只知道椰子油是"堵塞动脉的油"，很纳闷它怎会出现在商店的柜台上。我也从未仔细思考过，这种油为何能与"健康"食品相关联。

看完整个专利申请书后，我立即在网上疯狂查找任何有关中链脂肪酸、椰子油、中链甘油三脂油和酮体的资料。我不得不重温我在医学院一年级时学过的生物化学知识，掌握并区分中链脂肪酸、短链脂肪酸、长链脂肪酸间的区别，并找出椰子油的脂肪酸构成。我了解到，椰子油的成分中有接近60%的部分都是中链脂肪酸。我计算了一下，35克椰子油［7调羹（1调羹约为5毫升）或者2汤匙（1汤匙约为15毫升）多一点］等于20克中链甘油三脂油。如果我让史蒂夫服用椰子油，也许能获得同AC－1202等效的疗效。史蒂夫是载脂蛋白E4基因变体的携带者，根据AC－1202研究的结果，他很难获得较好疗效，我必须做好思想准备。

这时已是2008年5月20日的凌晨1点了，史蒂夫到圣彼得堡接受参试者筛选的时间是上午9点。我必须休息了，反正在史蒂夫接受第一次筛选之前，也来不及给他服用椰子油了。

两次筛选

第二天早上，我们像往常一样起床、吃早饭，然后出发。在前往圣彼得堡综合神经科学中心的路上，我想起了上次参加筛选时那位研究助理给我们的建议：事先让史蒂夫对"心理状态小测试"的内容有所准备。我把所有关于时间和地点的各种问题都给史蒂夫复习了一遍，例如我们现在到哪里去？哪个县？哪个市？现在是哪年？什么季节？几月？星期几？我想，我们刚搬到现住的城市，之前一直在皮内拉斯县住了16年，他对皮内拉斯这个名词一定非常熟悉。虽然我们也谈到了其他一些事情，但总体上都在反复复习着那些相同的问题。

第一次筛选

史蒂夫参加了筛选的全过程，其他所有条件都达到了，只有"心理状态小测试"再次不合格，仅得到了14分，无法参加这个研究项目。我们带着失望的心情来到了主持筛选工作的医生努涅兹博士跟前。她的母亲也患有阿尔茨海默症，她耐心地回答了我们提出的各种问题。最后，她让史蒂夫画一个钟的图案，说这是专门针对阿尔茨海默症患者的测试。当史蒂夫画完回来后，努涅兹博士将史蒂夫的画拿给我看（图4.1）。

他画的钟完全没有钟的模样。画面上只有几个随意的小圆圈和几个数

45

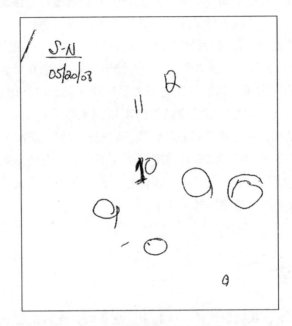

图 4.1　钟 1：开始服用椰子油的前一天。

字，彼此间没有任何关联，根本看不出钟的形状。努涅兹博士把我带到一旁，告诉我史蒂夫的失智程度已超过了中度，属于重度范围了。她的话让我吃惊且感到震撼，我情不自禁地想到了我的未来，这是所有人都不愿接受的一个答案。

第二次筛选

第二天是参加约翰尼·伯德·阿尔茨海默症研究院疫苗研究项目的筛选，史蒂夫接受测试的时间定在了下午 1 点。为确保史蒂夫能吸收到不少于 20 克的中链甘油三脂油，我在他早餐的燕麦粥里加入了超过 2 汤勺的椰子油——愿上帝保佑他，能给他带来好运气。同时，我也在自己的燕麦粥里加了 2 汤勺椰子油——如果我不吃，又如何说服史蒂夫呢？

快到中午 12 点时，我们出发了，驱车到坦帕正好需要 1 小时的车程。与之前一样，史蒂夫一心想要提高他"心理状态小测试"的成绩并积极地配合我复习测试也许会提及的问题，力争达标。他总是把 4 月当成 5 月、星期三说成星期四，甚至记不住"春天"这个词，更说不出我们现在要去哪儿。等我们到达那里的时候，我已彻底绝望了，我认为他绝不会取得比上次更好的成绩。

刚到达那里，史蒂夫就被带到另一个房间接受测试。医生告诉我们，如果史蒂夫的分数能够达标，就能继续进行下一个测试，否则就无需继续了。每当我祈祷的时候，我总会为我已拥有的东西感谢上帝，不要求上帝赐予我任何。我一直认为，绝大多数发生在我们身上的事情都能自我控制，如果我们想要得到某个东西，只要调动我们所有的资源就能获取它。当我面对一个陷入生命危险的婴儿时，我会祈祷上帝帮助我采取正确的措施，使患儿转危为安。那天，当史蒂夫在另一个房间里接受测试的时候，我祈祷上帝帮助史蒂夫完成目标。我还没有做好失去他的准备。

史蒂夫回来后告诉我，他做得不好。我们只好坐下来等待结果，心中满是绝望。不一会儿，助理劳拉走了进来，开始给史蒂夫量血压，还说要给他抽血化验。我问她，这是否意味着史蒂夫已达到研究项目的要求了，她回答："他们没有告诉你吗？他得了 18 分！所以，我们要继续进行后面的其他测试。"这个分数比我们上次在这里的测试结果高出了 6 分，比昨天的结果也高出了 4 分。劳拉特地和我们一起重温了刚才的"心理状态小测试"。史蒂夫居然记得春天，也记得 5 月和星期三。他说出了我们现在所在的城市叫坦帕，位于希尔斯波罗县。我们所在的这个地方是约翰尼·伯德·阿尔茨海默症研究院。所以，我们怀着非常愉快的心情接受了劳拉和其他人为史蒂夫进行的其他筛选测试。

这是早上的椰子油带来的功效，还是一路上反复复习的结果？是祈祷灵验了，还是仅仅撞上了好运气？记得我在那份专利申请书中曾读到过这么一句话：有些患者在服用第一剂椰子油后，病情会立即得到改善。也许，史蒂夫运气好，恰好属于对椰子油显效迅速的少数个体之一。根据阿克拉制药公司的研究结果，携带载脂蛋白 E4 基因变体的人多数对此疗法效果甚微。

5　爬出深渊

我觉得，自己仿佛生活在一个平行的宇宙。

当史蒂夫在约翰尼·伯德·阿尔茨海默症研究院的"心理状态小测试"获得高分时，我不知道是椰子油还是祈祷起了功效。也许，那只是因为运气。但我还是决定，之后的每天早餐都让史蒂夫服用椰子油。在我们服用椰子油之前，史蒂夫每天早上走进厨房的时候都会表现出一副茫然的表情，少言寡语、步履迟缓。他缓慢地走到餐桌前吃早餐，吃饭的动作也非常缓慢。我继续在他早餐的燕麦片粥里加入 2 汤勺的椰子油。3 天后，史蒂夫开始有了显著的变化——他走进厨房时脸上的表情敏锐，不时微笑，话也多了起来。现在，他找餐具、倒水似乎没有困难了，他还能一边吃早餐一边喋喋不休地和我谈论各种问题。到了第五天，我们突然明白，我们的生活已发生了改变。

之前，我早已习惯了史蒂夫不断波动的病情。有时，他连续几天状况稳定；有时，又会连续多天出现波动。但这次与以往完全不同。他告诉我，眼前仿佛点亮了一盏灯，迷雾消散了。他的生活变得更好了。最早出现的明显改观是他的个性变得开朗，与人持续交谈的能力提高了。现在，他脸上的表情更为活泼，还能开口说笑话，更加健谈且显得精力充沛。当然，刚开始的时候，他想吃东西或想说话时嘴唇还稍有颤抖，走路的样子也稍不自然。但与之前相比，已有了极大的改变。

史蒂夫说："我面前仿佛点亮了一盏灯，眼前的一切似乎都看得一清二楚。我感到自己再不是那个'病入膏肓的老家伙'，而是一个正常人。这让我心里感到敞亮。"

记录变化

我将史蒂夫的变化告诉了我的妹妹安吉拉和我的父母，安吉拉建议我开始记日记。于是，我找到了日记本，将我和史蒂夫的事情做了记录。以下是部分日记的片段：

5月21日第1天：我在早餐的燕麦片粥和乳清蛋白粉里加入了2汤勺椰子油，在前往约翰尼·伯德·阿尔茨海默症研究院接受"心理状态小测试"的路上，又帮助史蒂夫复习了测试的相关问题。在车上时，他仍然记不住当时是春天，也记不住现在是5月，但我们还是不断地重复了至少10遍。然而，这一切在他吃了早餐大约4个小时之后的"心理状态小测试"中都一一记了起来。他得到了18分，达到了研究项目的要求。

5月22日第2天：我们继续在早餐中加入椰子油（2汤勺），并在之后的午餐和晚餐中用椰子油做菜。

5月26日第6天：我在晚餐的甜土豆里加了1汤勺椰子油——史蒂夫很喜欢。我还用椰子油做了鸡肉。到现在为止，史蒂夫每天早晨都显得精神敏锐。一天，他告诉我他做了一个梦，梦到"我们没钱了"。（他已很长时间记不住自己的梦了）第二天，他又说梦到了小学二年级的事情，梦中见到了他曾喜欢的那个小姑娘和一年级的老师——刚起床他就告诉了我。5月26日，他走到院子里清洗了游泳池的四周，回到屋里用吸尘器清洁了客房和起居室。再往后，他的注意力就分散了，又走到院子里打理绿植。他发现地上有一些植物的球茎，他困惑不解为什么会有"小动物"将那些球茎挖了出来。其实，早些时候，我亲眼看到是他自己将那些球茎挖了出来。对此，我反复提醒他，可他怎么也想不起自己曾做过这些事情。

5月28日第8天：史蒂夫早上起来显得精神饱满且神情敏锐。他吃了加入2汤勺椰子油的谷物热粥，半根香蕉和1.5勺巧克力乳清粉。两天前，我开始在他早晚服药时为他增加左卡尼汀（L-carnitine，又译"左旋肉

49

碱"），他现在已能答出当下的季节和时间——春天且快到 6 月了。一周前的今天，无论我怎么提醒，他也记不住当下的季节和月份。

5 月 29 日第 9 天：史蒂夫今天依然很敏锐。早餐后，他到院子里清理了游泳池水泵的滤网。这次完全是他独自打开了所有盖子，我并不在场（以前每打开一个盖子都需要我反复告诉他怎么做）。他回到屋里还问我，水泵是不是设定为自动打开了。从总体上看，除了语言表达时会有一些词语难以想起，思维基本趋于正常。他把几层滤网都正确地安装完备，只有最里面的一个盖子稍有含糊，让我去检查了一下。我给斯特潘化工公司打电话询问尼欧比 895 脂肪酸产品，阿克拉制药公司的 AC－1202 研究项目使用的就是这家公司的产品。他们答应给我送 1 夸脱（946 毫升）样品过来，同时将技术报告以电子邮件的方式发给我。

5 月 30 日第 10 天：史蒂夫今天表现得既敏锐又活泼。他用那台小割草机修剪了前院的草坪。

5 月 31 日第 11 天：史蒂夫显得像个"正常人"——心情愉快而敏锐。他独自取报纸且能很快回来，还读了几页杂志。他将洗碟机的干净盘子全部拿了出来，又将脏盘子放了进去，我只是给予了他非常轻微的帮助。直到晚上，他依然显得敏锐。我们聊得非常开心，只是部分词语他还是很难表达。

6 月 1 日第 12 天：今天一大早 7 点 45 分，史蒂夫就起床了，神情敏锐。我们谈论了许多正在发生的事情，诸如政治（电视机一直开着）、椰子油和他今天想干的事情。我问他现在是几月份，他猜道："6 月？"他很有幽默感，步态正常，身体状况看上去非常好。

6 月 2 日第 13 天：凌晨 5 点，我写了一封与 AC－1202、阿克拉制药公司、中链甘油三脂油和椰子油相关的信，总计 3 页。然后，我通过传真、邮寄和电子邮件的方式分别发送给了最高法院的退休法官桑德拉·戴·奥康纳、阿尔茨海默症研究小组（ASG：Alzheimer Study Group）、阿尔茨海默症协会、希拉里·罗德汉姆·克林顿参议员和比尔·纳尔逊参议员，以及心脏外科医生穆罕默德·奥兹，还有美国有线电视新闻网新闻编辑部和美国全国广播公司的《今日秀》栏目。7点半左右，史蒂夫醒来，他看上去状态依然很好。晚上大约10点钟的睡觉时间，我接到了阿尔茨海默症研究小组回复的电子邮件。他们说将对我提到的那个研究项目进行调研，在上报研究小组后再给我进一步的答复。

　　6月3日第14天：史蒂夫早上7点左右就醒了，神清气爽，跃跃欲试！他画了一幅钟的图案（图5.1），比起两周前在综合神经科学中心画的那个钟有巨大进步。他今天还干了好几件事情——用吸尘器把所有的地毯和地板都清洁了一遍，还清洁了游泳池的过滤器。

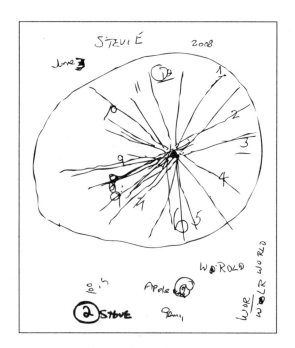

图5.1　钟2，开始服用椰子油两周之后。

　　6月13日第24天：简直神了！当我工作的时候，史蒂夫完成了洗衣服的全过程——洗涤、烘干、折叠、放进衣柜，没有我的任何介入！他已很长时间无法独自完成这一全过程了。他通常会在洗涤完后忘记将衣服放入烘干机烘干。今天，他完成得非常棒。

　　虽然史蒂夫取得了如此显著的进步，但开始阶段并非一切都尽如人意。

6月20日第31天：今天早上，史蒂夫不想把加有椰子油的燕麦片粥吃完，他想吃的是巧克力饼干。昨天晚上，他不愿吃椰子冰激凌或其他混合食物，我逼着他直接服用更难吃的中链甘油三脂油。后来连哄带骗，他总算把燕麦片粥吃完了。

6月26日第37天：史蒂夫又画了一个钟（图5.2）。这次画得更好了，所有的数字都画在了正确的地方，前两次画面上的那些轮辐状的线条也大大减少了。他在其他方面也取得了很多进步：颤抖的问题越来越少见，步态也越来越趋于正常。

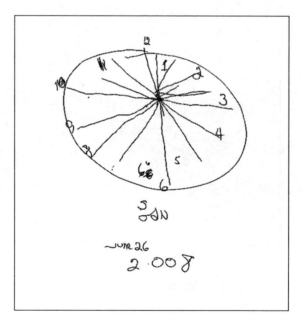

图5.2　钟3，开始服用椰子油后的第37天。

一个偶然的发现

在这段时间，我将除工作外的所有时间都用于研究酮体、中链脂肪酸、椰子油和中链甘油三脂油。

在研究酮体的过程中，我在维基百科的一个词条里看到了理查德·L.费契博士的名字，称他为位于马里兰州贝塞斯达的美国国家卫生研究院的代谢专家和世界知名酮体研究者。我找到了他的联系方式和几篇论文，包括一篇发表在《前列腺素，白细胞三烯和必需脂肪酸》（*Prostaglandins, Leukotrienes and Essential Fatty Acids*，2004 年版）一书中的《酮体治疗的影响》一文。在这篇论文中，他详细论述了酮体科学和神经元（神经脑细胞）如何使用酮体作为替代葡萄糖的燃料，尤其是在神经元无法利用葡萄糖的阿尔茨海默症和帕金森病患者身上。他在文章中还提到了用酮体治疗糖尿病和多种其他疾病的问题。

我有很多问题想请教这位医生，不仅是使用酮体治疗我丈夫的问题，还包括利用酮体治疗新生儿疾病的问题。于是，我鼓起勇气给费契博士拨通了电话，并对事先准备好的如下问题做了请教：

1. 为什么使用中链甘油三脂油而不使用椰子油？

2. 为什么不采用每餐服用少许的办法，而是早晨一次性服用？分散服用可让酮体在血液中保持 24 小时的稳定浓度，那样不是更好吗？

3. 为什么服用中链甘油三脂油的剂量是 20 克？

4. 使用药店里出售的血酮试纸检测尿液中的酮体含量是否有用？

5. 是否有人研究过将中链甘油三脂油中的酮体用于新生儿的问题，比如治疗早产、低血糖症或者新生婴儿窒息？

我在与费契博士的首次电话交谈中，除了提出我事先拟定的那些问题外，并未提及我正在让史蒂夫做的事情和椰子油疗法。他告诉了我阿克拉制药公司和斯特潘化工公司的情况（我事先已知悉）。他认为，不论每天是集中还是分散服用中链甘油三脂油，其在血液中产生酮体的水平均不足以产生任何疗效。他说，他不清楚中链甘油三脂油起作用的真正原因。他进一步解释，酮体在血液中的浓度只能达到将酮体送入脑细胞所需浓度的十分之一，因此，服用中链甘油三脂油应该是无效的。但事实上，我很清楚它在史蒂夫身上的疗效。

我很清楚，如果我告诉费契博士发生在史蒂夫身上的一切，他是绝不会相信的。对于能否通过服用椰子油获取酮体的问题，费契博士的回答是："有何不可？"他还谈到了脑源性神经营养因子，一种能挽救受损神经元的物质。至于用药店里出售的血酮试纸检测尿液中的酮体含量问题，他认为那是"毫无用处的"。很显然，它们只能检测名为"乙酰乙酸"（acetoacetate）的酮体，而不能检测β–羟基丁酸（神经元作为细胞燃料使用的主要酮体），此两者在血液中的浓度通常相同。费契博士说，最好还是采用抽血检测的办法。对于为什么服用中链甘油三脂油的剂量是 20 克的问题，他解释这是大多数人能接受的剂量，超过了这个量或许会带来腹泻。费契博士还说，他相信用酮体治疗早产儿和低血糖症或新生儿窒息症患儿是有益的，人们应该对此进行研究。

实验室生产的酮体

在与费契博士的交谈中，我得知他正在合成β–羟基丁酸酮体的一种酯（一份乙醇和一份酸结合成的化合物）。在这种特殊的酮酯化合物中，乙醇是"1，3–丁二醇"，酸是β–羟基丁酸酮体。这种酯组合能防止血液吸收它之后出现酸性过强的问题。酮酯可以生产成结晶体，也可以生产成可以随时用水稀释的浓缩液，既能口服也能静脉注射。一旦进入血液循环，酮体就能容易地被大脑和其他器官作为燃料吸收。酮酯的剂量也很容易得到调整，使其相当于饥饿状态下身体自然产生的剂量或者治疗癫痫症的经典酮体饮食疗法的剂量。

费契博士详细介绍了他合成的这种酮酯，以及他从美国国防高级研究计划局（DARPA：Defense Advanced Research Projects Agency）获得首笔酮体开发资金资助的情况。这个开发机构隶属于美国国防部，他们之所以资助这个项目是想了解这种"超级燃料"能否在战斗中改善士兵的认知能力和体能。费契博士同时还得到了帕金森病基金会的部分资助，但他还是感到沮丧，因为他还需另筹 1 500 万美元以建立一个更大的能够成吨量产酮酯的生产基地，开展用酮酯对阿尔茨海默症和帕金森病进行治疗的临床试验。费契博士认为，美国国家卫生研究院在分配研究资金时忽视了他的工作的重要性，或许是因为他不懂政治且对酮体治病的巨大潜力一无所知。之后，当他听说其他几个阿尔茨海默症的研究项目竟得到了 7 500 万美元的资助后，他越发感到沮丧。身为医生和生物科学家的他坚信，其他的那些研究项目根本不能给阿尔茨海默症患者带来实在的好处。他同时将他的两篇关于酮体疗法的论文发给了我。

我的酮体人脉的扩展

在史蒂夫服用第一剂椰子油 14 天之后，他画出了图 5.1 中那只已有明显进步的钟。在惊讶和兴奋之余，我认为将这件事告诉费契博士的时机已经成熟。于是，我将我使用椰子油的情况和史蒂夫画钟的变化一并告诉了他。他希望我将那些"钟"图传真给他。很快，他就给我打来了电话，称史蒂夫的变化惊人。但他还是依然坚持，椰子油可获取的酮体水平很低，不足以带来如此巨大的变化。

接下来，史蒂夫在开始服用椰子油后第 37 天又画了一只钟（图 5.2），这一次的画面更加清晰了，我将这幅画也传真给了费契博士。

在此期间，我仍继续广泛阅读我能找到的所有关于酮体、中链脂肪酸、椰子油和中链甘油三脂油的资料。费契博士也继续通过邮件给我发来这个领域的重要论文，同时还介绍我认识了他的几位同样研究酮体的同事：乔治·卡希尔医学博士、西奥多·B. 瓦尼塔利医学博士和萨米·哈希姆医学博士（我将在本书第二部分对他们进行详细介绍）。我阅读了他们的论文，也多次找机会向他们请教我心中的问题。哈希姆博士告诉我，他和费契博士就"酮体水平多高才能改善阿尔茨海默症患者的认知表现"这一问题上持有不同意见。他认为，不用那么高的酮体水平就能起作用。

6 把信息传播出去

看到椰子油在史蒂夫身上产生的明显疗效，我意识到我有责任把这个信息传播出去，让更多的人知道。首先，要引起与酮体研究有关的重要人物和团体们注意，使他们在对某些神经退行性疾病进行治疗研究时重视如何为神经元提供替代燃料的问题，并充分认识到为费契博士的酮酯生产项目提供资助非常必要。其次，要让他们知晓有关中链脂肪酸研究的意义——我们的肝脏能把中链脂肪酸转化为酮体并以此作为脑细胞所需的替代燃料。尽管通过这种办法获得的酮体并没有量上的优势，但在酮酯生产尚不能满足市场的需求之前，这是唯一可行的办法。

我相信，只要我能把这个信息传达给某个正确的人，他对酮体作为替代燃料的科学具有一定基础，这个信息就能广泛传播给普通大众。

但是，这个正确的人是谁呢？

阿尔茨海默 尝试通过媒体提高社会知晓度

妹妹安吉拉建议我给美国最高法院退休法官桑德拉·戴·奥康纳写信，她的丈夫也患有阿尔茨海默症。这件事人所皆知，因为 2008 年 3 月她曾在美国参议院老龄问题特别委员会关于阿尔茨海默症的年度听证会上作证。我还得知，她是阿尔茨海默症研究小组的成员之一，这个政府的特别工作小组成立于 2007 年，主要工作是研究治疗阿尔茨海默症新药的开发和为阿尔茨海默症患者家庭提供更多资源和关怀。我写了一封给她的长信，然后邮寄阿尔茨海默症研究小组转交给这位大法官。

致最高法院大法官桑德拉·戴·奥康纳的信

尊敬的桑德拉·戴·奥康纳和阿尔茨海默症研究小组的其他成员：

我想提请你们关注阿尔茨海默症领域中的一个极具希望的研究项目。因为这个"希望"现在就能通过简单的饮食改变而成为现实，因此，我们必须立即把这个信息公之于众。

我是一名新生儿学（病重及早产婴儿急救护理）领域的全职医生。我丈夫年仅58岁，已患上了中等严重程度的阿尔茨海默症，有关症状在大约5年前就已十分明显。在过去的一年里，他的病情发展迅速，但目前还能在家里生活。他一直服用常见的那几种药以延缓病情的恶化，我们也一直希望通过延缓病情的发展，能够等到某种新的特效药的出现。

前不久，我们听说了在这一研究领域中有两个项目正招收新药临床药物试验的参试者，我为他预约了这两个项目的筛选。

我在深入了解这两种新药的过程中，偶然看到了另一个被称作"AC－1202"的治疗剂研究项目。该项目是由一家名为阿克拉的制药公司研发的。在这项研究中，他们发现每天服用AC－1202的阿尔茨海默症患者在短短45天的治疗期中整体状况得到改善，而那些同时服用一种或几种现有阿尔茨海默症药物——如安理申或盐酸美金刚——的患者，病情的改善更为显著。这些改善在不携带载脂蛋白E4基因变体患者身上取得的疗效最为突出，这类患者在受试者总人数中超过了50%。在他们最初的小规模试验中，有些患者在仅服用了第一剂AC－1202后，病情就出现了好转。

为进一步研究AC－1202的成分，我在因特网上对它进行了搜索，结果很轻易地在免费专利在线网站（www.freepatentsonline.com）上查到了这项专利的申请书：美国专利第20080009467号，类别码：A1。这份专利申请用大量篇幅详细介绍了阿尔茨海默症以及这项"发明专利"背后的科学原理。该申请首次提出的时间是2000年。他们在研究过程中及后来的相关新闻发布会上把这种药物称为"AC－1202"。其中的治疗剂实际上就是中链甘油三脂油。据称它们是从椰子或棕榈核油中提取而出的，奶油脂肪中也可提取出少量的中链甘油三脂。

你所在的研究小组的医生和科学家们只要花时间读一读这份专利

申请书，就能了解其中的生物科学原理以及这种物质之所以能改善阿尔茨海默症患者病情的原因。这份专利申请对使用中链甘油三脂油的研究结果进行了详尽的解释，又用大量篇幅列举了数量巨大的中链甘油三脂油与其他物质配合使用的配方（比如同维生素和酵素配合使用），以增强中链甘油三脂油的疗效。他们承认，中链甘油三脂油在成分上的细微差异对治疗效果影响不大。他们使用的产品来自斯特潘化工公司，该公司也是其他食品生产商和材料生产商的大型供应商。我同他们的一位销售代表交谈过，他们销售给批发商的产品规格是每桶 55 加仑（208 升），最少批销量为 16 桶。

这份长且详细的 AC－1202 专利申请书同时收入了他们在其他相关研究中的参考依据。

把这项研究的科学道理做个简单归纳——研究人员已经发现，阿尔茨海默症患者大脑特定区域的神经元因不能正常吸收和利用葡萄糖而逐步死亡（葡萄糖是神经元的主要能量来源）。因此，现在有些科学家又把阿尔茨海默症称作 3 型糖尿病。

除葡萄糖之外，人们已知神经元能够利用的其他基质就只有酮体。在正常情况下，人体只有在饥饿状态下或者采用生酮饮食法（极低碳水化合物）——如阿特金斯饮食法——的情况下才会制造酮体。中链甘油三脂（如中链甘油三脂油中的同一物质）与美国人通常食用的脂肪不同，它能通过口服被人体轻易吸收并在肝脏中直接代谢为酮体。其他脂肪在我们体内的消化吸收过程则截然不同。根据该专利申请书中引用的 1996 年的一项研究成果，"中链甘油三脂进入人体后，流向大脑的血液会增加 39%"。人们知道，酮体能直接进入大脑的血液循环，所以能轻易被神经元吸收并用作替代葡萄糖的能量，从而维持神经元的生命和完整性。

阿克拉制药公司在专利申请书中陈诉说，他们针对的阿尔茨海默症的那些问题很可能在患者出现明显症状之前数十年就开始发生了。因此，中链甘油三脂油的作用就更加巨大，因为它不仅能对已患上阿尔茨海默症的人有益，同时也能预防危险人群患病。大多数美国人的家庭成员中都有阿尔茨海默症患者，因此，他们也都有罹患此病的风险。

中链甘油三脂油在大众市场上随处都可买到（我已在网上购买了

1瓶1公升装的产品）。这种产品因其提供的能量类型（酮体）而通常用于减肥和增强运动员的运动能力。除此之外，椰子油中含有约57%的中链甘油三脂油，在许多食品杂货店都能买到。现在市场上出售的椰奶及诸多椰子产品中也含有大量的椰子油。我们可以从网上轻松购买到16盎司（0.47升）到5加仑（19升）重量的椰子油。除了中链甘油三脂油外，椰子中含有的其他脂肪也对人体有益。

在AC-1202研究项目中，参试者每天服用中链甘油三脂油一次，剂量为20克，大约相当于4调羹的中链甘油三脂油或者7调羹的椰子油。这个量加入我们每天的食物中并不困难。

我有一位来自菲律宾的护士朋友。她告诉我，在她的国家（也包括印度等亚洲国家）椰子和椰子油均是主食，食用频繁。这也许是阿尔茨海默症在地球上的这一个地区发病率大大低于其他地区的一个原因。我查阅了其他一些有关椰子油的研究成果，得知椰子油甚至能降低"坏胆固醇"的水平。世界上凡是把椰子油作为人们获取脂肪主要来源的地区，其心血管疾病的死亡率也大大低于其他地区。

在阿克拉制药公司的官网有一个"能量代谢"专栏。在那里，你能看到他们声称已开发出了"专为神经细胞增加能量而设计的……新式疗法"。但他们却并未在网站的任何地方告诉你，其核心是任何人都能轻易购买的中链甘油三脂油。

我照顾自己的丈夫。大约两周前，我购买了椰子油。每天早餐，我会在丈夫的燕麦片粥里加入7调羹（相当于AC-1202研究项目中的同等剂量）。我还按照烹饪书和网上提供的几个食谱尝试了其他食用方法。仅仅几天的工夫，他的步态和谈话能力就有了明显改善，幽默感也回来了。在此之前，即便多次提醒，他仍然记不住眼下的月份和季节。现在，这一切都成了历史。

一天中，他能想起并继续完成自己要做而尚未做完的事情。上次核磁共振成像检查结果显示，他大脑的杏仁体和海马体因受阿尔茨海默症的侵害而出现了严重萎缩。从现实的角度讲，我从未指望他彻底康复，但能在如此短的时间内看到如此巨大的改善，确实让我们内心鼓舞。

史蒂夫虽然只能代表他个人，但他病情的改善却支持了阿克拉制药公司的研究方向。我们希望这种改善能够持续下去。

阿克拉制药公司的人知晓这一科学成果至少也有8年了，但他们却一直未能把这一重要信息提供给医疗界和社会大众，这令人感到失望。由于他们的这一疏忽，不少患者都未能得到及时救治。

仅3年前，我丈夫的核磁共振成像检查结果还是"正常"，他还能称职地做他的会计工作。

阿克拉制药公司在其专利申请书中声称，还有其他一些疾病同样是因大脑不同区域的神经元不能利用葡萄糖而形成的——比如：帕金森病、亨丁顿舞蹈症和癫痫。因此，这种疗法的适用范围绝不仅局限于阿尔茨海默症。

我恳求阿尔茨海默症研究小组的成员们对此试验项目展开紧急研究，让该项成果成为人人皆知的常识，从而使每个阿尔茨海默症患者都能因此受益。我希望你们哪怕安排一个人抽出少许时间将AC-1202专利申请书这一公共档案阅读一下，并指派有关专家对其进行核实。

我会同时将这封信的复制件送给部分重要政府官员和媒体，希望引起某个有权带来改变的人的重视，对此展开紧急研究，为我们所有患者和他们的家庭做一点有意义的事情。

期待你们对这一问题的回复，不胜感激。

此致敬礼！

玛丽·T. 纽波特博士

普林希尔地区医院

新生儿科重症监护室

新生儿科主任

佛罗里达州斯普林希尔，34609

抄送：阿尔茨海默症协会（全国办公室）主席

在等待奥康纳大法官回信的同时，我又拟定了一个其他知名人士和机构的名单，通过邮寄或电子邮件把这封信发给了他们。这些人和机构包括阿尔茨海默症协会（Alzheimer's Association，一个为阿尔茨海默症患者提供关怀、支持和研究的重要自愿健康组织）、迈克尔·J. 福克斯基金会（Michael J. Fox Foundation）、前参议员希拉里·罗德汉姆·克林顿（Hillary

Rodham Clinton)、参议员比尔·尼尔森（Bill Nelson）、罗恩·里根（Ron Reagan，前总统罗纳德·里根之子）、卫生局代理局长史蒂文·K. 加尔森（Seven K. Galson）、电视名流欧普拉·温弗里（Oprah Winfrey）、梅赫迈特·奥兹（Mehmet Oz），电视及印刷媒体有线电视新闻网、美国广播公司新闻网、哥伦比亚广播公司新闻网、福克斯新闻、美国国家广播公司演播室、今日秀、《纽约时报》、《华盛顿邮报》、《新闻与观察家报》和《今日美国》等。

这一切仅是我为了把这个信息传播出去所做努力的第一步，在那以后的几个月里还有一系列的行动紧随其后。其实，我心里非常清楚，人们会认为史蒂夫的情况只是个例，只有他的妻子相信椰子油有效，他们为什么要相信我的话呢？他们为什么不应该怀疑呢？我在提及阿克拉制药公司的研究项目时非常小心，只是为了说明史蒂夫的例子佐证了他们的研究成果。我只是希望表达：他们研究的这种东西在普通商店就能买到，人们不必无休止地等待着将来的某种处方药物的诞生。

我想，那些收到我信件的人中绝不会一个应答之人也没有。我希望得到更多的反馈，然而让我意外和懊恼的是，我未曾得到一个人的回复。我决不会就此放弃。如果媒体不能帮助我将这个信息传播出去，我就通过普通民众来实现。

阿尔茨海默 通过医生和研究人员提高知晓度

在史蒂夫第一次服用加有椰子油的燕麦片粥的一个月之后，我们一年来第一次回辛辛那提看望了我们的家人。我的父亲和他的妻子、我的妹妹以及史蒂夫的兄弟姐妹立即注意到了史蒂夫的改变。与上次见面时比起来，他的病情改善明显。他们都说，2007 年 5 月见到他的时候，他就像一个迷失的人，许多家庭成员的名字都遗忘了，毫无幽默感，说话总是前言不搭后语。这次大不同，他一见到他的那些侄子、妹夫们，就能叫出他们的名字并向他们问好，满脸笑容地同他们交谈，甚至还说了几个自创的笑话。其间，我妹妹讲到了这么一件事情：她给女儿们发短信的时候，落款总是写"666"，因为在手机电子键盘上英文"妈妈"（Mom）一词的三个字母正好同数字"6"都在同一个键上。史蒂夫立刻明白了她的话，大笑起来。征得史蒂夫的同意，我拿出他画的那几幅钟的画给家人们看。他们一致认为，他比前年有了显著的进步，并认为我的做法也许确实有道理。

看到家人们对史蒂夫病情改善的积极反应，我深受鼓舞且更加确信这一切并非我个人的想象。现在，必须将这一信息传播出去，让其他那些正与阿尔茨海默症斗争的人们也能因此受益。我在新闻节目中看到了一则消息，国际阿尔茨海默症大会（ICAD：International Conference on Alzheimer' Disease）将于7月底在芝加哥召开。我认为，这可能成为我结识有关医生和研究人员并提高他们对酮体潜在治疗作用和知晓度的绝好机会。

离开辛辛那提的前一天的晚上，我躺在床上久久思考着我还能做些什么才能把信息传播出去。我脑子里反复出现了这样一句话："如果阿尔茨海默症能治却无人知晓？"于是，我悄悄下床走到父亲的书房，以脑子里反复出现的这句话为题，草拟了一篇文章的初稿。我说的这个"治"，就是指我们从椰子油中得到的酮酯 β－羟基丁酸（ketone ester beta-hydroxybutyrate）。虽然这种替代品的价格相对低廉，但却不失为一种可以迅速提高人体酮体水平的可行方法。我自己也是一名医生，深知不能草率下结论声称某种病"能治"，人们也不会轻易相信。但从另一方面讲，我坚信酮酯将会成为一种有效的疗法，能逆转处于阿尔茨海默症初期患者的病情，甚至对那些已处于阿尔茨海默症后期的患者也能起到改善作用——使那些已受伤害但尚未死亡的神经元恢复活力。

在那之后的几个星期，我对这篇文章进行了多处修改和完善，增加了一些细节描述和参考材料并最终完稿。我准备大量复制这篇文章，把它拿到国际阿尔茨海默症大会上广为散发。我一直没有收到奥康纳大法官对我第一封信的回复，于是，我给她写了第二封信并将我刚完成的这篇文章也一并邮寄了过去。我再次联系了阿尔茨海默症研究小组，询问他们对此事开展调研的进展情况，并提醒他们几个星期过去了我还未得到他们的任何回复。

现在怎么办？

7月初，也就是国际阿尔茨海默症大会召开的两周前，费契博士找到我。他说，他想获得史蒂夫在服用椰子油前后几个时间段上的酮体——β－

羟基丁酸和乙酰乙酸（转化为细胞燃料的两种酮体）的血液浓度。我们同我所在医院实验室的主任合作，按照费契博士实验室的实验员托德·金理提出的具体程序，提取和准备邮寄样本并将其装入极低温的冷藏箱中。我的工作就是采血样并在第一时间送达费契博士的实验室。

酮体水平与椰子油

7月11日，我们在早7点抵达了我的医院，抽取了第一个早餐前的血样。然后，我们到附近一家店里吃早餐，我让史蒂夫服用了35毫升（7调羹）的椰子油，并记录了准确的时间。早餐后，我们回到医院，然后在3个小时内的几个定点时间点上多次采集血样。费契博士给我打了电话，建议我们晚饭后照此程序再做一遍。史蒂夫非常配合，晚饭前采了血样，晚饭时再次服用了35毫升椰子油。之后，每隔3小时再采一次血样。那天，为了不影响化验结果，史蒂夫没有再服用其他椰子产品。第二天，我将全部血样放进一个快递冷藏箱里寄给了费契博士。第三天，我收到了费契博士发来的化验结果。在史蒂夫的各次血样中，乙酰乙酸的水平都高于 β - 羟基丁酸的水平（图6.1）。

费契博士担心的是酮体水平过低，晚餐后的情况会发生变化。晚餐后的3小时酮体水平仍在持续攀升，但并未达到峰值，我们也未曾探测到峰值。他对乙酰乙酸的浓度高于 β - 羟基丁酸的浓度也感到担心。在阿克拉制药公司的试验中，只报告了 β - 羟基丁酸的浓度。他猜测，由于史蒂夫白天的活动较多，部分酮体被他的肌肉组织消耗了。晚上，他大多数时间都处于坐姿状态，身体其他组织对酮体的消耗也许减少了。所以，在睡眠期人体进行自我修复的时候，血液中可供大脑使用的酮体会增多。

在进行这次研究之前，史蒂夫早餐和晚餐都会服用定量的椰子油，但中餐并不服用。有时候，如碰上我做思慕雪他也会吃一点其他椰子产品。根据这次测验的结果，史蒂夫的中餐也同样应加入适当的椰子油。

酮体水平与中链甘油三脂油

两周后，也就是国际阿尔茨海默症大会即将召开之前，费契博士建议

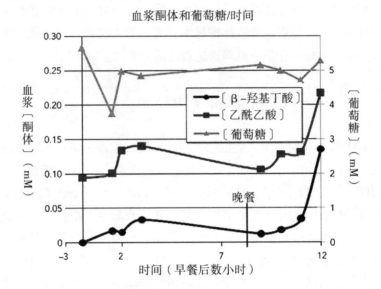

血浆酮体和葡萄糖/时间

图 6.1　史蒂夫服用椰子油后，定时间隔时间点（不超过 3 个小时）上的葡萄糖、乙酰乙酸（AcAc）及 β－羟基丁酸（bHB）的测量浓度。酮体水平相对较低，在早餐服用椰子油后 3 小时达到峰值，在晚餐前接近底线。晚餐服用椰子油后，酮体水平仍继续升高并在 3 个小时后达到更高峰值。（美国国家卫生研究院理查德·L. 费契博士提供）

再做一组酮体水平测试，但这次服用的不是椰子油而是中链甘油三脂油。他希望这次增加一个测试人，这样就能对两人的酮体水平进行对比。我的一位同事 F 碰巧刚开始服用中链甘油三脂油不久，他是在我告诉他椰子油在史蒂夫身上有效之后才开始服用的。他患有 2 型糖尿病，他的父亲死于血管型失智症，因此他对自己将来的健康非常担忧。他非常乐意参加这个测试。我们在他和史蒂夫分别服用 20 克（21 毫升或者 4 调羹）中链甘油三脂油的前后进行了血样抽取（图 6.2）。结果显示，这次史蒂夫血液中 β－羟基丁酸的水平高于乙酰乙酸的水平。

两次测试的结果表明，服用椰子油产生的酮体水平比中链甘油三脂油低且达到峰值的时间也要晚一些，但酮体存在的时间却比后者长。服用中链甘油三脂油产生的酮体水平更高，且在史蒂夫服用后约 1.5 小时达到峰值，但在 3 小时又降至最低。服用中链甘油三脂油后血液中 β－羟基丁酸

服用C-8早餐后的血浆〔β-羟基丁酸〕和〔乙酰乙酸〕

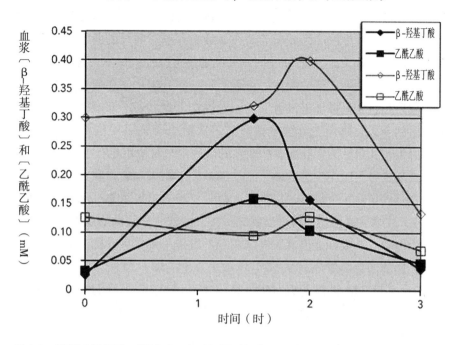

图6.2　服用中链甘油三脂油后，定时间隔时间点上乙酰乙酸和β-羟基丁酸的测量
　　　　浓度。史蒂夫（实心方框）和我的同事F（空心方框）早餐时每人服用了
　　　　20克中链甘油三脂油。表中乙酰乙酸和β-羟基丁酸的血液浓度是餐后3
　　　　小时内几个定点时间上的测试。史蒂夫的水平在餐后约90分钟达到峰值，
　　　　F在2小时后达到峰值并在3小时内基本降至底线或底线之下。（美国国家
　　　　卫生研究院理查德·L.费契博士提供）

的浓度比乙酰乙酸的浓度高，这个结果恰好与服用椰子油后的情况相反。
第二次测试的时候，我的同事F正在节食，每周都会减掉相当一部分的体
重，正因为如此，他的酮体水平才会在早餐服用中链甘油三脂油之前就达
到较高值。

　　费契博士强烈建议我把中链甘油三脂油加到史蒂夫的食物中，每次均
做一定程度的增量，直到他出现呕吐并开始腹泻为止。于是，在征得史蒂
夫的同意之后，我开始给他服用中链甘油三脂油。我的直觉认为，他对椰
子油反应良好，说明其中必定存在某种在更精炼的中链甘油三脂油里没有
但却对他有益的成分，所以我们仍然坚持给他服用椰子油。

我试验将椰子油和中链甘油三脂油混合使用，每次，椰子油的用量不少于1汤勺，中链甘油三脂油的用量则逐步增加，直到达到史蒂夫能承受的极限，然后略微减量以作他今后的常量。我的想法是，同时利用中链甘油三脂油在血液中浓度高和椰子油在血液中存续时间长的两个优势。通过混合服用，史蒂夫能保持24小时不间断地给大脑提供酮体。这样做是否有必要？大脑吸收一定量的酮体后是否能将一部分酮体储存起来，酮体被大脑吸收后是否立刻被加工或者消耗了？现在，我们还不知道这些问题的答案。直到今天，我仍然继续坚持一日三次给史蒂夫服用这两种油的混合剂。因为，我自认为保持血液中酮体的较高水平对他们是有益的。

发现史蒂夫服用中链甘油三脂油的最大剂量极限后，我将两种油每次的服用量固定在了中链甘油三脂油4调羹（20毫升）和椰子油3调羹（15毫升）。持续了数月，其间每当我试图将中链甘油三脂油的量增加到20毫升以上时，史蒂夫就会出现腹泻现象。不过，一年之后，史蒂夫服用中链甘油三脂油的总剂量还是从每次35毫升（7调羹）增加到了40毫升（8调羹），并最终增至45毫升（9调羹）。截至2012年，我们一直保持着一日三餐每餐45毫升的水平，睡觉前增加服用30毫升（6调羹）。

中断椰子油的两天

史蒂夫先后有两次未在早晨服用椰子油。第一次是史蒂夫需要空腹验血，由于化验室工作太忙将史蒂夫的抽血时间拖至了中午。我们决定找一家饭馆吃饭，待饭菜上桌时史蒂夫已出现了颤抖症状，使用餐具也变得困难。我很快意识到，这或许与未曾按时服用椰子油相关。我立刻拿出了随身携带的小瓶子，瓶子里装着事先备好的一次服用的剂量。史蒂夫服下这瓶混合油大约20—30分钟后，身体颤抖停止了且脸上露出了微笑。

第二次发生在2008年10月。当时，我们正在加利福尼亚州休假，那里与我们在佛罗里达州的家有3小时的时差。凌晨抵达那里后，我们就睡觉休息了。等我们一觉醒来再到饭店吃早餐的时候，已是佛罗里达时间的中午。我们坐在面朝太平洋的一个半圆形的卡座里。当时，饭店里的客人并不多，待我们的饭菜端上桌时，史蒂夫又出现了颤抖症状且意识开始变得模糊。他看着桌上的餐具，费了好大劲也无法决定该用哪个。吃饭的过程中，食物总是从叉子上掉下。他对我说，他觉得自己好像坐在一个小盒子里，食物不断地向他飞来，他不得不躲到卡座的外面。我只好在卡座外的餐桌旁为他另外安放了一把椅子。吃完饭并服用了混合油后 20—30 分钟，他脸上又露出了微笑并找回了幽默感，身体也停止了颤抖。他后来告诉我，"发病"的时候他内心非常恐惧，他甚至不知道嘴里的食物是什么。

在阿尔茨海默症的初期，患者的嗅觉会变得迟钝。所以，有些医生会在诊断时检查患者的嗅觉，用平常人能闻出的普通气味让患者辨认。在"加州事件"之后，我突然想到了一个问题：阿尔茨海默症患者之所以对食物失去兴趣，或许并不是他们闻不到食物的味道，他们甚至不知道面前的食物是什么。也许，主管饥饿和饱胀感的神经元已经停摆。

海阿尔茨默 努力在医学大会上提高知晓度

自首次听闻国际阿尔茨海默症大会后，我了解到即将参会的研究人员和医生来自世界各地，总人数甚至超过 5 000 人。在我看来，这次会议是将酮体和中链脂肪酸的有关信息传播出去的最好机会，也是我深入了解阿尔茨海默症以及可能推进即将问世的各种治疗方法进展情况的大好时机。

A 计划：争取展位

一般情况下，所有的医学大会都会设置展示厅，以供医药公司、医疗设备制造商和销售商展示产品，医院招收护士以及医学教科书出版商展示教材。这次的医学大会也不例外。

我同展厅负责人（称呼她"ST"）取得了联系。我告诉了她我的想法并向她询问了后勤服务方面的一些问题。我问她：我能否在大会上散发一篇我写的文章，她拒绝了我。她说，我必须花 3 300 美元租一个摊位，并告诉了我如何在他们公司的网站上找到展厅摊位图，从中挑选合适的摊位。

此后一两天，我仔细考虑了各项费用的问题，包括到芝加哥的机票费、摊位费以及制作分发材料的费用等。思量再三，我认为只要能把这个信息传递给更多的人，花费是值得的。我还与我的妹妹安吉拉讨论了带史蒂夫同去的后勤问题，她说她和她的丈夫约翰会尽一切可能给我们提供帮助，无论是到我家陪伴史蒂夫还是在芝加哥接待我们。我负责查找旅馆，妹妹则负责查询飞机航班。

我在摊位图上选好了位置，然后给 ST 发出了确认租用这个摊位的邮件。同日，我收到了她发给我的如下回复：

玛丽：

　　你好！很高兴你顺利查到了所有信息。我将把你的邮件转发给展览经理 DB，预订你要的这个摊位。大会将于一周后的星期六召开，所以你要尽快作出正式承诺。欢迎你参加国际阿尔茨海默症大会。

　　此致。

ST

2008 年 7 月 16 日

当我阅读有关登记信息的时候，我发现除了花费 3 300 美元租用摊位之外，还可以单独租用桌子，费用为每个 1 600 美元。既然我的目的只是散发文章，似乎桌子更符合我的需求。不知道 ST 为何没有告知我桌子的租用问题，我打电话向她询问是否可改为租用一张桌子。听上去她并不高兴，但还是为我作了预订。我填写了订单并支付了款项。令人欣慰的是，参展的登记注册是免费的。按照他们的规定，一个摊位最多可有 3 名工作人员，安吉拉和约翰都愿与我一起参展。

第二天，我收到了她的确认邮件：

玛丽：

　　谢谢你。我已将你的要求发给 X 展览公司的展览经理，他们将与你进一步接洽。

ST

2008 年 7 月 17 日

当时，我们的女儿乔安娜刚拿到了她的平面设计学士学位，恰好正在当地的一家小设计公司做兼职工作。她的老板戴夫饶有兴趣地读了我的那篇文章，非常愿意为我们提供帮助。他支持乔安娜为我的文章做排版设计，还安排彩色印制了 500 份。到芝加哥后，大会开幕前，我又在旅馆附近的一台复印机上复制了 1 500 份。

接下来的这个周末我一直在医院里长时间地工作并为参展做准备，周一我接到了 ST 发来的邮件：

亲爱的玛丽：

我十分遗憾地告诉你，我们不得不拒绝你的参展申请并取消你在国际阿尔茨海默症大会展厅里预订的摊位。这个展厅是为有关阿尔茨海默症和失智症的药品生产商和为这些病的患者提供服务的相关公司准备的。我们将返还你已支付的租金。之前，我们曾向你建议，你可以向我们的下一届研究大会提交论文概要，也可以考虑申请研究补助金。如果你尚未如此执行，请登录我们的官网"www.alz.org/icad"，输入你的名字即可收到有关的最新情况通报和消息。我再次对你不能参展及因此带来的不便表示遗憾。

此致。

ST

2008 年 7 月 21 日

读完这封邮件，我感到震惊。我立刻打通了 ST 的电话，希望说服她改变决定。我建议改用我公司"斯普林希尔新生儿学公司"的名字租用桌子。她答应把我的请求转达给相关负责人士。第二天，我还是不幸地收到了她的如下答复：

亲爱的玛丽：

我们同大会决策部门再次进行了讨论，我遗憾地通知你：我们确实不能同意你租用展位的申请。所有租用展位申请都是由大会决策部门审核决定，目的是为确保展厅中的展位都能按照协会的政策租给恰当的申请人并得到合理的使用。我们认为，你的情况不符合这一要求。我们仍然欢迎你来参加大会和所有分会，但你不能以任何形式在会场内展示你的材料。你可以把你的材料作为建议提交给下一届国际阿尔茨海默症大会，你也可以申请得到研究资助金。如果你已经注册并决定不再参加这次大会，我会确保退还你的注册金。如果你希望退出，请告诉我。

　　我对不能满足你的愿望再次表示遗憾。

　　此致。

ST

2008 年 7 月 22 日

　　我又给她写了一封邮件，向她详细解释了把这个信息尽快传递给阿尔茨海默症研究界和普通民众的巨大重要性，并指出生产 AC－1202 并将其用于中链甘油三脂油临床试验的阿克拉制药公司已获准租用到了摊位，而我准备散发的文章所涉及的饮食干预疗法正是以这家公司的研究成果为基础发展起来的。数百万阿尔茨海默症患者完全没有必要盲目地等待新的特效药问世，我们现在就可以在市场上购买到它。

　　当天晚些时候，ST 给我发来了回复：

玛丽：

　　你好！

　　你是无论如何都不能在这个大会上散发材料的。这不符合展厅展示的要求。任何展示，无论是口头宣传还是海报展示，都必须事先提交科学学术委员会审核通过。你只能寻求其他方式分发你的材料。

　　此致。

ST

　　我依然不死心。我告诉 ST，其他一些同阿尔茨海默症毫无关系的机构都已获准参展了，比如一家销售《圣经》的公司和一家旅游公司。我还建议她把我的文章交给阿尔茨海默症协会的医疗顾问审读，而不应该让某个根本不懂科学的管理人员来决定。

亲爱的玛丽：

　　按照你的要求，我把你的意见转达给了我们的医疗科学部。如我在之前给你的邮件中提到的一样，展厅中的所有参展商都必须是产品生产商和服务提供商，而不能是某项特殊的研究发现——那样的内容不适合大会的展示原则。在阿尔茨海默症协会的大会上，无论以口头形式还是海报形式发布研究发现，唯一恰当的方式是事先向相关部门提交概要并经审核同意。

我们很高兴你能前来参加这次大会并作为参观者到展示大厅参观，但请允许我们再次声明：你不能在国际阿尔茨海默症大会上散发你的材料。

此致。

ST

2008 年 7 月 24 日

即便事已至此，我还是继续做了一次努力。我告诉 ST，任何人都能看出，我的文章不过是一篇病例报告，它能证明阿克拉制药公司的 AC－1202 研究结果的正确性。

玛丽：

我公司医疗科学部已审读了你的文件，你提出的在国际阿尔茨海默症大会上租用展示场地的申请已被拒绝。

ST

2008 年 7 月 24 日

显然，我不是一个轻言放弃的人。实际上，我对他们的这个行为感到震惊。他们难道就不能考虑一下食物中的有些东西能使阿尔茨海默症患者获益这样一种可能性？他们的职责不正是找到一种阿尔茨海默症的有效疗法吗？

B 计划：走上街头

我虽然受挫，但并不准备放弃。接下来，我联系了芝加哥市政府，了解在大街上散发材料并无法规上的限制。我的 B 计划就是在大会的参会者们进出会议中心大门时，将我的文章亲手递到他们的手里。我知道，这样的行为不会受到阻碍，只是我们不能安放桌子或任何形式的展台，所以我们放弃了原计划的海报展示。

7 月 26 日晚上，安吉拉和约翰在机场迎接我们，并一同前往旅馆。第二天上午，我们早早地来到了会议中心，以留下充足的时间散发我的文章。然而，让我感到意外和沮丧的是，整个会议中心及其周边区域太宽广，大多数人都是驾车出入。此外，还有不少参会者就住在会议中心的旅馆里，他们从相连的室内通道就可直接进入会议大厅。所以，在大街上将文章递到参会者手里的办法，并非我原来设想的那么简单。

我们去了会议登记处，我办理了参会登记手续后得到了一个大会徽章。我这才知道，没有这个徽章不仅不能进入会议厅，甚至连展示厅也进不去。我们决定分头行动，约翰和史蒂夫游走于会场外的城市；安吉拉在会场外寻找合适的文章散发地；我在会场内寻找机会。不幸的是，4天的时间，我们一无所获。

C 计划：与演讲嘉宾和参会者交谈

我来到了大会的全会会场。顾名思义，这个会场是所有参会者都要参加的主会场，我从未见过如此大的会议厅。演讲嘉宾在前方发言，他两旁依次安放着数个巨大的显示屏，颇似一个现场版的摇滚音乐会，演讲人的放大画面被投射到这些显示屏上。我估计，首次全会应对阿尔茨海默症的总体研究现状进行介绍。这样，所有与会者就能在统一认识的基础上开好后面的会，这也是医疗会议的通行做法。然而，这次的全会却并不相同。会上是3个连续的发言，每个发言的时长为40分钟。第一段发言介绍了阿尔茨海默症的小鼠模型；第二段发言是关于阿尔茨海默症的成像、鉴别和进展评估；第三段发言介绍生物标记。

全会结束之后，休息了半小时。接下来，参会者被分成4个组在不同的会议室召开研讨会，各自研讨不同的领域。研讨会的时间为2个小时，每个发言者的时间被限制在20分钟以内。中午有2小时的休息时间，大会为参会者提供午餐。下午，参会者被分成了6个组，会议时间同样是2小时，每个发言者的发言的时间被限制在15分钟以内。整个大会会期4天，展示大厅有大约500个不同的海报，内容涉及你可以想到的阿尔茨海默症的方方面面，但我找不到任何与酮体相关的信息，这对阿尔茨海默症恰恰是最重要的。在大会的最后一天的下午，也没有一个总结、归纳性的发言，依然是在7个会议室里召开为时2小时的独立研讨会，每个发言者的发言时间依然被限制为15分钟。

我的C计划是与尽可能多的参会者讨论酮体问题，以引起他们对酮体的关注，希望以此激发他们中某些人的兴趣并对此展开研究。只要会议主题涉及胰岛素、葡萄糖和与营养有关的任何内容，我都会尽最大可能与参会者交谈。我发现，一些参会者都是直接参与对病人的治疗或从事临床研究（人体测试而非动物测试）的医生，另一些人是从事实验室和动物研究的博士研究员。

　　在为期 4 天的会议里，总计有 2 300 多个发言，其中只有 1 个成为了重要新闻——关于一种名为"仑卜"（Rember）的新药。这次大会发表了巨量的研究领域里的细枝成果，我将它们想象为一个巨大的拼图中的小拼片。这个拼图就是阿尔茨海默症的全貌，包括致病原因和治病良方。这是一个超过 2 000 个拼片的巨大拼图，有人拿起装着所有拼片的盒子摇晃了几下，然后将它们抛洒到空中。这些拼片散落于地上，分散到了四方八面且在不同的房间。我知道，拼图中的一些至关重要的拼片至今仍处于缺失状态。

　　另外，该由哪些人来拼这个巨大的拼图呢？我想，最理想的状态应由美国国家卫生研究院或阿尔茨海默症协会等拥有巨大资金资源的机构牵头，组成一个研究中心，把临床和研究领域里的顶尖医师和科学家们召集一起。这些专家并非医药公司雇佣，故而能摈弃对各自研究工作的个人偏见，认真而客观地对拼片筛选，同心协力完成这个巨大的拼图游戏。这项工作需要的是合作而不是竞争，他们的眼界必须超越阿尔茨海默症协会和医药公司资助的研究项目，甚至要超越美国的国界，以放之四海的胸襟开展研究。他们应把每一种在阿尔茨海默症病程中起推动或抑制作用的化学、营养和微生物药物都纳入研究范围，利用电脑整合处理信息。成立一个人数不多的小组，负责监督和指导整个研究过程，以保证研究工作正常进行直至最终完成拼图。这对我们这些正在失去亲人的人来说，十万火急。世界上共同协作攻克难关的例子不胜枚举，人类基因组计划正是如此，通过各国科学家的精诚合作完成了人类 DNA 的排序。

一个意外、一次体验和一些观察

　　在世界阿尔茨海默症大会召开的第一天，就发生了一件意想不到的事情。安吉拉在寻找会议中心的时候，意外发现了大会的新闻发布室。在会议休息时，我向会议主办方提出将我的文章复印件放到新闻发布室供记者拿取。他们告诉我，放到那里的所有材料都必须事先经过阿尔茨海默症协会审定并同意。在新闻发布室外的走廊上，"www. intimetv. com"网的年轻记者雅典娜·雷巴皮斯热情地走上前来，询问我是否需要得到帮助。我将发生在史蒂夫身上的故事告诉了她，她立刻问我是否愿意就此接受她的采访。我说："当然愿意！"于是，我们把采访时间定在了当天上午。她的上司兼制片人特洛伊·弗格森对此表现出了极大的兴趣，他录下了史蒂夫绘制的几幅钟的画，一并纳入到采访内容。这个为时 8 分钟的专题采访同其他芝加哥大会与会者的采访共同出现在了该网站的《阿尔茨海默症面面观》栏目中。

另一个有趣的经历涉及到一个为世界阿尔茨海默症大会工作的安保人员。他身材魁梧，海军蓝制服上别着一枚阿尔茨海默症协会的徽标，他似乎总在我身边晃悠。我第一次注意到他是在参会的第一天的中午，在大会展厅附近的午餐区。当时，我们一家人正坐在桌前吃午餐，他来到我们的桌旁，手里没端任何食物，似乎是来偷听我们谈话的。午餐后，我在展览大厅里几次发现他距离我很近，尤其是当我同那些海报展示人交谈的时候。他的反复出现或许并非偶然。

我第一次走进展览大厅，就发现了我申请展位被拒绝的原因。我知道阿克拉制药公司计划举办一个展示活动，我决定到他们的展台处一看究竟。他们的展台就当初我申请散发文章的摊位对面。我希望自己能碰到他们的副总裁罗兰·科斯坦提尼（Lauren Costantini）博士，但我们总是彼此错过。阿克拉制药公司搞了一个海报展示，但在计划的时间里却无人参与讨论。他们展台上的所有书面材料均为提及 AC－1202 的活性成分（当时被称为"艾克桑那"，即中链甘油三脂）。他们展示 AC－1202 时将其称为增加酮体的"新颖疗法"。我向展台里的几位销售代表问了问这个"新颖疗法"到底是什么，他们的回答含糊其辞，称这是一种粉剂。当我深入逼问他们时，其中一位代表告诉我，那是三辛酸（中链甘油三脂的一种）。我推测，他们不愿在这样的大会上透露这个信息的原因是——他们害怕参会的医生和科学家们发现，他们产品的活性成分中链甘油三脂油在普通商店的柜台上能轻易买到。不过，为什么他们不仔细思考下，如果医生们对这种药的活性成分一无所知，又怎会将其推荐给病人使用？

展示大厅真让人大开眼界。在这里，你可以看到阿尔茨海默症药品的主要生产厂家的巨大摊位。其中一家逢人就赠送一支看似昂贵的镂刻钢笔，另一家送的是一个四个端口的 U 盘集线器，上面镌刻着产品的名字。等候领取礼品的人在这些摊位前排起了长队，相比之下，未曾举办类似活动的阿克拉制药公司的摊位前却无人问津。

我们原本希望将我的文章散发给 5 000 位参会者，实际情况是，我们在整个芝加哥城总计散发了 300 份。其中，大多数是在天然食品店和格兰特公园至会议大厅间的街道上向路人散发的。安吉拉、约翰和史蒂夫还到访了当地的媒体，给他们留下了部分文章的复印件。总体来讲，除了那个简短的因特网电视采访外，我们想把信息传播出去的努力并未取得满意的结果。

阿尔茨海默 走向庶民

我们带着未能散发出去的 1 500 份文章复印件回到了家中。我想，既然通过高端人群、媒体和芝加哥大会把这个信息传播给公众的办法不能奏效，只能走走庶民路线了。我将文章复印件装进一个纸箱，再将这个纸箱装进我的汽车。然后，我们开始每周一次巡访斯普林希尔城内及周边的食品店，将复印件留在店内供购物者自取。斯普林希尔一家天然食品店的老板看了我的文章后，邀请我们到他的店里演讲，他还在店内贴出了一则通知，但只有 4 人参加了这次讲座。之后不久，我又接到了另一家天然食品店的老板邀请我举办几次讲座并接受当地一家电台健康节目的专访。这几次讲座的宣传非常有效，电台采访也进行了连续播出。参加讲座的人数大幅增加，还有许多人预定参加此后的讲座。每次讲座参加的人数都达到了80—90 人。

人们开始自发地将我的文章散发给其他人。此外，我利用业余时间（通常是在深夜和清晨）按照自己拟定的名单通过电子邮件将文章发给尽可能多的人。北达科他州的布鲁斯·菲佛（Bruce Fife）写过许多关于椰子油的好书。我将自己的文章发给他之后，他在他的《健康之路》（*Healthy Way*）新闻通讯中发表了一篇文章，概要介绍了发生在史蒂夫身上的奇迹，并在紧接着的下一次新闻通讯中刊出了我的文章全文。一家在天然食品店发行的名为《能量时报》（*Energy Times*）的杂志与我取得了联系，同样刊发了史蒂夫的故事并留下了链接，以便读者随时下载我的文章。

传播这个信息的最大突破（本书发表之前），发生在几个月后的 10 月 28 日。那天，《圣彼得堡时报》（*St. Petersburg Times*）刊发了该报记者伊芙·霍斯利－穆尔（Eve Hosley-Moore）的专题报道，标题为《不断进步的素描》（*Sketches in Progress*）。这位记者花大量时间对史蒂夫和我进行了采访，并特地参加了我的一次讲座。她还对费契博士和瓦尼塔利（Theodore B. VanItallie）博士进行了专访。她用让人信服的语言讲述了史蒂夫的病情如何迅速恶化以及服用椰子油后又如何得到明显改善。同时，她还生动介绍了酮体为何能作为替代燃料提供给阿尔茨海默症和其他一些疾病患者的大脑。史蒂夫画的钟（图 4.1、图 5.1 和图 5.2）当然也出现在了这些报道中。我相信，这几幅"素描"比任何文字更具说服力。她的这篇文章发表在 "www. tampabay. com/news/aging/article879333. ece" 网站，读者可在这个网址上查看。

几个星期之后，伊芙告诉我，我的文章已在因特网上"疯传"。也即那时始，我不断接到讲座的邀请。史蒂夫和我一起参加了所有的活动，他会毫不犹豫地回答人们提出的各种问题或者通过插话参与交流。

不久后，我开始接到其他阿尔茨海默症患者的看护者定期给我发来的消息，他们大多数都反馈得到了积极的疗效。偶尔，也会收到个别人服用椰子油后并无明显好转的信息。我将在第 13 章中把我收到的众多令人欣喜的部分信息与读者分享。

在数不清的日子中，我将本该休息甚至睡觉的时间尽数用到了我的工作、照料史蒂夫以及传播重要信息上，并因此承受了巨大的压力。然而，每当我接到人们的电话或者电子邮件，得知他们的病情大为改善且对我表达感谢时，我欣慰于自己的努力没有白费。这正是推动我不断前行的真正动力。

7　史蒂夫：服用椰子油的第1年

在最初的2个月里，史蒂夫主要服用椰子油，偶尔服用少量的中链甘油三脂油。服用方法是在早餐中加入2.5汤勺椰子油，当天其他时间服用不定量的椰子油或椰奶。在2个月结束时，史蒂夫病情的改善情况如下：

1. 2008年5月19日，史蒂夫"心理状态小测试"的得分为14分。第二天，服用椰子油数小时后提高至18分。7月2日和7月20日分别再次测试，前者得分17分，后者23分。"图7.1"记录了史蒂夫服用椰子油前后数次"心理状态小测试"的得分变化。

2. 服用椰子油14天和37天后，史蒂夫画的两个钟都有了明显进步。那之后大约又过了2个月，我们让他再画钟。他拿起一张纸对折后再对折，称这样可确保钟的位置在纸的正中央。然后，他开始画钟。但他并未顺利地绘画，他在纸上写下了"既不给（我）圆规也不给尺子"一行字，接着将这张纸揉成一团扔掉了。这才是我曾经的完美会计和丈夫，消失了数年的他回来了。

3. 机敏程度、互动能力和交谈能力提高，上午尤为明显。

4. 个性和幽默感部分回归。

5. 面部表情更为丰富。

6. 注意力更集中，从而使他能有效重新继续之前中断的活动，如园艺、修剪草坪、用吸尘器做清洁以及帮助我洗衣服和洗盘子。

7. 脸部抽搐消失，偶尔双手震颤。

8. 听觉理解能力得到改善。

9. 辨识家庭成员能力增强。

10. 性欲增强。

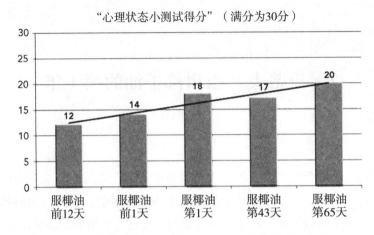

图 7.1　史蒂夫服用椰子油前后"心理状态小测试"的得分。

11. 发起谈话和持续谈话能力提高。

12. 体育锻炼兴趣提高，再学习的愿望增强。

13. 能够将两只鞋放在一起，能自己穿袜子和鞋子。

14. 服用椰子油的当天，史蒂夫多次说"灯又打开了"、"雾消散了"。他经常说，他又找回了自己的生活。他的抑郁症消失了。

在费契博士为史蒂夫测量血液酮体浓度之后，我开始让史蒂夫三餐均服用定量的椰子油，并在烹饪时加入额外的椰奶或椰子油。其目的是使他体内的酮体浓度最大化，且保证每天 24 小时持续不断地为他提供酮体。

海阿尔 3—4 个月时的改善
默英

1. 步态趋于正常并又能跑步了。

2. 妨碍阅读的视觉障碍消失。他对这个问题的描述是，在这之前的时间里，每当阅读时，纸上的文字就会变成"一个个小盒子"，就像电视屏幕上的"像素点"在纸面上疯狂跳跃。这个问题在 3 年前消失后至今未复发。

3. 抑郁症的症状再未出现。

4. 重新学会了启动电脑和使用鼠标，但还未重新学会打字。

参加临床试验

7 月底，史蒂夫参加了美国礼来公司开展的一种口服药的临床试验，这种药被称为"司马西特"，是一种 γ 分泌酶抑制剂。人们希望这种药能减少 β 淀粉样蛋白在大脑中的沉积，但并不能将 β 淀粉样蛋白从已形成的斑块中清除。前文讲过，β 淀粉样蛋白通常是在人体中形成的一种蛋白质，人们至今对它的功能还未完全知晓。它在脑组织中过量积累会形成致密斑，而致密斑正是阿尔茨海默症的典型特征。这些斑块显然对周围的脑细胞具有毒性，对脑细胞彼此间的通讯形成干扰。

当时的我们还有一个选择，我们可以参加另一个试验项目——通过注射疫苗清除 β 淀粉样蛋白斑块。但这个试验存在各种风险，其中之一是会带来严重的"血管性水肿"（vasogenic edema）。医生解释说，这个风险发生在像史蒂夫那样携带载脂蛋白 E4 基因变体的人身上的可能性更大，他们的血管壁上更易形成 β 淀粉样蛋白的沉积。使用这种疫苗确实可以迅速清除 β 淀粉样蛋白，但它同时也会削弱血管壁，使血液渗漏到周围的脑组织并形成血管性水肿。

口服药同样具有副作用，如发疹、腹泻以及头发颜色的神秘改变，但这些副作用远不及血管性水肿那样严重。所以，我们还是决定参加口服 γ 分泌酶抑制剂的试验。在这个临床试验中，60% 的参试者服用药物，40% 的参试者服用安慰剂。但在 12—14 个月的周期后，服用安慰剂的参试者也将转而服用药物。在筛选参试者的过程中，我将史蒂夫服用椰子油和中链甘油三脂油的情况告诉了医生和研究助理，并将自己的文章分享给他们。美国礼来公司认为，他们可以接受史蒂夫参加这个研究项目。

我们现在已经知道，史蒂夫至少在这个临床试验的前 12 个月里服用的是安慰剂，因此我们就把他这 12 个月内病情的改善归功于椰子油和中链甘油三脂油。

6个月时病情的改善

12月11日

"尽管为期一个月的'职业疗法'（OT：occupational therapy）已经过去，但史蒂夫依然维持了病情的改善。治疗师艾莉森正对史蒂夫开展认知研究，如匹配数字或扑克牌的花色，区分不同颜色的图钉等。她认为史蒂夫不可能在认知方面取得进展，按她的话说，现在史蒂夫在这方面的一些技能甚至不如幼儿园里的孩子。我注意到史蒂夫的进步主要表现在，他对前一天发生的事情的记忆更清楚了；他可以自己想起前一天发生的某件事情并准确地说出事情的细节。他还时常抱怨自己感到无聊，希望能做一些更有意义的事情。我认为这也是一种进步，因为在此之前他整天只知道在花园或车库里毫无目的地'整理东西'。现在，我们参加了几次节日晚会，他和我一起跳舞，时而慢时而快，脸上始终挂着灿烂的微笑，有条不紊地带着我旋转。很显然，他非常享受跳舞。要是在去年，这样的事情根本不会发生。"

2009年1月2日

"史蒂夫的表现非常好。最近一段时间，我发现他经常提起前一天或前几天发生的事情，许多细节都记得完整。上周，我在医院上班时，他发现家里的几个门都发出'嘎吱'声响。于是，他找到了小油壶，给所有门的铰链都上了油。我那天回家的时候，正好撞见。现在，只需略加提醒，他就能将先前没有干完的事情继续干完，比如用吸尘器清洁地毯。在大多数时间里，他的情绪都不错。最近，他越来越感到无聊，我认为有必要和他一起确定一个目标并一起去完成它。我将他感到无聊看做一个好现象，因为在此之前，他的生活没有任何目标。"

2月10日

"史蒂夫有了一份新工作——在斯普林希尔地区医院的仓库担任自愿者。他每周需要工作2天时间，每天3—4个小时。他的主要任务是帮助搬运沉重的箱子和给各种物资贴标签，与另一名仓库雇员一起负责医院内的物资输送。那期间，我曾在日记中这样写道：'每当他工作的时间，只要我告诉他今天是工作日，他会从床上一跃而起，迫不及待地赶到医院的仓库。工作下来后，他通常会感到疲惫，但脸上却总是挂着满意的笑容。我非常清楚，他工作时离不开他人的指导，所以我非常感谢那些与他一起工作的人们，是他们让史蒂夫享受到了工作的乐趣。这一切对我们夫妇意义重大。'"

4 月 2 日

"两天前，史蒂夫陪我去看医生。我进了诊室后，他独自坐在候诊室里等待。2 小时后，我们吃午饭时，他告诉我，他在《科学美国人》（*Scientific American*）杂志上看到了两篇文章，一篇是关于爱因斯坦的理论可能有误，另一篇是关于神经元的。今天晚上，他开始阅读南希·梅斯（Nancy Mace）和彼得·拉宾斯（Peter Rabins）博士写的《一天 36 小时》（*The 36 - Hour Day*）一书并宣布他又可以像以前那样阅读了。他确实能读懂书中所写的内容。他带着书到卧室，过了一会儿会笑呵呵地走出来告诉我，这本书的第 113 页有段关于打猎和阿尔茨海默症的故事。他认为这事非常滑稽，居然有人会和一个患有阿尔茨海默症的人一同打猎。"

阿尔茨海默 12 个月后的一些客观数据

史蒂夫服用椰子油快到 12 个月的时候，作为美国礼来公司司马西特研究项目的内容之一，他接受了认知能力测试。那天是 2009 年 5 月 5 日。他的"阿尔茨海默症认知评估量表"测试结果表明，从 2008 年 7 月 23 日开始参与这个研究项目以来，按照满分 75 分计算，他的成绩提高了 6 分。同样，按照满分 78 分计算，他该时期的"基本日常生活活动能力"测试结果提高了 14 分。显然，这些结果令人鼓舞，给予了我们极大的希望。

8 华盛顿特区与费契博士

2009年1月巴拉克·奥巴马总统就职典礼前一周，史蒂夫和我到佛罗里达州布鲁克斯维尔的金妮·布朗－韦特（Ginny Brown-Waite）众议员家中拜访。在这次会见的两天前，我专门同理查德·费契博士和西奥多·瓦尼塔利博士进行了交流，听取他们对这次会见我应陈述的要点的意见。我们等候布朗－韦特众议员到来之前，她办公室的联络员雪梨一直陪着我们。听了我们到访的原因后，她告诉我们，她有一位58岁的朋友刚患上了阿尔茨海默症。她们在不久前的一次聚会上相遇，她估计那个朋友很难活过今年。

众议员布朗－韦特是一位讲求实际、坦诚直率的人，在同我们长达一个半小时的会见中，她认真听取了史蒂夫的故事和有关酮体的基本科学原理。她还同我们一起阅读了一些人发给我的邮件，邮件讲述了其他患者服用椰子油之后病情的改善情况。她答应向费契博士和瓦尼塔利博士讨教，然后对美国国家卫生研究院未给予这个研究资金资助的原因进行调查。同众议员的这次讨论让我们倍感兴奋，我相信，她一定会推动此事向前发展。

第二周，史蒂夫和我驱车前往位于佛罗里达州西南部的加斯帕里利亚岛，同瓦尼塔利博士交换了意见并讨论了如何推进此事的办法。瓦尼塔利博士20世纪40年代就读于哈佛大学和哥伦比亚大学。完成住院医师实习期和后来的营养学研究后，他开始与哥伦比亚的人类营养研究所合作，担任该所肥胖研究中心的主任。他的营养学研究获得过许多奖项。我们拜访他的时候，他已是89岁的高龄，身体依然非常健康。在大多数人已退休且不再工作的24年之后，他依然能积极地参与追求科学真理的工作。

午餐后，我们绕岛一周参观了当地的风光。然后，瓦尼塔利博士、史蒂夫和我一起交流论文问题和其他信息。瓦尼塔利博士的想法是举办一次科学会议，邀请酮体研究人员到会作报告，同时也邀请有可能为此项研究提供经费资助的基金会代表参会。按照他的估计，某个重要刊物一定会报道这个会议的情况。我们对这次与瓦尼塔利博士的会面非常满意，当晚驾车回到了家中。

阿尔茨海默 一次意料之外的华盛顿之行

接下来，发生了一个意外事件。就在我们会见众议员布朗－韦特大约两周后，她的联络员雪梨给我们打来了电话，告诉我们她那位患有阿尔茨海默症的朋友服用椰子油后病情得到了"奇迹"般的改善。她现在竟然能说出完整的句子了。我问雪梨是否愿意将这个信息告诉给众议员，她的回答是肯定的。她还把朋友发给她的信息复制了一份给我，我立即将它转发给了费契博士和瓦尼塔利博士。

我决定趁热打铁，在接下来的几天里与在华盛顿特区的布朗－韦特众议员再次会面。这次会见的人员还包括费契博士和费契博士推荐的乔治·卡希尔（George Cahill）博士（现已病逝，正是他在 20 世纪 60 年代发现了我们的大脑能用酮体作燃料）。费契博士和卡希尔博士都是哈佛大学培养出来的杰出医生和生物化学家。费契博士在英国的牛津大学获得了博士学位，并同杰出的生物科学家汉斯·克雷布斯（Hans Krebs）一起接受了医疗培训，最终投身美国国家卫生研究院从事研究工作。卡希尔博士是彼得·本特·布里格姆医院和女执事医院新陈代谢科的主任，后来又成为了霍华德·休斯基金会的主席，是一位世界著名的糖尿病专家。

我妹妹安吉拉一直是我的最大支持者，她和她的丈夫在这次重要的华盛顿会见活动前的几天来到我们家中，替我照顾史蒂夫的生活。会见时间定在 2 月 25 日上午 11 点 30 分，为了前行拜访位于华盛顿附近马里兰州罗克韦尔的美国国家卫生研究院的费契博士，我搭乘了头一天的早班飞机。

拜访费契博士

能够面对面地见到费契博士令我激动。他是个又高又瘦的男人，时年

74 岁，是那种品貌皆优而又为人真挚的人。他说话坦诚，从不花言巧语。他带我参观了他的实验室，并把我逐一介绍给他团队的每个成员，其中好几个都是临床医生。他让他们将各自在酮体研究中的角色解释给我听，同时也把最新的研究成果告诉我。其中有两位外国医生，一个是来自加纳的内科医生奥赛－海曼（Osei-Hyemen）博士，另一个是来自日本的神经专科医生博谷义宏（Kashiwaya）博士，他们同我一起讨论了史蒂夫的病情以及服用椰子油和中链甘油三脂油之前的症状。费契博士还拿出了一个小瓶子，里面装着结晶状的甘草味酮酯，让我们品尝。

当晚，费契博士、博谷义宏博士和我一起与卡希尔博士共进了晚餐。卡希尔博士也与他的这些同行们一样，身材高挑、相貌英俊，与美国前总统老乔治·布什颇为相似。我们一起讨论了第二天会见布朗－韦特众议员的事情，我饶有兴趣地听他们讲述过去半个多世纪以来的许多重要科学家的逸闻趣事。

第二天上午，我们一起共进早餐，花了 2 个小时继续讨论我们的"战略"。然后，我们搭乘一辆出租车来到了国会山。进入金妮·布朗－韦特众议员办公室所在的坎农大厦前，必须排队等候安检。当费契博士从他的衣兜里掏出那个装着甘草味酮体的小瓶子后，整个等候安检的队伍就止步不前了——这个瓶子必须接受彻底的检查，无论费契博士如何保证它的无毒无害也没有作用。

在我们最终到达布朗－韦特众议员的办公室后，又被告知她正在国会大厦对奥巴马的刺激经济计划投票。我们跟着她的助手沿着地下通道前行，然后在一个大厅里等候，助手给她发了传呼通知我们的到来。很快，布朗－韦特众议员走出会议厅来到我们面前。她快步上前与我握手并和我拥抱。她问我，雪梨是否将她朋友对椰子油的积极反应告诉了我，并说她自己也已将我的文章发给了她所能想到的每一个人。

彼此自我介绍后，费契博士将他论文的幻灯片送给了众议员，卡希尔博士向她解释了酮体在人类进化过程中的重要性——人类的大脑离开了酮体无法生存。布朗－韦特众议员对我们说，她一直把来自圣彼得堡的参议员比尔·杨（Bill Young）看做自己的良师益友，她想将他也邀请进来。因为她本人是众议院筹款委员会和健康小组委员会的委员，而比尔·杨是参议员拨款委员会的委员。她建议我们就这个问题起草一份提交给杨参议员和她本人的简要报告，两页纸即可。这时，她又收到传呼，回到会议厅参加投票了。费契博士把其他一些相关材料交给了她的助手。我们跟着她回到出口，离开了国会山。

这次会见非常成功，我们都很高兴。卡希尔博士搭乘出租车去了机场，费契博士和我一起共进午餐，开心地庆祝会见成功。然后，他开车送我去机场搭乘飞机回到佛罗里达。

这次华盛顿的短暂走访，成为了我一生中最令人激动的日子之一。

再访华盛顿

3 月 20 日，史蒂夫和我一起前往华盛顿参加了"阿尔茨海默症公共政策论坛"（Alzheimer's Public Policy Forums）。会议由阿尔茨海默症协会主办，为期 2 天半，目的是促进国会增加对阿尔茨海默症研究的拨款。

我为参加这次华盛顿论坛做了充分的准备，尽可能多地预约了同两院议员的会见，目的是让他们充分知晓中链甘油三脂油和椰子油具有改善我们生活的巨大潜力，争取他们支持给费契博士的酮酯生产提供资金。

阿尔茨海默症协会佛罗里达地区办公室的 PM 先生向我们建议，有关椰子油和中链甘油三脂油的问题，我应同公共政策办公室取得联系。我以为这是一个政府的办公室，立即给他们拨通了电话。办公室的一位 MS 先生接了电话。我向他简要说明了目的，结果很快发现他已知道了这件事情。我这才发现，这个办公室其实只是阿尔茨海默症协会的一个下属机构，真不该打这个无用的电话，心里颇感失望。不过，我还是把我手里的文章和相关研究论文通过电子邮件发给了那位先生，希望他能读读并对这一信息产生足够的重视。几天后，我得知我的所有期望都大错特错。

我还得知，时任加州州长的阿诺德·斯瓦辛格的夫人玛利亚·施莱弗将在美国参议院老龄问题特别委员会关于阿尔茨海默症的年度听证会上作证，而这个听证会也是我们计划参加的"公共政策论坛"大会的一部分。我给她办公室打了电话，然后把一封信和我所能找到的有关酮体的资料一并传真了过去。我在信中特别强调了，酮体很可能会使她患有阿尔茨海默症的家庭成员（他的父亲萨金特·施莱弗）和她患有脑瘤的舅舅爱德华·肯尼迪受益（两人现都已去世）。

美国国家卫生研究院的一次大会

3月中旬的哥伦比亚特区气温只有零下1摄氏度至零上4摄氏度，这对来自佛罗里达州的人说来相当寒冷。我们把行李留在旅馆，乘坐地铁到了罗克韦尔。一路上，我拉着史蒂夫的手领着他，因为他对参加这种活动并不十分乐意，周围的陌生环境让他感到困惑。上下地铁尤其使他感到痛苦，因为必须在有限的时间里挤过人群，赶在车门关闭前挤进车厢。我发现，在这种情况下行走，最好的办法是抓住史蒂夫的手，这样可以给他一种安全感。一味推搡或者催促他"快一点"只会增加他的困惑和紧张情绪。

当我们到达国家卫生研究院的会议大厅后，史蒂夫第一次见到了费契博士，同时也见到了卡希尔博士和奥赛－海曼博士。他们都对史蒂夫的状况很感兴趣，向他询问了许多问题。费契博士实验室内外的其他一些人也参加了这次大会，其中不少人我已非常熟悉。

费契博士给大会安排的第一项议程就是我的20分钟发言，我向大会介绍了史蒂夫病情的进展情况，我是如何偶然发现了中链脂肪酸和酮体的信息，以及史蒂夫对椰子油和中链甘油三脂油的反应。然后，费契博士和其他人也就他们对酮体研究的方方面面做了简短发言，并播放了幻灯片。那天，我学到了许多新知识，其中之一就是除了酮体之外，中链脂肪酸也能进入脑循环并作为燃料被脑细胞利用。

会见参议员和论坛开幕日

前一天，史蒂夫的右脚大拇指出现了问题。第二天上午肿得非常厉害，几乎不能触碰，这天又恰是我们的观光时间。于是，我们只能选择坐观光大巴环游华盛顿的办法。当天晚上，我花了几个小时准备今后几天会见各位国会议员的材料。费契博士交给我一大摞为每位议员准备的不同材料，其中包括几篇与酮体相关的重要论文。

按计划，史蒂夫和我在3月23日星期一的上午有两场会见。第一场是在佛罗里达州参议员比尔·纳尔逊（Bill Nelson）的办公室会见格伦·施莱辛格（Glen Schlesinger）；第二场是会见佛罗里达州参议员、老龄问题特别委员会联合主席梅尔·马丁内斯（Mel Martinez）的代表泰勒·布兹。在每场会见中，我都尽量做到简明扼要地讲述史蒂夫的故事和他患上早发性阿尔茨海默症的历史，以及我们如何偶然发现了中链甘油三脂油及其最终产品酮体对阿尔茨海默症和其他诸多葡萄糖摄取问题疾病具有潜在治疗作用。

我告诉他们，费契博士正在他的实验室制造酮酯，但他的生产设施规模太小，难以生产出供人体测试用的足够的酮酯，而他又缺乏建立一个足够大的设施的资金。如果使用酮酯，他可以让患者体内获得大大高于椰子油或中链甘油三脂油能达到的血液酮体浓度。我告诉他们，那些破产的乙醇工厂可以非常容易地改造为酮酯生产厂。我还提请他们注意，中链脂肪酸在人奶中的含量非常高，所以在几乎所有婴儿配方奶中都加入了中链脂肪酸。酮体对新生儿的大脑生长和发育十分重要，对成年人的大脑也具有保护作用。我向他们强调，我们的许多士兵在战场上遭受颅脑损伤，要么死亡要么留下严重的终身残疾。但是，只要在遭到损伤后立即给他们静脉注射这种酮酯，就能避免残疾的厄运。我还告诉他们，国内也有很多人遭受到同样的脑损伤，酮酯也能让他们受益。

史蒂夫亲口告诉了他们服用椰子油和中链甘油三脂油混合油之后，他如何从迷雾中走了出来，以及自我们有了这一重大"发现"后生活得到了怎样的改善。我告诉了他们，我是如何努力将这个信息传播给尽可能多的人，使他们也有尝试这一疗法的机会。我强调，他们如能帮助我们进一步向公众传播这一信息并帮助费契博士获得扩大酮酯生产所需的资金，我们将不胜感激。

参议员马丁内斯办公室的泰勒·布兹建议，我们应设法见一见参议员赫博·科尔（Herb Kohl），他是老龄问题特别委员会的多数派联合主席，他们即将在本周三举行有关阿尔茨海默症的年度听证会。我们在德克森参议院办公大楼一楼找到了老龄问题特别委员会的办公室，同那里的一位先生交流了有关问题。我们得知，科尔参议员的助手乔伊斯·沃德才是我们应与之交谈的最佳人选，但她当时正忙于为即将到来的听证会做准备，我们不得而见。我问他，我是否能到听证会上作证。他回答说，会议的议程早已确定完备。不过，这位先生告诉我说，我可以向听证会递交一个书面证词。我们给乔伊斯留下了一些资料，后来又通过电子邮件给她发了更多的资料，还附上了一封给科尔参议员的信。

星期一下午，我们坐地铁来到欧姆尼·肖汉姆酒店，由阿尔茨海默症协会主办的公共政策论坛即将在这里召开。大会开始是一个"早发性阿尔茨海默症高峰会",然后是宣布各州倡导人名单和情况介绍。我们刚坐下不久,一个男人来到我们桌前坐下,我立刻认出了他就是在芝加哥始终跟着我们的那人。他穿着同样的制服、翻领上别着同样的阿尔茨海默症协会的金色徽标。

共有 500 人参加了这次大会,其中绝大多数人至少有一位亲人患有阿尔茨海默症,其余人则是阿尔茨海默症协会和地区办公室的工作人员。这是我把信息传播给 500 多人以及通过他们传播给更多人的极好机会。我充分利用会间休息的时间,尽可能把我文章的复印件递到每一个参会者的手里。在把文章递给他们的同时,我会告诉他们这是一个研究报告,对象是我丈夫,他患有早发性阿尔茨海默症。

史蒂夫带着疼痛的右脚大拇指蹒跚而行,我看得出来时间越长疼痛越厉害。所以,我们抓住每个机会减少步行,他并未有过一句抱怨,反而鼓励我说这一切都很重要,我们必须坚持下去,他"死不了"。令人欣慰的是,虽然走了不少路,但是史蒂夫脚趾的肿痛居然在此后的 24 小时里逐渐消退了。

会见更多参议员和论坛第二天

星期二,3 月 24 日(也是我们结婚 37 周年的纪念日),同我们前一天的情况一样,我们在爱德华·肯尼迪(Edward Kennedy)参议员的办公室见到了他的助手克雷格·马丁内斯并向他提供了一份有关生酮饮食能缩小参议员所患肿瘤的信息。会见时间很短,我们不得不把话讲得更简要,仅限于最重要的细节。马丁内斯的表情并不十分在意,不过,当我谈到颅脑损伤和军队时,他做了笔记。

接着,我们从参议院大楼赶回欧姆尼·肖汉姆酒店,参加第二天的论坛大会,赶上了最新研究成果报告的结尾和接下来的问答环节。"公共政策办公室"的那位先生建议过我在这个环节上提出中链甘油三脂油和酮体的问题。我拿到麦克风正准备提问的时候,主持会议的阿尔茨海默症协会的医疗和科学部主任威廉·蒂斯博士却宣布问答环节结束。这是巧合吗?我感到遗憾,我连在公开场合提出问题的机会也未得到,但我还是利用这个机会见到了做最新研究成果报告的人。我问她是否收到了我前周通过电子邮件发给她的信息，她说她并未看到这封邮件。于是，我将相关信息的资料复印件亲手交给了她。

我走到了蒂斯博士跟前。看得出来，他很明确地知道我是谁。我想问他是否收到我几天前发给他的那些资料，并与之讨论一下为何阿尔茨海默症协会一再阻挠我向人们传播中链甘油三脂油或椰子油可能有疗效的信息。他告诉我说，这个信息需要得到更为广泛的临床试验的证实，否则，他们是不愿给予支持的。我又问他，很显然，医药公司不会开展这样的临床试验，如何才能得到这个"证实"？他建议我与位于圣地亚哥的加利福尼亚大学"阿尔茨海默症合作研究所"（Alzheimer's Disease Cooperative Study）取得联系。我对他提供的信息表示了感谢。

接下来，史蒂夫和我前往宴会厅参加午餐会。极具讽刺意味的是，由于我同蒂斯博士的交谈耽误了少许时间，我们来到宴会厅时，唯一空着且连排的两个座位只剩下宴会厅中央第二排的两个位置。之所以"极具讽刺意味"，我们恰好与玛利亚·施莱弗（Maria Shriver）的座位背靠背，她是今天这个午餐会上的发言人之一，还将在明天即将召开的国会听证会上作证。我们马上就会得知，她93岁的父亲萨金特·施莱弗已不再认识她这个女儿，也不再记得多年前他呕心沥血发展起来的"美国和平队"是什么。

我想了想，同她谈一谈不会有什么坏处。我把一沓资料拿在手里，转身告诉她，我是来自佛罗里达州的一名新生儿科医生，从事患病和早产新生儿的医护工作；我丈夫史蒂夫59岁，患有早发性阿尔茨海默症。当我把那一沓资料交给玛利亚时，一位头发花白、戴眼镜的英俊男人从我身后探出头看着我们。当我问玛丽亚是否知道一种被称作"脑饥饿"或者"脑糖尿病"的观点时，男人抢先回答说，美国家庭电影院（HBO）即将播出一个名为《阿尔茨海默症项目》（The Alzheimer Project）的纪录片，其中就讨论了这个话题。我把酮体和中链甘油三脂油的信息告诉了他们，并告诉玛利亚，她丈夫也许非常熟悉中链甘油三脂油，因为健美运动员通常会使用到它。她非常专注地听完了我的介绍，并不时地在我交给她的资料上圈圈点点。

我们交流后不久，玛利亚·施莱弗发言讲述了她父亲的故事。主持人也介绍了那个从我身后窥视的男人，原来他就是《阿尔茨海默症项目》的制片人。现场还播放了该纪录片的8分钟短视频。我立刻不失时机地将一沓资料交到了这个男人的手里。

下午的会议是讨论第二天国会山听证会的事，主要讨论了我们作为倡导者在会见参议员们时，应采取什么样的谈话策略去说服他们。一位年轻女士还代表阿尔茨海默症协会给我们提供了会见议员们时要提出的三个要求：一是缩短年龄在 65 岁以下的残疾老人医疗保险生效的两年等待时间；二是在几年内将阿尔茨海默症的研究经费增至 2.5 亿美元；三是设立"阿尔茨海默症中心"，专门从事该病研究和寻找治疗方法。

这时，主持人要求大家就这些问题同身边的人进行讨论，以便为明天会见参议员做好充分准备。我觉得，这为我散发我的文章提供了又一个好机会。我在散发文章的时候只说一句话："这是我丈夫的个案研究报告。"当我散发了大约 40—50 份时，一个年轻男人走到麦克风前，宣称有人正在散发有关椰子油的资料，这会转移人们的注意力，使人们忽视应该带到国会山的重要信息。坐在台上的那位"公共政策办公室"的先生也站起来宣布，他要告诉在座的每一个人，这份材料不是阿尔茨海默症协会散发的，他们并不赞同文章中的观点，请大家不要把这个信息带到国会山去。现在回想，也许当时并非传播这一信息的最佳时机。但是，要想把这个信息传递给真正需要它的人，又是我最后的机会。在参会的 500 人中，也许一半以上的人已收到了我的文章。会议结束后，一些人来到我面前，告诉我他们已读了我的文章并感谢我带给他们这个信息。

然后，我们又按州分组，逐一谈论了第二天计划中与参议员会见的细节。"公告政策办公室"的那位先生则从一个组走到另一个组，回答参会人员提出的各种问题。当他来到我们这个组，夸夸其谈地讲了几句开场白后，我告诉他我想同他聊聊，就几分钟。史蒂夫跟着我们一起来到了走廊。我告诉那位先生，我丝毫没有要人们把我的观点作为"意见"带到国会山去的意思，我唯一的想法仅是把这个信息传达给参会的 500 位代表，他们都有亲人患有阿尔茨海默症。他对我说，他认为推广这样一个仅以个案为依据得出的结论是不负责任的。我告诉他，我从许多其他人那里得到的第一手信息都表明，他们的亲人服用椰子油后病情都得到了改善，他只需看看阿尔茨海默症协会网站上的留言板就能看到这些人的讲述。除此之外，史蒂夫的个案恰恰进一步证实了阿克拉制药公司研究成果的正确性。他提醒我，那天蒂斯博士已建议我同圣地亚哥的那个机构联系，我回答说等到有人完成了大量临床试验并提出新药申请时，数年时间已经过去，对参加这个会议的每个人和无数其他人而言，他们患病的亲人的病情早已严重恶化，许多人也许早已离开了人世。我们至少应该给予他们得到这个信息的机会，由他们自己决定是否采用这种饮食干预疗法，难道不是吗？

在国会山的一整天

星期三上午9点，我们礼节性也拜访了比尔·纳尔逊参议员。紧接着会见了夏威夷州参议员，85岁高龄的丹尼尔·井上（Daniel Inouye）的代表梅利萨·布鲁斯。85岁以上年龄的人罹患阿尔茨海默症的概率高达50%。井上参议员是"参议员拨款委员会"的主席和"健康小组委员会"的委员。因此，在同布鲁斯的交谈中，除了普遍性的几个要点外，我还特别指出椰子是酮体的来源，广泛使用椰子油和中链甘油三脂油以及大规模酮酯生产将使夏威夷的经济获益。布鲁斯听得很明白，她向我们保证会把这个信息传达给井上参议员。

会见井上参议员的代表后，我们急忙赶往德克森参议院办公大楼参加老龄问题特别委员会的年度听证会。我们仔细听取了桑德拉·戴·奥康纳大法官、前众议院议长纽特·金里奇（Newt Gingrich）、玛利亚·施莱弗和其他人的证词。鉴于"人类基因组计划"的成功实施，他们均积极鼓励参议院接受成立"阿尔茨海默症项目中心"的建议。金里奇在作证时指出，成立这样一个项目中心，我们完全可能在2020年之前找到一种预防阿尔茨海默症的方法。我禁不住想，如果酮酯生产能得到足够的拨款，这种预防方法也许在明年之内就可成为现实，并在几年后找到稳定的治疗阿尔茨海默症的方法。我当场决定接受科尔参议员办公室的那位年轻女士的建议，向听证会提交一份书面证词。这样，当"老龄问题特别委员会"的委员们研究听证会材料的时候，他们可以得知这个信息。我们旁听了听证会之后召开的新闻发布会，之后又匆匆赶往位于国会山另一边的众议员的办公室。

在老朋友金妮·布朗·韦特众议员的办公室里，我们见到了安娜·西顿，同时还见到了来自我们选区的另一位倡导者佩吉·M，她就在我们当地的阿尔茨海默症协会办公室工作。我们戴着紫色的肩带，把我们想说的话一股脑儿地倾诉给她们。同佩吉共进午餐后，我们再次与安娜会面，接着又同贾斯汀见面。贾斯汀是涉及与酮体有关问题的拨款事宜的重要人物之一，他对这个问题已非常熟悉。韦特众议员本人也来到办公室和我们打招呼，并向我们保证她正努力推动此事。我告诉她，不一会儿我们就要会见她的良师益友杨众议员。

等我们到达杨众议员的办公室后，却得知他已被叫走参加一个紧急会议，他的办公室主任哈里·格伦将代表他接见我们。我们等待格伦的时候，注意到墙上有一张迈克尔·J. 福克斯（Michael J. Fox）同杨众议员握手的照片。我们同格伦的会见非常愉快，他花了很长时间饶有兴趣地倾听了我们的意见。我着重指出了酮体作为治疗帕金森病的药物所具有的巨大潜力，并告诉他我曾试图把这个信息转达给迈克尔·J. 福克斯，但未能取得成功。格伦立即把位于佛罗里达州萨拉索塔市的一个颅脑损伤脑损伤研究小组的联系方式递给了我，同时还给了我一些回家去学习的相关材料。他告诉我们，福克斯是杨众议员多年的好友，要我尽快给他写一封信并附上所有相关资料，要突出酮体对帕金森病的疗效。格伦自告奋勇当我们的信使，确保我的信和材料顺利送达福克斯的手中。我承诺一定按照他的建议执行。

此后，我们回到旅馆，同费契博士和他实验室的一位同事汇合。我们一起讨论了过去几天里同国会议员们会见的情况，大家都对事情的进展感到高兴。费契博士鼓励我把史蒂夫的故事写成一本书，并希望越快越好。第二天，我们吃过一顿轻松愉快的早餐后回到了斯普林希尔，也回到了现实之中。

史蒂夫对阿尔茨海默症协会及其论坛的评价：

"（大会）场面不小，仅此而已……就像我当初工作过的那些精神健康中心一样，他们拿着政府的钱而一事无成，年年如此。你对此无可奈何，而他们却乐此不疲。这些事情都与老百姓息息相关，人民受到伤害，且是一而再再而三的伤害。他们那些人还彼此争斗不休，不过争的只是钱，什么也改变不了……然后，他们还对你（玛丽）和你那篇文章说三道四……但是，我很高兴你把信息传递出去。你手里掌握着这个病的疗法，只是他们选择了忽视。"

9 《圣彼得堡时报》再次报道了史蒂夫的故事

2009 年 7 月，《圣彼得堡时报》记者史蒂芬·诺尔格伦找到我，询问有关酮体的问题。他参加了那次艾克桑那的新闻发布会，得知那是阿尔茨海默症患者的一种处方医疗食品，后来他又发现他的报纸去年秋天曾报道过史蒂夫和椰子油的故事。我们交流了一会儿，我把那篇报道之前发生的故事给他讲了一遍，于是，他决定再采写一个史蒂夫的后续故事。

阿尔茨海默 我们当地的新闻报道

你们已知道，史蒂夫去年冬天就开始在斯普林希尔地区医院做自愿者，主要工作是往物资上贴标签并帮助卸货。诺尔格伦和该报的其他人来到医院现场采访了史蒂夫并全程录像。所以，在这个故事的网络版上，你不仅可以看到史蒂夫在医院仓库工作的情况，还能看到他下班后在家里的生活，诸如午餐时把一定量的中链甘油三脂油放进他的酸乳酒和在院子里干活的情景。

除了诺尔格伦的这篇报道（见下文）之外，当地有线电视的"海湾新闻 9 频道"也来我家采访并录制了新闻报道。这个报道每隔半小时播放一次，连续播报了 24 小时。你能在电视画面上看到史蒂夫把拖拉机从车库里倒出来并用割草机修剪草坪的情景。

《艰难的阿尔茨海默症之战》

作者：史蒂芬·诺尔格伦，《圣彼得堡时报》特派记者，2009 年 8 月

Alzheimer's Disease

2 日发表

　　这是一种自穴居人时代起就已经存在的大脑营养剂，它可以让人类在只有水而没有其他任何食物的状态下生存下去；新生儿从离开母亲子宫的那刻起就离不开它的滋养。它就是酮体——一种脑细胞的超级燃料——目前正因其可能具有治疗阿尔茨海默症的潜力而引起人们的广泛兴趣。

　　今年3月，一家位于科罗拉多州的公司开始兜售一种名为"艾克桑那"的东西，这是经美国联邦食品和药物管理局批准的治疗阿尔茨海默症的第一种"医疗食品"。它的主要成分是一种饱和脂肪，在人体的肝脏中它会被转化为酮体。与此同时，一位著名联邦科学家目前正研究酮体是否具有帮助士兵们更敏锐思考和提高战斗能力的作用。他希望将来他能把这个研究成果应用到帕金森病和阿尔茨海默症患者的身上。

　　然而，就在我们斯普林希尔，有一位名叫史蒂夫·纽波特的居民。14个月之前，他的妻子利用椰子油中的饱和脂肪对他进行饮食干预治疗，把他从阿尔茨海默症的深渊中拯救了出来。按他自己的话说，"他又活过来了"。当然，这并不意味着"前途一片光明"。椰子油和其他能产生酮体的油脂往往可能引起腹泻和腹部绞痛。心脏病专家会告诉你，它们会堵塞动脉血管。尽管如此，隐藏在酮体背后的科学依然让人着迷。在网上的阿尔茨海默症看护者的留言板上，记录着一个又一个令人充满希望的奇闻。康涅迪克州有一位83岁的老太太，服用椰子油后又能自己穿衣服了。加利福尼亚州有一位62岁的男人，服用椰子油后竟然又能调侃下流的双关语了。而在我们斯普林希尔，史蒂夫·纽波特服用椰子油后又能修剪草坪了，而不是毫无章法地将割草机拆得七零八乱。

　　我们人类身体所需的能量绝大多数来源于糖，而糖则来源于碳水化合物。一旦身体得不到碳水化合物，肝脏就会产生酮体——一些能够作为替代燃料的碳的微小碎片。人之所以能仅依靠水生存大约两个星期，正是因为我们的肝脏不停地泵出酮体。哥伦比亚大学名誉医学教授西奥多·B. 瓦尼塔利博士指出："酮体是进化过程中为应对饥馑而产生出的一种生存机制。"

几年前，瓦尼塔利博士和他的同事们用一种近乎于饥馑的极端低碳水化合物和低蛋白质的饮食方法，对 5 名帕金森病患者进行了 28 天的治疗。结果，患者身体的震颤症状减少了 43%。阿尔茨海默症的早期典型症状之一，就是他们的神经细胞停止对糖进行加工利用并因此死亡。而酮体也许能弥补这一燃料短缺，维持住我们脑细胞的生命力。

今年 3 月，位于科罗拉多州布鲁姆菲尔德的阿克拉制药公司向市场推出了一种名为"艾克桑那"的新药，它可在患者不必忍受饥馑的情况下促使身体生产出酮体。这种药的关键成分是一种被称为"甘油三脂"的饱和脂肪酸，无论我们吃什么食物，我们的肝脏都会把这种脂肪酸的一部分转化为酮体。美国联邦食品和药物管理局并未确认艾克桑那能治愈阿尔茨海默症，但已确认服用它是安全的，认为它能改善特定的营养缺乏症状。

该公司的宣传材料声称：患有轻度和中度阿尔茨海默症的患者在每天服用艾克桑那后，认知能力将得到改善。

美国国家老龄化研究所（National Institute on Aging）的失智症研究主任内尔·巴克霍尔兹（Neil Buckholtz）认为："这是一个非常有趣的概念，看起来确有合理的科学基础。我主要关心的是，他们的临床试验还没有在同行评议文献中发表。"

阿克拉制药公司首席执行官史蒂夫·奥恩多夫（Steve Orndorff）表示，临床试验数据将在几周后发表。艾克桑那是处方药，使用成本大约为每周 72 美元。它可与其他治疗阿尔茨海默症的传统药物同时使用。"这是 15 年来首次为医生们提供的一种通过不同机理的全新疗法。"奥恩多夫说，"一旦我们能证明艾克桑那、椰子油和其他分子确有疗效，我们就将在研究领域中开启一片新天地。"

玛丽·纽波特是斯普林希尔新生儿科的儿科医师，一直努力收集一切与阿尔茨海默症有关的信息。她的丈夫是一位会计，在 55 岁左右的时候开始出现计算错误的问题。

去年，她偶然看到一篇有关艾克桑那临床试验的报告，那还是早在该药获准上市之前。她不愿意等待，立即让自己的丈夫大剂量服用天然的非氢化椰子油……椰子油含有混合饱和脂肪酸。人体的肝脏能将部分饱和脂肪酸转化为酮体，其余部分则游离于血液之中，所以心脏病医生一般都反对服用椰子油。然而，椰子油在史蒂夫·纽波特身上却产生了疗效。"按他自己的话说，就好像有人为他点亮了一盏灯。"玛丽·纽波特说，"他立刻变得神态机敏、笑容满面且幽默感十足了。他变回原来的那个史蒂夫了，他又回来了。"

测试失智症的标准方法是让患者画一个钟的平面图。在服用椰子油之前，纽波特先生画的钟不过是一些乱七八糟的线条。而在服用椰子油之后，他画出的钟渐渐有模有样。去年11月，《圣彼得堡时报》和"坦帕湾网"（tampabay. com）曾报道过纽波特夫妇的故事。

纽波特夫人说，"从那时起。她丈夫的病情就得到了持续的改善。虽然他说话仍然不够顺畅，但他的阅读能力又恢复了，并在她工作的医院里当起了自愿者，还能用割机修剪草坪。在服用椰子油之前，他总是毫无目的地把割草机拆得乱七八糟，把汽油倒进柴油箱里，然后把修剪草坪的事情忘得一干二净。"玛丽·纽波特承认，她还不能准确地指出丈夫病情改善的真正原因。在开始给丈夫服用椰子油两个月后，她又让丈夫参加了一种阿尔茨海默症新药的临床试验。她还开始把中链甘油三脂油和椰子油混合使用。中链甘油三脂油是健美运动员青睐的辅助剂，含有能产生酮体的脂肪酸。

总之，史蒂夫·纽波特每天把6—7汤勺的脂肪油放入食物中服用，超过这个量就会造成腹泻。为了防止动脉堵塞，他妻子已减少了他饮食中的脂肪摄入量。她说，到现在为止，他的胆固醇指数一直没有升高。

理查德·费契博士是美国国家卫生研究院的新陈代谢专家，目前正致力于酮体疗法的研究——酮体本身。美国国防部为其提供了研究资助，目的是想知道把酮体加入士兵们的日常饮食是否能提高他们在战场上的战斗力。费契博士的方法既不是让士兵忍饥挨饿，也不是让他们服用脂肪酸，而是让他们直接服用目前仅限于实验室少量生产的酮体。服用费契博士生产的酮体可极大提高人体血液中的酮体浓度，其水平相当于服用椰子油或艾克桑那的20倍。费契博士称，小鼠实验的结果让人满意，人体实验很快将在牛津大学展开，参试者并不是士兵而是赛艇运动员。他表示，一旦他找到解决批量生产的办法，他希望把研究范围扩展到帕金森病和阿尔茨海默症患者的身上。

玛丽·纽波特在阿尔茨海默症协会网站的留言板上征询椰子油的

疗效后，其他人纷纷开始在自己患病亲人的咖啡和燕麦粥里加入椰子油和中链甘油三脂油。虽然并不是所有患者的病情都得到了改善，但在康涅迪克州的桑迪胡克，83岁的玛丽·赫斯特又能自己穿衣服了。她女儿狄安娜·斯坦迪什说，在服用椰子油之前，她只会整天坐在椅子上发呆，不会说话，"就像一棵植物"。前不久，她居然可以自己走进厨房打开冰箱，这可是她多年都不曾干过的事情。女儿问她想干什么，她毫不客气地回答：拿一块蛋糕，不行吗？

"她显然清楚地记得前一天我给她买了蛋糕。"斯坦迪什说，"太神奇了！"

在加利福尼亚州的圣莱安德罗，罗伯特·康达普在服用椰子油和中链甘油三脂油后话也多起来了。最近，当他妻子格温用电吹风为他烘干头发的时候，他竟然讲起了一个黄色笑话。"我当时激动不已，"她说，"原来的那个他又部分地回来了。"讲笑话和穿衣服虽然只是微不足道的成功，也不足以作为科学研究中的衡量标准，但格温·伊·康达普却毫不在意。她认为："这并不是一种治愈疾病的办法，而是改善生活质量的办法。只要能有一丝一毫的改善，我们就会紧紧抓住不放。"

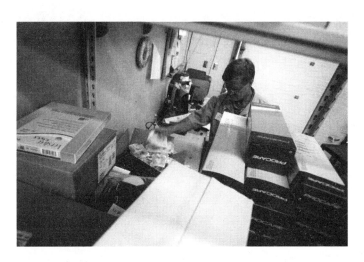

2009年7月，史蒂夫在斯普林希尔地区医院的仓库里做自愿者。（经《圣彼得堡时报》同意复制使用。）

阿尔茨海默 全国性报道

2009 年 10 月，位于加利福尼亚州纽波特海滩的惠特克健康研究所（Whitaker Wellness Institute）的所长朱利安·惠特克（Julian Whitaker）博士在其《健康与疗愈》（*Health and Healing*）上发表了一篇名为《阿尔茨海默症的突破》（*A Breakthrough in Alzheimer's Disease*）的报告，这是我在传播信息过程中取得的又一重大成果。这篇文章长达数页，除概要讲述了我们的故事之外，还讨论了酮体如何给大脑提供替代燃料的问题，并对如何把中链甘油三脂油加入饮食提出了几条建议。看到这篇新闻报道的读者多达 25 万人，还有许多人是通过网上订阅的读者。这篇报道发表之后，我们网站的点击数量急剧攀升，直接联系我希望得到更多信息的人也大大增加。

10　史蒂夫：服用椰子油的第 2 年

开始服用椰子油的第 2 年，史蒂夫的病情还在继续得到逐步改善，尤其是他的短期和近期记忆。这样看来，我们努力的方向是正确的。他还认为，每周两天在斯普林希尔地区医院仓库里充当自愿者的工作对他意义重大。

然而，这个时候的我们却即将进入一个跌宕起伏的时期。

阿尔茨海默 **挫折与恢复**

2009 年 6 月，正当一切事情都进展顺利的时候，我突然得了支气管炎，虽然我竭尽所能避免传染给史蒂夫，但还是未能如愿。在那之前，我们已好几年没有得过重感冒或流感，我把这一成就归结于我们的健康饮食。

史蒂夫连续病了几周，一直咳嗽不断。为了镇咳，他服用了药店里常见的治感冒和咳嗽的药物之一浓缩右美沙芬（dextromethorphan）。通常，都是我亲手把每次该吃的药递到他手里，但有天我上班的时候，他自己用 2 盎司的量杯倒出了满满一杯药，连同感冒药奈奎尔一起喝了下去。直到几个小时之后，我发现了一个新打开的药瓶里只剩下了半瓶药水，才得知他服用了那么大的剂量。他后来也告诉了我，他喝了多少药水，不过他好像一切都还正常，所以我也就没再为此担心。但我还是明确地告诉他，以后不能自己拿药吃，必须由我或者女儿来管理。

史蒂夫被传染上支气管炎几周之后，嘴上长出了许多唇疱疹，尽管他服用了那么多的椰子油，疱疹还是折磨了他一个多月才逐渐消失。在服用椰子油之前的多年里，史蒂夫每年都要长多次疱疹，痛苦不堪。而在这次长疱疹的前一年里，他只长过两次疱疹，每次只有一小颗，疱疹问题已大大地得到了改善。就在这次疱疹出现的那天，他告诉我，他感到大脑的右半部头皮钻心的痛。

史蒂夫在生病期间曾告诉过我，他觉得自己似乎"失去了什么东西"，但又不知到底失去了什么。他夜间起床的次数开始增多，且找不到卫生间的具体位置。他开始出现反穿衣服的情况，这是他以前从未出现的问题。我们一起参加了一次"7月4日"（独立日）舞会，当我们走进舞场后，他却想不起来他的双臂和双手应该放在哪里。

但从另一方面看，史蒂夫依然能够继续做自愿者的工作，也会驾驶拖拉机修剪草坪，他的短期记忆似乎比一年前有所改善。不用说，他身上出现的消极变化让我感到担心，我害怕他无法从挫折中恢复过来。让人感到欣慰的是他最终恢复了过来，只是这个过程非常缓慢。

2009年12月，史蒂夫又能在假日舞会上跳舞了，两只脚都正确地穿着鞋袜，谈话再次变得流利。他的身体显得健壮，没有震颤、视觉障碍和两年前那种迟缓的步态。到2010年1月，他在某些方面甚至显得比生病前的状况还要好。以下是我当时的部分日记：

1月13日

"史蒂夫的状况明显好转，虽然'做事情'还有一些问题，但心情非常愉快，且在个性上以及与我的互动上也很像10年前的那个史蒂夫。昨天晚上，我们一起看了一个经典的电影短片，片中出现梅格·瑞恩和比利·克里斯特尔在一家熟食店里的情节时，他脱口而出地说出了坐在旁边另一餐桌上那位女士的台词：'我就要她吃的那种东西！'真让我大吃一惊!"

2月26日

"乔安娜生日那天，我们到一家日本餐厅就餐。史蒂夫拿起筷子就吃，筷子用得得心应手，让大家都很惊讶，因为大多数西方人几乎用不了筷子。今天，我们一起去了理发店，他喊出了我们的美发师杰姬的名字，向她问好之后又问她的小儿子最近可好。另外，当乔安娜告诉我们她打算去看《阿凡达》电影时，史蒂夫回答乔安娜，这个电影非常精彩，整个场景会向你'扑面而来'（3D 电影）。"

2 月 8 日（史蒂夫的 60 岁生日）

"史蒂夫已不再感到忧郁，通常是一副心情开朗而愉悦的模样。他仍然每周两次在医院仓库里做自愿者，而且还想再多做一些。他已经很长时间没有无缘无故乱拆东西了，也没有把钥匙掉在车库或者做他说的那种'傻'事。他打理我们的庭院，用吸尘器清洁家里的地毯。

"史蒂夫最近告诉我，他觉得他做会计的那些技能都还在，只是发挥不出来了。他已不会使用计算器，甚至连最简单的算术也做不了。他可以读一些文章的片段，但无法阅读长篇小说，因为他记不住故事的情节；他记不清日期和星期；他不能开车；即便是非常简单的事情，如果没有旁人的指导他也无法完成，而且这种指导几乎是面面俱到。多年来，他已经逐步丧失了这些技能，一旦大脑中的通道断绝，他就再也不可能找回这些技能，除非他有能力从头学起并再次掌握这些技能。2008 年春天，核磁共振检查显示他的大脑已萎缩得非常厉害，即使他有幸能在不远的将来用上费契博士生产的酮酯，我们所能期望的恢复在程度上也将是极其有限的。

"尽管不断遇到了这样或那样的问题，但原来那个'史蒂夫'已经归来，这就是他病情改善的最大成果。史蒂夫之所以成为'史蒂夫'，根本之处在于他的独特个性和幽默感，而在 2008 年 5 月他的个性和幽默感又重现了。我的丈夫又回到了我的身边，他没有离我而去。史蒂夫这些方面的特点比多年以来的实际状况都表现得更显著。每天这样的好状态能持续维持好几个小时，我们彼此的关系和互动也变得正常。我们不仅是夫妻，还是好朋友，这使得我们能更容易地应付生活中的各种难题。史蒂夫对自己的记忆力问题和有限能力一直心知肚明，所以我们能公开地谈论他的这些问题。所有这些都极大地帮助了我们共同应对阿尔茨海默症带来的梦魇。"

礼来公司研究项目

到 2010 年 1 月底，史蒂夫参与美国礼来公司的司马西特研究项目已长达 18 个月了。这是一个交叉研究项目，即每过 12—14 个月服用安慰剂的参试者都将转而服用试验药物。这种药已知存在一些副作用，较为显著的是头发颜色的改变。但史蒂夫前期一直没有出现这种神秘的改变，直到 2010 年 2 月初，我们才发现他的发根正在变白。

史蒂夫已受到了其他几种副作用的影响。2 月初他擦伤了皮肤，直到 3 月 1 日也未能痊愈。他刮胡子时割伤了脸，伤口连续 5 天在他睡觉时裂开并流血。他还出现了一个奇怪的小插曲：一天，他差点昏厥，检查发现他的肌酸磷酸激酶（creatine phosphokinase）超标，这种情况通常只有在骨骼肌、心肌或者大脑损伤时才会出现。因为这种药可能对心脏造成影响，所以我们对这个问题尤为担心。幸运的是，在当地急诊室复查后确认，史蒂夫的肌酸磷酸激酶升高是骨骼肌引起的，但其为何会升至如此不正常的高度却无人知晓。

当我们决定参加 3 月 10—13 日在希腊的塞萨洛尼基古城召开的"国际阿尔茨海默症大会"（Alzheimer's Disease International Conference）后，我不得不做出一个艰难的选择：继续参与司马西特研究项目并忍受也许还会出现更严重的副作用，或是停止参与这个项目。考虑到参加这个会议期间我们可能无法得到在美国早已习惯的医疗护理，所以我们还是决定让史蒂夫从司马西特研究项目中退出。很快，药物带来的副作用消失了，他的发根开始长出正常的头发颜色，从而在他头发上留下了一截白色的印记。我们现在知道史蒂夫在试验前期服用的是安慰剂，在试验后期的几个月里才服用了真正的司马西特。所以，后面出现的现象都是这种新药的问题，至少同这种药有关系。

抑郁症再现

就在史蒂夫退出司马西特试验项目几周后的 3 月 23 日，他 87 岁的父亲终因糖尿病和心脏病去世。在父亲去世后的那段时间，可以想象在史蒂夫的心中每天浮现出的各种沉重的感情回忆，使他并未彻底消失的抑郁症再次爆发。在父亲去世两周后，我们回到辛辛那提看望他的母亲，这时的史蒂夫已变得更加沉默寡言，脑子也越发混乱不清。他把自己的母亲称为"奶奶"，好几次都认为他的兄弟们都已去世。

史蒂夫开始对着镜子自言自语，就像他在同他父亲讲话和谈论他的父亲，他甚至把镜子里自己的形象称为"保罗"——他父亲的名字。这些"谈话"的内容一般都是一些愉快的事情。与此同时，入夜后他会在黑暗的窗口看到"保罗"，并因此而感到不安和困惑。我没有企图遮盖卫生间的镜子，因为我相信这也是一个治疗的过程，不过我确实在面朝花园的门口和窗口都挂上了布帘，这样他在晚上会过得愉快一些。对着镜子同自己说话，是阿尔茨海默症发展过程中的常见症状之一，这对史蒂夫说来也是一个令人揪心的挫折。一开始的时候，他告诉我说镜子里的影像脖子以下像他自己，脖子以上像他的父亲（随着年龄的增长，史蒂夫也确实变得越来越像他的父亲）。好几次，当我们同时看着镜子的时候，他告诉我说，我看上去比他想象的要老。

史蒂夫开始出现的另一个问题是，每到睡觉的时间他找不到某些特定的房间。有一段时间甚至我都无法劝说他到卧室睡觉，因为在他的视界，那并非我们的卧室。

我们从辛辛那提回来几个星期之后，他的混乱状况终于向好的方向转变了。4月25日，我在日记中写道："（史蒂夫）比过去两个月的情况有所好转。他把约翰迪尔（拖拉机）开了出来。很显然，他清楚地记得如何操纵这台拖拉机，很快修剪好了草坪。他使用吸尘器也同样熟练，在（医院）仓库里做自愿者也很顺利。我们一起看到了一个新闻报道，说冰岛一座火山大爆发，导致欧洲的航空运输中断。几天之后，他用手指着夕阳对我说，他认为我们天空那时的景象也许是受到了那座火山爆发的影响。"

史蒂夫有时会告诉我，他要往北走去看望他的母亲和兄弟们，而实际上他们所住的辛辛那提距离我们有700英里（1 126千米）远。虽然只要我们告诉他这个事实，就足以阻止他做出这样的尝试，但我们却害怕他会突然走失。所以每当我上班的时候，女儿乔安娜就会主动回家陪着自己的父亲。看护史蒂夫也成为她生活的一部分，尽管这样的生活对年轻的她来说并不公平。她经常说，她照看史蒂夫一定是上天的注定，我对她给予我们的帮助感激不已。

核磁共振检查结果稳定

4月28日，史蒂夫在南佛罗里达大学的同一台设备上又做了一次核磁共振检查，上次检查是在2008年6月。我们耐心地等待了很久，检查结果的书面报告才送达了医生办公室。大约10天后，我们终于得到了一个令人惊讶的消息，书面报告的总体结论是："同2008年6月16日核磁共振检查结果相比较，史蒂夫的大脑状况稳定。"我立即给负责为史蒂夫做检查的放射科医师打电话核实，他明确告诉我，他确信这个结论的准确性。

考虑到2004—2008年史蒂夫的核磁共振检查结果从正常急剧下降到明显萎缩，这次的结果确实让我们始料不及。按照我们的估计，过去两年来，他大脑的萎缩程度应该会进一步加剧。这个结果进一步证实了中链脂肪酸和酮体一直在维持着他大脑的生命力。

在史蒂夫开始服用椰子油和中链甘油三脂油的第一年里，他的病情得到了实实在在的改善。在一些方面，病程似乎逆转了一两年；而在另一些方面，甚至逆转了好几年。第二年，虽然史蒂夫的病情有起伏，但总体情况还是相对稳定。

11　两次海外之旅：希腊和苏格兰

"国际阿尔茨海默症大会"将于2010年3月10—13日在希腊的塞萨洛尼基古城召开。2009年9月，我向大会提交了两个提要。感恩节刚过，我就得知我提出的两个提要均被接受，有关史蒂夫的病例报告作为口头发言（8分钟发言，2分钟问答），另一个作为海报展示。这第二个提要的内容，是47位失智症患者的看护者的报告，即患者服用含有中链脂肪酸（将在第13章中讨论）的油脂后的反应。经过慎重思考并就参会的利弊同史蒂夫、妹妹安吉拉、父亲、费契博士和瓦尼塔利博士反复磋商，我决定前往希腊。我的目的是把信息传播出去，在这样一个大会上向来自世界各地的科学家和医生当面讲述史蒂夫的故事，即便时间相对短暂，那也是难得的重要机会。

希腊之行

接下来的问题是是否带史蒂夫同行的问题。最终是史蒂夫自己做出了决断。他说他愿意与我同行，不愿留在家里让亲戚们照顾。所以，史蒂夫和我们的女儿乔安娜将和我一起前往希腊。一路上，她可以帮助我照顾史蒂夫。从坦帕到希腊的旅途时间长达17个小时，考虑到史蒂夫的实际状况，我认为最好是分段旅行。哪怕一个晚上的睡眠不足，都可能影响到我们的整个旅程。第一天，我们坐飞机从坦帕到了纽约；第二天，早上从纽约飞往伦敦——飞行时间接近7小时；第三天，从伦敦飞往希腊的塞萨洛尼基——接近4小时。这样，我们每天都能保证5—6个小时的睡眠时间，但长达48小时的旅行还是让我们感到疲劳。

在筹划这次旅行的时候，我最担心的一个问题就是随身携带的几瓶中链甘油三脂油和几罐椰子油能否作为托运行李通过安检。为此，我特地给"查理基金会"（The Charlie Foundation，将在第 17 章中涉及）的营养学家贝丝发电子邮件进行咨询，而她的一位同事、儿科医师伊凡杰琉教授恰好就住在塞萨洛尼基。让我感到惊讶的是，伊凡杰琉教授不仅同意帮我购买史蒂夫需要的两种油，还自告奋勇到机场来接我们。在驱车送我们到旅馆的路上，他还带我们参观了几处漂亮的拜占庭时期的教堂。结果我们发现，伊凡杰琉教授也在从事酮体和生酮饮食的研究。

第二天上午，我们来到了会议中心，我拿出我报告的电子文稿光盘登记注册，那里的电脑立即接受并完成了我的注册。我们一起参加了几次会议，但大多数时间我参加会议的时候史蒂夫和乔安娜都待在旅馆大厅里。他们还参加了一个面向失智症患者及看护者的论坛，并在那里结识了来自慕尼黑的可爱的海尔格女士。

我的发言

大会的第一天下午有好几个人做了发言，其中之一是阿克拉制药公司的塞缪尔·亨德森博士，也是艾克桑那的发明者。他的发言也是 8 分钟，题目为"阿尔茨海默症的酮体疗法"。史蒂夫和乔安娜和我一起参加了下午的会议，聆听了他对阿克拉制药公司开展的 AC - 1202（一种被称为"三辛酸甘油酯"的中链甘油三脂）临床试验的情况介绍以及利用某种能够产生酮体的油的基本原理。我感到意外的是，他在发言中提到了我将在下一组发言中就同一个主题的发言。

在会议短暂休息期间，乔安娜和我把 100 份散发材料和幻灯片一起摆放到了发言席上。当然，还有我 2008 年 7 月写的"如果阿尔茨海默症能治却无人知晓？"一文的复印件。我的发言很快结束了，进行得非常顺利。我谈到了大脑中的糖尿病问题以及酮体能作为一种代谢方式绕开这个问题的潜在能力。我把史蒂夫的故事作为例子，向与会者展示了他画的那几个钟，还提供了他数次"心理状态小测试"的得分和酮体水平的对照表。我甚至还谈到了费契博士的合成酮酯所具有的更为广泛的治疗潜力。发言结束后，一些人提出几个很简单的问题："你能用椰子油做菜吗？""其他哪些食物含有中链脂肪酸？""这个疗法对其他患者有效吗？"最后这个问题正好给了我一个机会，使我为第二天的海报展示内容作了一个广告，那上面提供了 47 位失智症患者服用含有中链脂肪酸的油脂后的反应。

100 份散发材料全被人们取走了。会后，苏格兰阿尔茨海默症大会工作小组的人找到我，向我索要当天发言的文稿。一位来自墨西哥的医生告诉我说，他准备当年晚些时候在墨西哥的全国阿尔茨海默症大会上做一个有关这个专题的发言。一名来自日本的医生要求同我和史蒂夫合影留念。我很高兴看到人们能有这样积极的反应，也希望那些听了我发言并理解了其中价值的人能把这一信息传播出去。也许，他们中的一些人会有足够的兴趣和资源对此展开临床试验。

海报展示

第二天，乔安娜身体不适，她和史蒂夫留在旅馆休息，我独自前往会场参加海报展示会。海报展示的展场设在地下室里，因此没有车来车往。我走进展示大厅时，亨德森博士正喝着咖啡。将海报展架支起来后，我走到亨德森博士面前对他说："我们终于见面了！"然后我们握手致意。他告诉我，他昨天听了我的发言，还说："你知道吗，我和你一样也一直努力想把这个信息传播出去。"他说，"阿尔茨海默症协会"已经不允许他在"国际阿尔茨海默症大会"上租用摊位了，他们还发表了一个正式的声明，对医疗食品进行了抨击。我告诉他说，我曾经想在 2008 年"芝加哥国际阿尔茨海默症大会"上租用一个展示摊位，结果遭到拒绝，而我认为被拒绝的原因与阿克拉公司在大会上的展示直接相关。他听后感到非常吃惊。我们讨论了很多有关酮体的事情，我向他询问了许多这一科学领域的问题。我们交谈了很长时间，直到工作人员要为下一场活动搬走所有的桌子而要求我们离开为止。

当晚，我们参加了大会举办的庆祝晚宴，史蒂夫认识的那位新朋友，同样患有失智症的海尔格女士和我们同坐。她说，她希望我们能去慕尼黑，和那里的人们谈谈酮体的事情。晚宴上还举行了几个特别的展示和颁奖活动，之后是传统希腊舞蹈表演和以美国音乐为主的晚会舞蹈乐曲。随着人们纷纷涌入舞池，晚宴达到了高潮，史蒂夫也和我融入了舞蹈。乔安娜走到舞池上方的露台上，一边随着音乐扭动着身体一边拍照和录像！当史蒂夫表现出困倦的神态时，我们已回到了旅馆。刚上床不久，史蒂夫就开始闹肚子，我也没法休息，发生在史蒂夫身上的任何事情都会对我产生影响。

第二天上午，我到展场把海报收了起来，史蒂夫的肠胃不适也明显缓解了。我们沿着塞萨洛尼基的海滨漫步，悠然地度过了几个小时。第二天，我们前往雅典。这主要源自我的希望，我在大学时曾学过4年的希腊文学，一直希望有朝一日到访希腊时能去看看这个卫城。站在卫城俯瞰雅典的景色，美不胜收。

经雅典、伦敦、纽约回到家乡

我们从雅典飞往伦敦，在那里待了两天，然后飞往纽约。这期间史蒂夫的情况又如何呢？说实话，那真是犹如梦幻甚至梦魇一般！这几天，我们一直使用着公共交通工具，从机场开始，接着是出租车、地铁系统、公交车等。我尽可能地抓住史蒂夫的手，乔安娜也一直警惕地观察着他的举动。每次上楼梯或自动扶梯时，我会告诉他紧跟在乔安娜的后面，我负责殿后。"快走，史蒂夫！"和"快走，爸爸！"的话不断重复。我想，在多数时候史蒂夫并不知道我们在哪个城市，所以我每到一个地方都要反复提醒他。一次在雅典的大街上，他看着希腊文的路牌告诉我，这里是俄罗斯！

在伦敦期间，史蒂夫最喜欢的景点是杜莎夫人蜡像馆。一天，他的状态特别好，整个白天都在愉快地欢笑。入夜后，我们坐上了135米高的"伦敦眼"摩天轮。我正打算欣赏一下伦敦的夜景时，史蒂夫开始不配合了，好几次试图离我们而去。我们只能不断地安慰他，告诉他没有危险。回到旅馆后，想起过去的幸福时光，我禁不住悄悄地哭泣。我怀念他那张欢乐的笑脸，像往常一样，每当这个时候我都会格外担忧自己再也看不到他的笑脸，担忧他再也不能好转。第二天早上，史蒂夫醒来后脸上又挂满了微笑，说起话来也正常而欢快如初，我那颗悬着的心才放了下来，我庆幸自己的丈夫又回来了。也许，由于走路太多，他的肌肉消耗了摄入体内的大多数酮体，使大脑得不到足够的燃料；也许，他只是太累了。我显然对他那样的病人期望过高，以为他能像我一样享受跑遍塞萨洛尼基、雅典和伦敦的乐趣。虽然那天我们过得比之前愉快，但当天色黄昏的时候，乔安娜和我还是一致决定结束伦敦的旅游。经过7个小时的飞行，我们于次日回到了纽约。在我们的侄女安娜的陪同下游览了几处景点。第二天，我们终于回到斯普林希尔通往我家的车道上时，我们三人欢呼起来。

回家后，我做出了一个重要的决定：以后如果再有这样的旅行，我们必须直飞目的地，然后再直飞回家，再也不去做什么跑马观花的旅游了。我们为旅游付出的代价已远超获得的享受。我们是一边生活一边学习，6个月后，我将再次遇到同样的经历。

前往苏格兰

2010 年夏初，我得知了"生酮饮食第二次两年期大会"（Ketogenic Diets 2nd Biannual Conference）将于当年 10 月在苏格兰的爱丁堡召开。这个大会是"癫痫及其他神经系统疾病饮食干预国际研讨会"（International Symposium on Dietary Interventions for Epilepsy and Other Neurologic Disorders）的一部分。我还得知，大会组织者将考虑探讨利用中链甘油三脂油引发酮症治疗阿尔茨海默症的问题。你们可能还记得，酮症即人体分解脂肪作为替代葡萄糖的能量的过程。当时，我已经获得了 60 位失智症患者的看护者反馈的大量信息，所以我向大会提交了这些报告的概要以及我对史蒂夫病例的研究情况的概要。

大会科学委员会很快就接受了这两个概要作为发言和海报展示的内容。于是，我又面临了几个艰难的抉择：去还是不去？如果去，是带上史蒂夫，还是把他留在家里另找人看护？

一时间，我几乎认定自己不能参加苏格兰的大会了。然而，我的好几位同事都积极地鼓励我，希望我想办法克服困难前往苏格兰。其中之一是多米尼克·达戈斯蒂诺（Dominic D'Agostino）博士，南佛罗里达大学的副教授。达戈斯蒂诺博士曾治疗过一位来自英国的严重难治性癫痫患者，他通过生酮饮食疗法帮助这位患者彻底摆脱了癫痫的折磨。这个成功案例后来引发了用生酮饮食法防止海军潜水员罹患癫痫病的可行性研究。达戈斯蒂诺博士有一个非常有趣的实验室，其中的小型高压舱可用做动物研究试验，能够运用惊人的常染色体技术开展相关研究。自 2011 年以来，达戈斯蒂诺博士和他在南佛罗里达大学的同事一直在开展通过限制卡路里摄入量、生酮饮食和酮酯对患有阿尔茨海默症的小白鼠进行治疗的研究。不仅如此，他还同时开展了用酮酯治疗癫痫、氧中毒、癌症、辐射和颅脑损伤的动物试验。如果这些动物试验取得积极成果，就更有希望获得资金开展人类临床试验。

我最终决定参加爱丁堡大会，但是否带上史蒂夫同行却让我犯难。权衡各种方案的利弊后，我认为把史蒂夫留在家里或许更让人担忧，而乔安娜也乐意再次与我们同行以为我们提供帮助。

以简单为原则

10 月 3 日，我们搭乘夜航航班经亚特兰大飞往阿姆斯特丹，次日上午飞往苏格兰的爱丁堡。从坦帕飞往英国的所有航班都是夜航，机舱里拥挤而嘈杂，我们都没能休息好。我带了一个电子图书阅读器，存储了供我阅读的材料和供史蒂夫戴耳机听的音乐，以便消磨时间。虽然睡眠不足，史蒂夫却应付得非常好。当然，通过安检的时候总会有一些麻烦，比如向安检人员解释史蒂夫的病情等。

经过 16 个小时的旅行，我们终于在爱丁堡一家旅馆住了下来。这里离举办大会的饭店有两个街区的距离。我们住的是一个两居室的公寓房，带有一个设备齐全的厨房、用餐区和一个起居室。厨房里摆放着一个装满早餐食品的篮子，冰箱里还有牛奶和果汁。街角处就有一家出售有机蔬菜的杂货店，可以在自己的房间里轻松享受早餐和午餐。到达旅馆后，我们本想午休一会儿，但街上喧闹的声音让人难以安睡。我们干脆来到大街上，在这座城市里走走看看。我们早早地吃了晚饭就上了床，一觉竟睡了 14 个小时。当晚刚躺下不久，史蒂夫就做了一些有趣的噩梦，说自己梦到了口中喷火的大蛇，不过之后又进入了梦想。后来有一天，我们和其他参会者共进晚餐时，他又有一阵子出现了幻影，在饭店漆黑的窗口看到了其他影像。除了这两件事情以外，在爱丁堡的那段时间，他表现得非常棒。

在那三天里，我参加会议的时候，乔安娜和史蒂夫每天均要花费好几个小时探访这个美丽的城市。从我们的旅馆步行到大会会场只需 6 分钟的时间，每天中午我都会利用午餐的短暂时间赶回旅馆看望史蒂夫的情况。晚上，我们一起探索这座城市，在"皇家一英里"大道上寻找独具特色的饭店，享受美味的苏格兰菜肴。

建立联系

出发前，我准备了一个酮体和生酮饮食研究人员的名单，希望能在这次大会上同他们见面。他们中的大多数人也将在这次大会上做专题发言。我自己则带来了一篇论文，主题是关于开展用酮体治疗新生儿疾病研究的想法，我同埃里克·科索夫（Eric Kossoff）博士、艾琳·文宁斯（Eileen Vinings）博士和亚当·哈特曼（Adam Hartman）博士进行了交流，他们都是来自约翰霍普金斯医学院的小儿神经科医生，都在从事生酮饮食的研究。专家们发言的时候，我做了认真的记录，这次大会让我学到了很多知识。除了传统的高脂肪、低碳水化合物和低蛋白质的生酮饮食外，一些患有严重癫痫的病人还通过相对宽松的生酮饮食疗法彻底摆脱或者极大地降低了癫痫的发作，这些疗法包括改进的中链甘油三脂油生酮饮食疗法，改进的阿特金斯健康饮食疗法和低血糖指数饮食疗法等。这些改进了的生酮饮食疗法有一个共同点，即比传统生酮饮食疗法降低了酮体浓度。这就意味着，一些人通过摄取中链脂肪酸获得相对较低浓度酮体的患者同样能获得疗效。如果患有严重癫痫的病人能够对较低浓度的酮体产生疗效，那么诸如阿尔茨海默症、帕金森病和颅脑损伤等神经疾病患者是否都有可能对这种简单的饮食干预疗法产生疗效？

托马斯·塞弗里德（Thomas Seyfried）博士是波斯顿学院的生物学教授，也是用生酮饮食疗法治疗脑癌研究的先驱人物。他在这次大会上做了一个非常精彩的报告。塞弗里德博士发现，某些癌症——比如特德·肯尼迪参议员患的大脑恶性胶质瘤（brain tumor glioblastoma）——在接受相对短期的生酮饮食疗法后，肿瘤的体积可萎缩80%。这样一来，就为实施手术摘除肿瘤提供了潜在的可能性，这正是目前治疗大脑恶性胶质瘤的最佳选择。塞弗里德博士解释说，大多数癌细胞只能利用葡萄糖作为燃料，而不能利用酮体作燃料。因此，如果你最大限度地降低碳水化合物和蛋白质的摄入量（人体能够利用蛋白质制造葡萄糖），肿瘤就会因其细胞得不到足够继续生存的能量而萎缩。而人体的大脑和其他器官则不会受到伤害，因为他们能利用酮体作为燃料。塞弗里德博士和他的同事们已发表了这样的一个案例报告，一位65岁的患者在经过2个月的生酮饮食疗法后，正电子扫描（PET）或核磁共振扫描均未发现肿瘤。在海报展示期间，我有机会同塞弗里德博士进行多次交谈，他积极鼓励我把史蒂夫的病例报告提交给某个科学刊物公开发表。

大会结束的当天下午，我们启程回家。这次是先飞往阿姆斯特丹，在那里的机场旅馆休息一宿，14 个小时后转机飞往美国。我很高兴我们做了这趟旅行。

12　史蒂夫：服用椰子油的第3—4年

2010年春天，是史蒂夫服用椰子油的第3个年头。我在日记中写道："我们唯一的希望就是：坚持不懈、严格食用含有中链脂肪酸的饮食，确保史蒂夫的大脑获得足够的酮体，从而为他解除这场噩梦。这种状况还能持续多久？我不知道问题的答案，但我相信我们已成功地将他的病情延缓了2—3年。在某种意义上说，延缓的时间也许还能更长。"如果情况向好，我们还能共享彼此陪伴多年的时光。我常常在心里对自己说，我们只要能保持目前的状态，就能在与阿尔茨海默症的斗争中取得胜利。在满怀希望地等待理查德·费契博士的酮酯问世的同时，我们下一步的最佳战略就是继续实施我们的健康饮食疗法，通过服用椰子油和中链甘油三脂油为史蒂夫的大脑提供替代燃料。这将有助于史蒂夫在罹患阿尔茨海默症的情况下获得最好的生活质量。

第3年：挫折和恢复交错并行

史蒂夫在服用椰子油第2年年末出现了一些新的症状，这无异于提醒我们：至今为止，我们对导致阿尔茨海默症的病因仍不明朗，对其病症如何治疗知之更少，而病情却肆无忌惮地发展着。由于他父亲的去世给他的病情带来了重大打击，我们不得不艰难地做出了让史蒂夫停止从事自愿者工作的决定。

2010年6月，我读到了一个研究报告，说音乐疗法对阿尔茨海默症患者有好处。于是，我在电脑里存入了大量巴瑞·曼尼洛、尼尔·戴蒙德、贝多芬和甲壳虫乐队等史蒂夫最喜欢的音乐专辑，以及他最喜欢的《屋顶

113

上的提琴手》、《南太平洋》和《歌剧魅影》等音乐剧的音乐集。结果，我们再次发现了史蒂夫对音乐的强烈喜爱。每当音乐响起后，他就会跟着曲调吹口哨，很显然，他还记得那些曲子。每当我问他是否听一听音乐的时候（比如《南太平洋》），他就会用口哨吹出这部歌剧里的主题曲。

7月，我碰到了语言治疗师安德莉亚，她对阿尔茨海默症和中风患者非常有经验，于是她开始帮助史蒂夫。7月14日，我在日记中写道："安德莉亚告诉我，他们一开始并不顺利，但后来非常理想。他从20幅动物照片中立即说出了16种动物的名字。剩下的4种动物遇到了麻烦，并非是他说不出其物种的名字，而是纠结于物种亚种的名称（比如：'卷尾猴'是'猴子'的一个亚种。他不想说'猴子'，而想准确地说出'卷尾猴'）。"

礼来公司药品试验项目失败

8月17日，我接到了礼来公司司马西特药品试验项目的护士打来的电话。该公司通过对18个月的试验数据研究后发现，这种药不仅会增加患者罹患皮肤癌的危险，还使患者的病情持续加重了。这一结论是通过"阿尔茨海默症认知评估量表"测试和"基本日常生活活动能力"测试的结果得出的。这一结果在一定程度上解释了2009年冬末和2010年初春史蒂夫出现那些新病症的原因，我记得那正是他从服用安慰剂转为服用真药的时期。听到这个结论后，史蒂夫的第一个反应是：他们是不是应该赔偿我100万美元？这说明他特有的幽默感还未丧失。我的第一反应是宽慰，因为我们在3月初就退出了试验。史蒂夫在参加这个药物试验的19个月中，前12—14个月一直服用的是安慰剂。在第一部分研究的过程中，史蒂夫在认知能力方面的测试情况是："阿尔茨海默症认知评估量表"测试表明从2008年7月23日至2009年5月9日，他的认知能力提高了6分（总分为75分）。礼来公司的报告显示，服用安慰剂的患者的认知能力在18个月的试验期里平均下降了6.19分。除此之外，史蒂夫的"基本日常生活活动能力"测试显示，他的生活能力在同一时间段里提高了14分（总分为78分）。

具有讽刺意味的是，中链脂肪酸帮助史蒂夫极大地改善了认知能力，使他达到了参与药物临床试验的标准，而这个药物试验反而加重了他的病情。

痛风与强的松：又一个挫折

在 2010 年夏秋相交的日子里，史蒂夫的状况一直稳定，至少再未出现新的病症。然而，随着圣诞节即将来临，史蒂夫又遭受了另一次挫折。

圣诞节前夕，我们又遭遇了一次寒冷的天气，这在佛罗里达州并不常见。我们到老朋友家参加聚会，然后又跟着大家一起到朋友的邻居家里唱圣诞歌。史蒂夫跟着我们一家一家地走，一路开心地吹着口哨，那一晚，我们过得非常愉快。第二天起来，他右脚的大脚趾开始疼痛——预示着痛风发作了。体内尿酸水平过高的人会罹患痛风，尿酸有时会在人体的某些关节处形成结晶体，尤其是在人体温度最低的大脚趾部位。寒冷天气常常会诱使痛风发作。我立刻带他去看医生，医生给他开了一些强的松，这种皮质激素类药物通常能在几天内缓解患者的疼痛并消肿。由于强的松存在一些副作用（比如失眠、抑郁、思维混乱等）且都与免疫系统相关，我对史蒂夫使用这种药还是存有顾虑。不过，我完全没料到后来会发生严重的问题。

大约在史蒂夫服用强的松后的第 4 天——通常，用药量会在几周时间内逐步减少——他右脚大拇指的疼痛和肿胀消失了，但却开始在屋里不停地来回踱步且情绪紧张。他拒绝洗澡，拒绝换衣服，晚上也不睡觉。他开始不停地回想他的父亲；盥洗间对他而言突然变成了一个神秘莫测的地方，每次使用前都必须由我为他详细解释一遍，尤其是在夜深的时候他的疑虑会更为严重。2011 年 1 月 1 日，我在日记中写道："史蒂夫就像要从高高的悬崖上摔下去一样，就连我自己也有了这样的想法。我不知道如何才能熬过这关，这种状况是否是未来的一瞥？这是否会成为我们无法摆脱的常态？"我心爱的史蒂夫已变成了一个我完全不认识的人。

因为史蒂夫脚趾的疼痛和肿胀已经消除，所以我们决定减少服用强的松的剂量。到 1 月中旬，他逐渐停止了无休止的踱步和幻想，令人愉快的举止和幽默感又回来了，我心中的疑虑也终于有了答案。尽管史蒂夫似乎每次都能从挫折中恢复过来，但每次这样的经历都会从他身上带走一些东西，也总会留给我们一些需要应付的新问题。我们再也不会使用强的松了。

4 月初，我们回到辛辛那提看望家人。像往常一样，我们同我的父亲和他的妻子住在一起。在自己家中，我们睡的是一张由两张床并排拼接而成的"特大号双人床"；在他们家里，我们只能睡在一张较小的双人床上。通常情况下这并无太大的问题，然而，这次我们却遇到了麻烦——无论我如何解释，史蒂夫也不愿上床睡觉。他告诉我，他很担心。我问他："担心什么？"他回答："我不想再生孩子了。"原来，他担心和我一起入睡会导致我怀孕！我不知如何才能让他明白，我们现在非常"安全"。好在父亲还有一张充气床，我只得搬到充气床，让他独享双人床这事才算解决了。

当我们回到自己的家中，他依然不愿与我同床。于是，我不得不将我们拼接在一起的两张床拉开了大约 6 英寸的距离。每当史蒂夫表现出一种不合情理的行为，则意味着他的病情又发生了变化。

海阿尔茨默英 第 4 年：医院问题

这一次是安定惹了祸。

作为一名医生和看护者，我早就应对患有阿尔茨海默症的丈夫使用安定提出质疑——尤其是在他服用强的松出现副作用之后。但是，这个药是史蒂夫的新医生给他开的，且这位医生是老年病学专家，其文凭、证书皆令人信服。他还是许多阿尔茨海默症患者的医生，所以我理所当然地选择了信任。

不过，这都是后话。我们先回到 2011 年 3 月：史蒂夫终于从痛风和强的松带来的挫折中恢复了过来。在那以后的 12 个月，他的认知能力并未衰减。我认为，为他找一位老年病学专家对他或许有好处。2011 年 12 月 9 日，我首次带他去看了这位医生。经过一番检查，医生认为史蒂夫身上还同时具有轻微的帕金森病症状，比如身体轻微震颤和手臂的"齿轮状强直"。（阿尔茨海默症和帕金森病同属神经退行性疾病，两者的症状或寻存在一些交叉。）当我们谈到史蒂夫在行为方面的问题时，我提到了他每周会有一两次不愿上床睡觉。只要上床的时间稍微超过了我们的常规时间，他就会犯糊涂。我经常要花 1 个小时或更多的时间才能劝说他上床睡觉。作为他的妻子，我长期处于疲惫不堪的境地，总是感到难以应付。每当史蒂夫出现这个问题，也就是意味着我们又将失去一个多小时的睡眠时间，因为无论我们几点上床，他都会在天蒙蒙亮时醒来。

因此，医生建议让史蒂夫每晚按最低剂量的50%服用安定，使他在睡前能放松下来，易于入睡。我认为这个建议是合理的，但我还是等了一周才买药。服用安定三个多星期后，史蒂夫才开始出现问题，故而在初期我完全没有意识到是服用安定所致。

问题最初的征兆

我们愉快地度过了2011年的圣诞节和2012年的新年假期，但就在"700俱乐部"全国联播节目播出了我们故事的第二天（1月6日），我在史蒂夫身上看到了问题的第一个征兆。那天，我们和大女儿朱莉一起在外吃午饭，史蒂夫兴致高昂但却突然满脸通红且汗流不止。他的食物中并无辣椒，餐馆里的温度也不高，所以我想不出他出现这种状况的任何原因。尽管如此，史蒂夫依然很健谈，心情一直很愉悦。

在午餐后的24个小时里，史蒂夫开始不停地踱步和沉溺于过去，就像一年之前那样，嘴里还喋喋不休地讲着话。早上刚醒来的时候还显得很正常，但半个小时之后整个人就会完全变样，一踱步就是1小时甚至更长的时间。他看到任何人都叫他们"戴夫"（他哥哥的名字），甚至也这样叫我，他连最明显的性别差异也混淆了。这种症状的出现和停止都很快，就好像打开或关上开关。突然，他就开始踱步且不停说话；然后，又恢复到我们熟悉的那个可爱而彬彬有礼的史蒂夫。接着，他会向我问好，走上前来给我一个拥抱，就好像什么事都未曾发生。不知道什么时候，那个开关又会打开，踱步和喋喋不休的讲话又再次出现，看不到任何明显的缘由。

他就像《化身博士》中的"杰基尔博士和海德先生（同一个人物）"。在接下来的几天里，这种情况愈演愈烈。史蒂夫同自己的对话往往还会变得急促而激烈。有个星期天，这种状况一直持续了5个小时，我实在难以忍受并开始独自哭泣。他的这种表现同一年前相比既相同又不同，不同之处在于他同时扮演了对话双方的两个角色（他和他的哥哥戴夫，或者他和他的侄子汤米，甚至是他和我）。他会说："史蒂夫，你不能这么做！"然后接着回答："哦，玛丽，我可以这么做！"还会在"玛丽"两个字上加强语气。那天，他至少重复了300次我的名字，但当他面对着我的时候，他又称呼我为"戴夫"。当我在起居室里从他身边经过的时候，他会故意撞我一下，就像在操场上一起玩耍的孩子们那样。

吃饭是另一个大问题，史蒂夫会长时间坐在餐桌前不进食。刚吃了一口就站起来走开了，经过反复劝说才重新坐到餐桌前再进食，反复循环。每一次我都必须起身相劝，然后引导他回到桌前找到他的椅子。所以，每吃一顿饭都要花去 1 个小时甚至更长的时间。不用说，这样吃饭对我而言是艰难的。于是，我决定先把他的饭菜热在一旁，自己先迅速吃完再照顾史蒂夫的吃饭问题。有时候，我会突发奇想：可否为史蒂夫做一个吃饭用的成年人大小的"婴儿座"，让他吃完饭才离开餐桌。不过，我非常清楚这并不现实。

与前一年的情况比较，史蒂夫现在的行为表现在很大程度上都是新症状。1 月 8 日，他的嘴唇上长出了一个热病性疱疹，这使我明确了问题的答案，至少在一定程度上与我的猜想相关联。过去的 8 个月，史蒂夫一直在口服一种抗病毒的药物（伐昔洛韦，valacyclovir），目的是为了抑制疱疹一类的感染。在这 8 个月里，他一直未曾出现过疱疹。伐昔洛韦能有效降低疱疹爆发的概率，但却不能完全杜绝疱疹的爆发。史蒂夫的大脑里也许还存有某种炎症，否则难以解释疱疹的突然出现。

暂时的挫折还是病情的恶化？

4 天之后，史蒂夫的病情——不知是什么病的症状——达到了顶点。我正在另一个房间里工作，我们的朋友和帮手西比尔同史蒂夫待在一起。西比尔 41 岁，性格开朗、精力充沛。我认识她已有好几年了，就在我急需帮手时，她恰巧需要一份额外的工作。她是一个讨人喜欢的"开心果"，史蒂夫同她配合得非常好。有一次，当史蒂夫又出现那种症状的时候，西比尔认为将他带往室外也许能更好。结果事与愿违，史蒂夫来到室外后反而变得更加焦虑，满脸大汗。史蒂夫离开她独自进了车库，接着在那里被绊倒，摔伤了左手手腕。到晚饭的时候，他的手腕已肿得非常厉害，我立刻带他去医院做了 X 光检查。他在医院里不仅表现得非常可爱，还很合作且彬彬有礼。等待做 X 光检查的时候，护士对我们说："我 1 分钟就回来。"史蒂夫调皮地笑了笑，对那位护士说道："1 分钟到了！"我们很幸运，他的手腕并未骨折。

每天晚上的那段时间，史蒂夫的状况通常都很正常，脑子非常清楚，我们相处很愉快，一起坐在沙发上开心地说着话。在这次犯病最初的日子里，晚上上床睡觉也没有遇到太大的困难，但睡觉前上盥洗间则成了问题。我在前面已经讲到，对史蒂夫而言怎样使用马桶以及为什么要使用马桶已成为了一个难题。无论我做多少解释也无济于事，即便他从下午到晚上一直未曾上厕所，我也无法说服他在上床之前先解手。连续几个晚上，我都要花费很多时间劝他上厕所。后来，我放弃了对他的劝说，开始转为夜里带史蒂夫小便，以获得更多的睡眠时间。此外，由于担心他半夜起床发生意外，我特地用门塞固定了卧室通向起居室的门。这样，一旦他打开这道门，我就会醒来。我还在卧室里安装了一个廉价的无线车道警报装置，史蒂夫一起床就会触发安放在厨房里的监视器。这样，我在厨房干活时能随时得知他的情况，及时赶到卧室里为他提供帮助。

在这次犯病后的 10 天，史蒂夫盲目踱步的时间变得更长，而清醒的时间变得更短。晚上想睡一个好觉也成了一种奢侈：他躺在床上不能入睡，长时间喋喋不休地自言自语，时而坐起时而躺下，每小时一次循环……他还会在天蒙蒙亮、第一道微弱光线透进卧室窗户时醒来。此后，再也无法劝说他回到床上。所以，我们总是都疲惫不堪。我不知道这样的境况还要持续多久，我已挣扎在发疯的边缘。那么，这次仅是感染或某种毒性引起的短暂挫折？还是阿尔茨海默症又恶化了？发病两周后，史蒂夫的状况开始得到改善，清醒的时间渐渐超过了不清醒的时间。每天下午过半后，他很少犯糊涂了；嘴上的疱疹也几乎消失了；他的睡眠也得到了改善，我的睡眠也相应改善了。正在他的状况逐步向好时，1 月 21 日，局面再次急转直下。

那天，我们整个晚上都过得轻松愉快。到睡觉的时间，我毫不费力地帮助史蒂夫上了床，我给了他一个拥抱和亲吻，他则对我说他爱我。我并未上床睡觉，因为手里还有一些事情必须处理。1 小时后，警报器突然响了起来。我跑到卧室打开灯，史蒂夫瞪着双眼站在卧室中间，脸上一副惊恐的表情。很显然，他遭受了一次夜惊症，以为我发生了什么可怕的事情，同时又认不出站在他面前的我是谁。我给他倒了一杯水，他一边愤怒地咆哮一边挥手把我递给他的水杯打到地上，还碰倒了床头柜上的台灯。他当时表现得焦躁、困惑且不知所措，我不得不马上叫回了我们的女儿和她的未婚夫，希望他们能和我一起安抚他平静下来。但我们的努力并无成效，我只能叫救护车送他去了医院。

　　救护车到达时，史蒂夫又变得很配合且有礼了，他自己坐上了担架。急救员从我手中接过了史蒂夫的病历和用药清单。看着人们把史蒂夫抬进救护车，再看着救护车带着他疾驰而去，我心里充满了难受，不知接下来会发生怎样的事情。他将在医院里待多久？他还能回到家里吗？如果还能回来，他会是怎样的状态？

<h2 style="text-align:center">从家里到"某所医院"</h2>

　　我之所以把救护车送史蒂夫去的那个医疗机构称为"某所医院"，是因为我不想把这所特定的医院作为谈论对象。我相信，无论他到哪所医院，我们都会碰到同样的问题。我经常看到或听到其他人反映的情况，他们患有失智症的亲人进入医院后，病情却变得越来越严重，不仅糊涂和焦躁的程度进一步加剧，还会出现一些新的体征。等到亲人们出院的时候，他们的状况通常比入院的时候更糟糕。

　　如果人们未曾亲身经历住院治疗，人们或许会像我一样，认为亲人病情的恶化一定是当时导致他入院的那些症状所引起，而不在于失智症本身。我现在才知道，这个问题在相当大的程度上是因为医院的医护人员对失智症患者的特殊需求缺乏了解所致。很多时候，更是因为医护人员没有足够多的时间对每位患者提供细致入微的护理所致。

　　在医院的急诊室里，一名护士给他打了静脉注射管并抽血化验。接着，史蒂夫在我们的陪同下做了 CT 脑扫描，从头至尾他都非常配合。然而，当我们回到急诊室后，他大脑中的那个"海德先生"的开关又打开了。他从担架上爬了下来，再次陷入了焦躁和糊涂的混乱状态。我们好几个人一起上前试图控制住他，他拼命反抗，医生立即吩咐给他注射两针镇定剂。差不多折腾了 1 小时，他才安静下来，渐渐睡着了。凌晨 4 点，护士告诉我们，史蒂夫会在急诊室睡上几小时，他们会密切关注他的情况，等内科医生上班后再决定对他的治疗。所以，她建议我们先回家睡一会儿，等医生确定治疗方案后她立刻打电话通知我们。我们都累坏了，接受了她的意见回家休息。

　　早上 8 点，一位护士打来电话，告诉我史蒂夫已被送进了一个看护病房，我随时都能去看他。我立刻用椰奶和克菲儿为他做了一个思慕雪，再带上了椰子油和中链甘油三脂油一次服用的剂量——从那以后，我每天都会重复这些事情两到三次。到医院后，我看到史蒂夫躺在病床上，双手都被约束带绑住了，不仅手臂上打着点滴，身上还插了导尿管。他的胸腔上连着一台无线监视器的几根导线，病人服的前兜里放着沉重的感应器和电池包。他的脑子仍然不清晰，身体也不时发出颤抖。不过，喝了我带去的思慕雪，他显然很开心，而放在他病床旁盘桌上的早餐丝毫未动。

一位 60 多岁的妇女坐在史蒂夫病床旁的一张椅子上，她将史蒂夫入院后的情况告诉了我。我很快得知她是一名人们称谓的"坐陪"，她的工作就是坐在史蒂夫的身边，一旦发现他想起床或拔掉输液管时即刻通知护士。为严重失智症患者安排 24 小时坐陪人员，是那所医院非常好的做法之一。因为我不可能 24 小时陪在那里（比如吃饭和睡觉）。现在，我知道有人能照顾他，心里踏实多了。坐陪的工作不包括护理，他或她没有责任帮助史蒂夫吃饭或做其他任何具体事务。不过，那位坐陪还是常常主动帮助他，给他喂饭、喝水，尤其是当他的双手被束缚住和在护士们忙不过来的情况下。

史蒂夫 24 小时都有坐陪，夜班人员是一位年仅 19 岁的小伙子，他对史蒂夫非常关心，一直主动提供额外的帮助，配合护理人员和护士们一起精心照顾史蒂夫，尤其是确保他吃到正确和充足的食物。那所医院的膳食部门不知从哪里得到了一个错误的信息，称史蒂夫对奶制品过敏。虽然我尽力更正，但仍然无济于事。到史蒂夫入院后的第二个早上，膳食部的人仍然不知道该让史蒂夫吃什么，于是，给他送来的餐盘上只有两片干面包和一点果冻。那个年轻的坐陪小伙主动给膳食部打电话，要他们给史蒂夫送来几个煮鸡蛋和一些水果，并帮助史蒂夫进食。他一直把餐盘放在史蒂夫病床的旁边，直到我到达医院并帮助史蒂夫吃完早饭后才拿走。

身体上的挑战和挫折

史蒂夫是在一个星期六的凌晨被送进医院的。当时，一位护士曾和我一起坐下，从我这里获取史蒂夫的病史和以前的医生为他开具的药物清单。我当时在药物清单上做了三处更正：一是，盐酸美金刚处方应该是每天服用两次，而不是一次；二是，艾斯能也应该是每天服用两次，而不是一次；三是，关于卡巴拉汀（Rivastigmine）的问题，这种药实际上就是艾斯能的非专利药，医生把它单独开在另一个处方上了，所以我估计以往史蒂夫恐怕一直服用的是这种药的双倍剂量。在那之后很久，一次我偶然查看史蒂夫的病历，发现医生在接收他住院治疗时的记录中写着史蒂夫正在服用再普乐（Zyprexa），这显然是错误的信息。

我们很快得知，史蒂夫用的几种药［治疗阿尔茨海默症的艾斯能以及控制痛风发作的秋水仙碱（colchicine）］都不在那所医院的处方药单上，所以，我必须自己从家里带来并让护士给史蒂夫服用。同时，这还需要得到他的医生的认可。他原来服用的抗抑郁药是依地普仑（Lexapro），而那所医院的药房将其换成了西酞普兰（Celexa）。虽然都是抗抑郁药，但却并不相同。护士对我解释，史蒂夫的主治医师之所以没有开秋水仙碱，是因为这种药"已经不存在"了。事实上，这种药依然存在，只是换了名称。秋水仙碱本是一种已使用了上百年的廉价非专利药，一家药品公司在经过临床试验后，从美国食品和药物管理局那里获得了独家授权，以"Colcrys"（秋水仙碱的新名字）之名在市场上销售（当然，价格猛涨）。史蒂夫的新的主治医生很快又进行了更换，由另一个对他病情毫不了解的医生接手。他向我解释，担心史蒂夫的大脑里有炎症，否则无法解释他为何会突然表现出如此显著的新症状。医生告诉我，他已征求了一位精神病医师、一位神经专科医师和一位传染病专家的意见。我告诉他，希望同这几位医师分别谈谈。

那位传染病医师是一位相对年轻的女士，她每次看过史蒂夫后都会给我打一个电话，我对此非常感激。她很认真地听取我的意见，我告诉她单纯性疱疹病毒（herpes simplex virus）很可能是导致史蒂夫早发性阿尔茨海默症的原因，她也考虑了可能引起类似症状的其他几种感染因素，比如在佛罗里达一带周期性爆发的由蚊子传播的西尼罗河病毒（West Nile virus）。她决定给史蒂夫做脊椎抽液，通过对脑脊液的检查分析以确认或排除这些疾病。同时，通过静脉注射给他使用阿昔洛韦（acyclovir），这是一种抑制单纯性疱疹病毒增殖的药，但并不能完全杀死病毒（到目前为止，市面上还没有能杀死这种病毒的药物）。

众所周知，尿路感染会导致失智症患者精神混乱症状的突然加剧。史蒂夫入院的时候尿液还是正常的，但插上导尿管两天之后，他的尿液开始变得红而浑浊，他已被一种对大多数抗生素都有抗药性的罕见微生物感染。于是，他开始接受大量静脉注射抗生素万古霉素（vancomycin），并同时口服另一种抗生素强力霉素（doxycycline）。其实，从一开始我就困惑为什么要给史蒂夫插导尿管。我每天都要求将他的导尿管拔掉，但直到住进医院整整一周之后，他的主治医师才下令拔去了导尿管。

史蒂夫在接受这些静脉注射药物治疗的第二天，开始了爆发性腹泻，每天4—5次。按照医院里的常规，史蒂夫的床上一直铺有可重复使用的垫子。腹泻开始后，他们又给他穿上了"成人纸尿裤"。由于这种纸尿裤薄且不结实，腿围处没有弹性，所以穿戴并不稳当。史蒂夫经常把它弄掉。（最近这些年为了控制成本，医院对物资、静脉输入液及药物都实行了合同制。但便宜的产品通常效果欠佳，这些成人纸尿裤就是典型。）

在史蒂夫入院后的第2天，一位理疗师来到病房，我正好也在。我们摘下了史蒂夫的尿袋挂在输液架上，帮助他下床在走廊里散步。那时他的体能依然强壮，走起路来腰板挺得很直，没有任何问题。当天晚些时候，我想再次让他下床走动时均会被告知在没有理疗师的陪同下史蒂夫不能下床行走。事实上，理疗师每天只来一次。史蒂夫平时在家里的大多数时间要么站着要么四处走动。在医院里，每天只让他走10分钟显然不合理。结果是，在为期两周的住院治疗期结束后，他的身体已大不如前。

待导尿管拔除后，史蒂夫已失去了上厕所的习惯。入院时，他还很有自制力，而现在在床上大小便已成为一种习惯。我想找个助手和我一起带他上厕所，但效果并不好。于是，我只能自己尝试着把他从床上弄下来带去厕所。这样做是有风险的，因为他现在的身体已变得相当虚弱，我还必须为他举着输液架。"坐陪"有时会给予我们一些帮助，但当我们离开医院后，不会有任何医护人员帮助史蒂夫下床上厕所。我问过"坐陪"，一次也没有。我慢慢发现，医院的人用海绵为史蒂夫擦洗身体、清洗裤子、更换床单并为他翻身，均能在史蒂夫躺在床上的情况下轻松完成，但帮助史蒂夫下床上厕所则非常不现实，这让我感到吃惊。除此之外，史蒂夫在住院的最后几天里又患上了严重的"尿布"皮疹，很可能是由于使用抗生素后产生的念珠菌类酵母菌感染以及长时间坐姿对皮疹部位的压迫造成。皮疹的面积很大，他们为他洗澡时，他会感到疼痛。虽然每次更换尿布的时候都会给他抹上厚厚一层保护皮肤的乳剂，但到我们离开医院的时候，史蒂夫的皮疹已变成了青紫色且非常疼痛。

一天晚上，当我准备离开病房回家时，突然发现史蒂夫手臂插着静脉注射针头的地方肿大起来。这通常意味着注射液的渗漏，即注射针头已扎到了静脉血管之外，注射液渗漏到周围的组织中形成了肿胀。我把护士叫来，让她看了肿胀情况。她告诉我，过一会儿她会来处理，所以我放心地离开了。第二天早晨，我到达病房的时候，夜班护士正准备给输液袋里注射某种药物，我发现不仅静脉注射针头仍然扎在昨天我离开时的同一位置，史蒂夫的整个手臂都已极度肿胀。显然，昨天整个晚上输入的超过1夸脱（946毫升）药液全部渗透到了手臂组织。那天晚上，他通过静脉注射接受了一剂阿昔洛韦，结果注射处出现了几个不小的透明水疱。虽然这些问题并未对史蒂夫造成永久性伤害，但却使他很不舒服，直到几天之后他的手臂才完全消肿。

然而，最严重的问题还在用药上，既包括他服用了的药也包括他没有服用的药。史蒂夫入院时我带去了供他每天服用两次、连续服用一周的艾斯能胶囊。但6天后，我向护士核实时却发现药瓶里剩下的药远多于本应剩下的剂量。尽管药瓶上明确地写着每天服用两次，但史蒂夫在过去的6天里每天只服用了一次。后来，我又把第二周服用的艾斯能带去了医院。护士告诉我，她会告诉史蒂夫的主治医师，拿到每天服用两次的医嘱。然而，史蒂夫出院时，护士将药瓶交还给我，药瓶里的胶囊几乎未动过。在整个住院期间，史蒂夫服用的两种治疗阿尔茨海默症的药中，一种在剂量上被他们减半，另一种则被他们取消了，而那所医院根本没人花时间考虑过这样做对史蒂夫会带来什么样的后果。

史蒂夫入院那天，在急症室接受的第一种药物就是再普乐。按照医嘱是在整个住院期间需要时服用，每24小时最多服用三次，每次间隔时间至少为2小时。虽然医生后来又给他开出了另外两种类似药物，但这种药却一直维持不变。只要护士认为第一种药无效和她认为间隔的时间已足够，就会毫不犹豫地让史蒂夫同时服用第二种甚至第三种药。当这些药物同时使用时，它们各自的副作用会实现叠加。我当时并不知道史蒂夫一直服用再普乐，直到他出院后我查看住院用药记录才发现这个问题。这种药通常是用以治疗精神分裂症的。根据美国食品及药物管理局2003年发布的警告，再普乐有可能引起糖尿病。但礼来公司一直没有向公众公开这一危险，直到2007年一桩重大诉讼案判决后才众所周知。那个诉讼案涉及至少18 000人，他们都声称自己在服用再普乐后患上了糖尿病。由于史蒂夫患有阿尔茨海默症，所以我非常担心他再患上大脑糖尿病（将在第14章中讨论）。开出这种药或其他同类型药时，必须慎重考虑其副作用带来的危害。

　　医生们"非适应症"用药的做法相当普遍，史蒂夫的经历就是案例。也就是说，医生们在某种药品尚未得到美国食品及药物管理局根据临床试验结果而给予特别批准的情况下，为了某种目的将其使用在某一特定人群身上。医生可以适应症外用药，医药公司却不能如此。2009 年，礼来公司承认违法向养老院和其他辅助生活设施销售再普乐，用于治疗患有阿尔茨海默症的老年人的失智症、忧郁症、焦虑症、睡眠问题、急躁、攻击行为和敌意等，而该公司早已获得的证据表明该药对失智症并无疗效。更糟糕的是，美国食品及药物管理局早已明确要求在再普乐的使用说明中提出警告：患有失智症等相关精神疾病的老年患者服用再普乐会增加致死的危险性。

药物的副作用及更多挫折

　　入院后的第 3 天，史蒂夫使用的一种药物就给他带来了明显的不良反应。这种药就是氟哌啶醇（Haldol），它与再普乐一样带有"黑框警告"（black box warning）。美国食品及药物管理局禁止将其用在患有失智症的老年患者身上，尽管如此，他们还是把它用到了史蒂夫那里。几十年来，这种强效抗精神病药一直被用以治疗精神分裂症，但它对幻觉和妄想症等类似病症也有抑制作用。氟哌啶醇在一些患者身上具有镇静和减轻精神运动性躁动（psychomotor agitation）的效果（与精神紧张和焦虑相关的一系列无意识和无目的的运动），而在另一些患者身上却会加重病情。

　　史蒂夫连续几天被注射了四剂氟哌啶醇之后，又改为口服。仅仅口服了两剂后，他就出现了被称为"触发性运动障碍"（tardive dyskinesia）的另一种并发症的症状。那天，当我到达他病床旁的时候，他的脑子很清晰且立刻认出了我。然而，当他开口说话的时候，却不停地努着嘴并紧闭着双眼，他显然无法控制自己的动作。我们都很紧张，护士立即给开这个药的精神病医师打了电话。他来到病房后告诉我，口服氟哌啶醇的患者有时会产生这种并发症，并向我保证通过静脉注射能避免这种现象。我告诉他，我对此仍然非常担心，但他并未改变自己的决定。

　　然而，从那以后，他们从未当我在场的时候使用过氟哌啶醇，而是在我离开病房后的晚上或是深夜，当史蒂夫出现焦虑和烦躁时给他注射。我对此非常担心，因为史蒂夫表现出困惑状态的时间通常不会超过半小时，且总以腹泻结束。这说明也许他仅是需要上厕所，只是自己无法表达。我一次次地向护士和其他助理人员说明这种情况也许只是上厕所的需求，为什么非要给他用药？然而，他们说必须考虑患者病情的需要，而不能仅采取某种简单的处理方式。

又过了几天，史蒂夫的左手开始出现震颤症状，那是一种用手臂使劲拍打的动作，你甚至可以听见他挥手的声音。当他脑子发生混乱的时候，这种震颤会变得更加严重和频繁，每天发作多达 5 次甚至更多。此外，他的身体还会在脑子混乱时大量出汗，头发和床单都会被汗液湿透。最后，以拉肚子恢复正常为结束。当护理助理为他洗澡和更换病员衣服、床单时，护士们都会感到困惑。我曾要求一位护理助理测量过史蒂夫病情发作时的体温和血压，发现两个指标都出现了飙升。然而，史蒂夫出院后我查看了他的医疗记录，护士们的病程记录中只有一次提到了"出汗"症状，且丝毫没有说明出汗的严重程度。内科医生们通常会根据护士的记录决定治疗进程，因为他们必须了解过去 24 小时病人的详细情况。这显然会导致医生的误诊。

史蒂夫在住院之前有过出汗现象，偶尔也有轻微的震颤，但这些症状通常都只是在没有按时服用椰子油的情况下发生。因此，我想他现在出现的这些症状和病情的持续恶化或许是因为使用了某种新药而引起，这是唯一符合逻辑的解释。我开始在网上查找有关氟哌啶醇的资料，结果不出所料，我很快了解到这种药可能引起的各种并发症。史蒂夫至少受到其中三种的影响：静坐不能（akathisia，无法安静地坐着且带有史蒂夫那样的震颤）、震颤麻痹（parkinsonism，常见于帕金森病患者的运动异常症状，如震颤、肌肉强直、拖曳步态、经常性声怯等）和抗精神病药恶性综合征（neuroleptic malignant syndrome，一种危及生命的神经疾病）。

在所有这些并发症中，抗精神病药恶性综合征无疑是最严重的病症。如果不能及时发现并进行有效治疗，其副作用带来的恶果经常会将患者送进重症监护室，死亡率高达 20%。这一并发症的主要症状就是震颤、发烧和出汗（极度出汗可导致严重脱水）；心率、血压等生命特征不稳定，肌肉强直，白细胞计数升高以及肌酸磷酸激酶升高。氟哌啶醇是这些并发症最常见的致病原因，但再普乐和抗精神病药阿立哌唑（Abilify）等类似药物也能引起这样的并发症。当我开始对这些副作用深入研究后，我要求查看史蒂夫在医院化验室的各项检查报告。我发现入院后，史蒂夫的白血球计数升高了50%、肌酸磷酸激酶也升高了不少。

当我得知氟哌啶醇的副作用和史蒂夫肌酸磷酸激酶及白血球升高的情况后，我告诉住院部的秘书，请她务必在史蒂夫的主治医师到来时通知我。医师到来后，我把他叫到病房外交流，告诉他我担心史蒂夫已受到氟哌啶醇副作用的影响，并问他对史蒂夫的肌酸磷酸激酶升高如何处理。他安慰我，这是震颤造成的结果。我问，他为什么会出现震颤的症状？我提醒他，史蒂夫入院治疗前并未出现过这种挥手式震颤的症状，但那位医师并不在乎。他建议，我应该寻找一处合适的康复机构（疗养院）或者辅助生活之家，将史蒂夫安置在那里，因为他认为我无力在家照顾史蒂夫。

现在已经到了必须同更高级别的人谈谈的时候了。我找到了护士长，同她讨论了静脉注射的问题、严重皮疹问题、无人关心和帮助史蒂夫下床上厕所问题以及某些药没有使用的问题。在此之前，我对所有医护人员都保持着宽容的态度，仅以史蒂夫的看护者和妻子的身份与他们交涉，从未以医生的职业自居。然而，等到史蒂夫入院第13天的时候，我实在忍无可忍了。

我找来我的女儿以及她的未婚夫，一起讨论他们共同帮助我在家里照顾史蒂夫的问题，他们一致赞同我的看法。于是，我通知史蒂夫的主治医师，我要带史蒂夫回家。又经过了一天的准备，在我的要求下史蒂夫终于出院了。医院的护士们坚信，我们绝不可能在家里照顾好史蒂夫。他们认为，史蒂夫要么很快就会死在家里，要么很快将重回医院。我的观点是，如果我不立即带他回家，他的病情只会越来越糟，甚至丢了性命。1月5日星期天，乔安娜、福里斯特帮助史蒂夫从病房来到了医院大门口，然后又把他从轮椅上移动到了车上——这一切都不容易，因为他的身体已十分虚弱，肢体僵硬、深深地弓着背，几乎已经不能自己走路了。到家后，完全是福里斯特和我把他抬进屋里的。

福里斯特是一个获得了资格证书的助理护士，经过了专业的培训和考试，所以他的专业护理技能正好派上用场，完全能够胜任看护史蒂夫的工作。按照他提出的建议，我列出了一个清单，其中包括用于失禁症的各种物品和一个"步态训练安全腰带"（gait belt）——一种宽大而结实的腰带，上面带有手环，患者步行时缚于腰间，看护者能够轻易地抓住手环防止患者摔倒。我在当地一家医疗用品商店买到了清单上的全部物品。人们平时总是很难注意到这种商店，只有需要时才会发现它们的存在。

每天一点改善

作为一名阿尔茨海默症患者的看护者，无论患者的病情发展到哪个阶段，你都会觉得自己进入了噩梦，就好像落入水中的人拼命挣扎着想浮出水面却突然发现自己已被深沉水下，毫无生存希望。与此相对的是，阿尔茨海默症患者自己的感受也是如此，或许比我们想象的更糟。史蒂夫回到家中后的三个星期是我最艰难的一段时间，就算几十年前我作为住院医师连续值夜班也不曾这样劳累。我每周会拿出一半的时间照顾史蒂夫。乔安娜、福里斯特和西比尔为我提供了很多帮助，我上班的时候，他们三人中至少有两人在家里帮助我照顾史蒂夫，他们和我一样辛苦。我妹妹安吉拉和她的丈夫约翰也赶了过来，帮助我们渡过难关。使我们坚持下来的唯一动力是史蒂夫的病情逐渐得到改善，我们都希望能在黑暗的隧道尽头看到光明，结果我们真的看到了。

回到家里仅几个小时，史蒂夫虽然还很虚弱但却可以半躬着身体在我们的帮助下行走了。他每次都是自己从沙发上爬起，在屋里走上 5—10 分钟。一开始，他好几次毫无目的地从沙发上慢慢移动到地板上，然后四肢着地却不知如何才能站立。史蒂夫虽然只有中等身材，但身体却相当沉重，把他从地板上重新扶到沙发上并不轻松。他那些并发症仍然经常发作：出汗、犯糊涂和急躁、说话前言不搭后语，每次发作都会持续半个小时至两个小时不等。结束时同样伴有腹泻，有时在厕所里，有时则拉在身上。你可以想象，每次我们成功说服他到卫生间解便后的巨大喜悦心情。

史蒂夫一回到家里，我就让他按照更为严格的规律生活，再也不能像在医院里那样无法管理。我必须确保他一日三餐和睡觉前都服用椰子油和中链甘油三脂油。回到家里的当天晚上，我为他准备了一餐几乎都能用手抓着吃的食物，比如切成块的鸡肉和蔬菜，尽可能让他吃起来容易一些。大约两个小时之后，他终于吃完了晚饭，这期间我一直陪伴在他身旁。他的表现逐日进步，吃饭越来越顺利，厨房也越来越干净了。

到了回家后的第 3 天，史蒂夫的身体已变得有力多了，走路也能挺直了腰板，每次行走的时间也增长了。这几天来，由于之前的身体虚弱使他出现了驼背现象。每当出汗发作的时候，他会在屋里不停地踱步，完全不能静坐休息。我们观察过，不论他多么精疲力竭，坐下来的时间不会超过

5 秒钟，然后会再次站起踱步。开始的几个星期里，我们经常用一根柔软的布带把他的双腿固定在椅子上，就像汽车上的安全带那样，但他依然会尝试站立，有好几次竟然带着椅子站了起来。

很快，史蒂夫的身体得到了恢复，我们已不再需要步态训练安全带来保护他。震颤现象也几乎消失了。他现在吃饭吃药都已变得轻松。出汗和踱步症状发作的时间也越来越短、间隔时间越来越长。他记起了应该如何上床睡觉，并解决了失眠问题。出汗的问题最后一次发作是在 2 月 23 日，也即停止服用氟哌啶醇之后的第 20 天。

到 3 月 1 日，史蒂夫每天脑子清楚的时间已大大延长，情绪得到极大改善，幽默感也找了回来。到 3 月 9 日，只需略微给予一点帮助他就能自己刷牙和洗澡了。到 3 月 22 日，他已经无需我的帮助就能自己上床睡觉，并告诉我，他感觉"很好"、"很开心"。到 3 月 24 日，那是我们结婚 40 周年的纪念日，他已能走出家门和乔安娜、福里斯特和我一起在饭店里庆贺我们的结婚周年。

我看过有关资料，氟哌啶醇进入人体后会在大脑中大量积累，其浓度比在血液中的浓度高出 20 倍。停止服药后，也需要 40 天才能从大脑中全部消除，其副作用也慢慢消退。在一些病例中，这种药的副作用甚至成为了不可逆的灾难。就史蒂夫而言，这种副作用甚至持续了超过 1 年的时间。现在，他已好了很多，大多数时间都会叫我"玛丽"，叫我"戴夫"的时候越来越少。每天晚上，我们又能像过去那样一起坐在沙发上，一边看电视一边聊天。每当这些时候，他可爱的本性和幽默感就会自由地释放出来。

回顾一下，所有这些问题是由什么引起的呢？最大的可能源自安定，这种药已知的副作用之一就是静坐不能。这也解释了 1 月初史蒂夫为何出现了出汗、踱步和震颤现象，那正是医生给他开出安定一周之后。史蒂夫的精神病医生曾告诉过我们，他通常不会给老年病人开安定或其他苯二氮卓类药物，尤其是患有失智症的老年人。因为这类药会在大脑中积累，可能引起矛盾性反应，造成与预期疗效相反的结果。你们也许还记得，史蒂夫在那段时间还出现了单纯疱疹。我不清楚它扮演了什么样的角色，到底是药物的副作用带来的压力引起了病毒的发作，还是病毒感染加剧了药物的副作用？我们不得而知。

任何医院的失智症患者都有特殊需要

影响到对史蒂夫治疗的主要问题之一，就是医生和护士如何看待他的病情，我对此深有感触。当他们在医院里第一次见到史蒂夫的时候，他躺在病床上，正处于镇静剂作用下的昏沉状态，双手被约束带束缚住无法自己吃饭。他当时的大多数时间脑子都不清楚，所以当他们与他交流时，他说出来的话颠三倒四。他们并未见过仅几个小时之前的史蒂夫，那个能四处走动、有说有笑、能吃饭、有自制力，能用吸尘器打扫房间、帮助收拾餐盘、脑子总体清楚，睡觉前会拥抱和亲吻妻子的史蒂夫。站在他们的视觉，没有可参照的背景，所以史蒂夫在他们眼里仅是另一个患有失智症的老人。史蒂夫只能整天迷糊地躺在床上，完全丧失了自理能力。实际上，有一位医生确实曾在史蒂夫的病历中这样写道：史蒂夫已"没有日常生活活动"，他已失去了生活自理能力。这种判断无疑影响了他们对他的治疗和护理。

为了尽可能多地榨取利润，医院的管理者不得不严格控制病人和护士在数量上的比例。也就是说，护士和护理助理人员被限制在了最低人数，他们没有多余的时间为失智症患者提供哪怕是最基本的护理。有些时候，一名护士要护理10名甚至更多的患者，他们心有余而力不足。事实上，他们给自制力尚未完全丧失的人插上导尿管会使他们的工作变得轻松。即使病人在床上大便，用海绵给他们擦洗身体再更换床单也并不复杂。简言之，这是他们能为病人提供的最大帮助。理疗师每天只能到病房一次，每次带着患者下地行走的时间仅为5—10分钟，完全不能满足患者需要的最低活动量。通常情况下，医院里每个护理楼层病人的饭菜都是同时送达，所以在吃饭时间里护士和护理助理不可能做到一一帮助病人进食，确保其食用合理且足量的饭菜。医院在给护士分派病人的时候，应给他们留出一些额外时间，以保证他们有时间为我们的亲人提供基本的护理，比如监督他们吃到足量的饭菜、带他们下床散步和使用洗手间。

在史蒂夫住院期间和出院之后，我曾想，有多少患有阿尔茨海默症或其他失智症的患者被送进了医院或者辅助看护机构？他们有多少被服用了氟哌啶醇、再普乐或阿立哌唑等镇静或其他控制行为的药物，使得病情恶化甚至致死？又有多少家庭一直被蒙在鼓里，还以为亲人的死只是病情发展的必然结果？阿尔茨海默症最后阶段的症状通常表现为极端焦虑和攻击行为，我希望有关方面能更多地开展专门的研究，找到有效的治疗办法。

国际医疗卫生机构认证联合委员会（Joint Commission on Accreditation of Health-care Organizations）每年都会发布一系列新的安全目标，希望医院能专注于提高医疗水平。最近几年来，他们建议推广的一些做法都是为减少医疗错误而专门设计的，因为这些错误导致的严重发病率和死亡率已达到了令人难以置信的高水平，甚至那些最负盛名的医院也不能幸免。根据美国食品及药物管理局的统计，自2000年以来，他们已收到了超过95 000份有关用药错误的报告。这些错误已导致了大量的不良事件（死亡和并发症）的发生。很可能还有更多的医疗错误已经发生了，因未对病人造成明显伤害而被人们忽略了。我希望国际医疗卫生机构认证联合委员会能尽快开始关注失智症患者的特殊需要，以此作为推动医疗质量改善的整体战略的一部分。

为了改进医疗质量，某所医院与其他医院一样，拥有一个专用的计算机系统，提醒护士按照《用药管理五正确》（Five Rights of Medication Administration）的原则管理药物。即按照正确的流程、正确的剂量、正确的时间给正确的病人服用正确的药物。护士们随身携带着一个无线装置，只需扫描病人佩戴的手环就能查证该病人是否已服用或未服用某种药物。

尽管这些安全措施早已存在，但史蒂夫还是多次未服用本该服用的治疗阿尔茨海默症的药物。在用药记录上，护士一次次地把没有用药的情况记录在案，记录原因均为"先前已服用"。实际上，记录中连续5天未曾使用艾斯能的任何记录。医院或许是出于好意，为实施这一改善医疗质量的系统不惜花费重金并对员工进行大量培训。但这些措施能否减少病人在治疗过程中遭遇的不幸，最终还是取决于护士的个人护理表现。

失智症患者的用药效果仍然是一个需要进一步探讨和研究的问题。史蒂夫的精神病医师曾向我解释过，人类在从儿童到成年的过程中，大脑会不断长出一层层新的细胞层。这些细胞层会将其他特定区域置于自己的控制之下。所以我们在正常情况下不会像两岁的孩子那样稍加挑逗就使劲挥舞双手、踢腿和咬人。随着大脑的不断萎缩，我们患上失智症的亲人会逐渐丧失大脑中的这些保护层，从而使原来被控制的内层重新获得了控制权。就像葡萄糖一样，药物也需要进入特定受体的细胞才能发挥作用。如果无法进入正确的受体，药物极可能依附在其他受体上形成阻塞或造成某些特定的效果，就像我们在史蒂夫身上看到的情况那样。他在医院里服用的氟哌啶醇和其他类似药物引起了震颤麻痹（以及其他一系列严重副作用）。

对那些掌握着氟哌啶醇等药物处方权的医生们，必须让他们对这些药物的适用范围有深入的了解，且必须知道什么时候适合用药、剂量多少合适、药物的副作用是什么。医院里的药剂师必须对每个病人的处方药进行审核，确保药单中没有两种及两种以上的同类药品造成副作用叠加的危害，还要防止不同药物存在相互作用从而导致负面结果的可能。负责发放药品和护理病人的护士们也必须了解药物潜在的副作用，一旦发现病人出现这些副作用时，能立即向医生提出警告。当一名病人的病情出现异常，医生和护士应加强对药物副作用的认识和判定。

盖里·勒布朗（Gary LeBlanc）是一位和我一样的看护者，他的父亲患有阿尔茨海默症，他照顾自己父亲已有 8 年时间。就在史蒂夫离开那所医院后不久，勒布朗告诉我，他父亲几次住院也有过和史蒂夫相似的经历。一次，他上厕所后回到病房，发现一名护士站在他父亲的床前，正问他吃的什么药，上一次的服药时间。这让勒布朗非常吃惊。勒布朗现在已经是一名阿尔茨海默症问题的专栏作家，还出版了一部名为《在健忘的苦海中挣扎》（*Staying Afoat in a Sea of Forgetfulness*，2010 年版）的图书。他有一个非常好的想法：当失智症患者进入医院的时候，可在他们的手腕上佩戴一个特别颜色的手环，以表明他们患有失智症。在实施这个办法的同时，还要对医院的所有员工普及失智症患者特殊需要的知识。

在各州的管理层面上，医师在更新行医执照时需接受数小时的继续医学教育，必须将风险管理、家庭暴力、用药错误、艾滋病病毒及艾滋病感染等特别内容纳入继续教育课程中。随着阿尔茨海默症和其他失智症疾病的不断蔓延，各州都应对其医生和护士进行继续教育，使他们掌握管理这些病患特殊需要的知识，具备正确用药和及时发现药物不良反应的能力。

阿尔茨海默 史蒂夫目前的情况

许多人会问我，与 2008 年我写下第一篇文章相比，史蒂夫目前的情况如何了。2008 年春天，当时 55 岁的史蒂夫还未服用椰子油，他的病情正日益加剧。他动作迟缓、步态怪异、不能跑动；他经常一只脚穿着鞋另一只脚光着走来走去；吃饭的时候双手震颤，想说话的时候下巴震颤；讲话时总是语塞、难以说出一个完整的句子，我们交流起来总是牛头不对马嘴；他的视力出现问题，已无法阅读图书；他的情绪非常低落，个性和幽默感丧失殆尽；他经常把草坪上的拖拉机拆得七零八落；而我已不像是他的妻子，更像一个强迫他吃饭和吃药的邪恶继母。

在史蒂夫开始服用椰子油的数日、数周和数月后，我目睹了这些症状的逐渐消失，我曾经的丈夫又回来了。在服用椰子油的第 1 年里，他不仅在各种测试中取得了越来越好的结果，生活质量也得到了较大改善。在服用椰子油的第 2 年里，核磁共振成像检查表明他大脑萎缩的趋势已趋于稳定。我们有 2 年的时间成功延缓了阿尔茨海默症的发展，后来他的病情开始出现反复，但这些挫折或多或少都同药物的不良反应有关。2012 年初，史蒂夫因病情突然加剧住院治疗了两个星期，这对他造成了极大的伤害，但即便如此，他仍在很大程度上恢复了过来。同 2008 年我们开始为他提供酮体作为大脑替代燃料之前的那几个月相比，现在的史蒂夫身体显然更强壮。在一天的大多数时间里，他都能在屋里屋外自由活动。

史蒂夫现在仍然在坚持服用椰子油和中链甘油三脂油的混合油：每餐 3 汤勺、睡觉前 2 汤勺。他吃的是低碳水化合物的全食物饮食（whole food diet），尽可能食用有机食品，每天服用 1 汤勺二十二碳六烯酸（docosahexaenoic acid）和鱼油，此外还坚持服用各种维生素和其他补充剂。尽管他每天摄入了大量的油脂带来的热量，但他目前的体重相比之前仍然减少了 15 磅（6.8 公斤），这是一个理想的体重范围。他的甘油三脂水平一直保持在 70 毫克每分升或更低，高密度脂蛋白（HDL：high-density lipoprotein）胆固醇已从服用这些油脂前的 35 毫克每分升上升到最高 105 毫克每分升。以下是他 2012 年最近一次检查的血脂水平：甘油三脂 68 毫克每分升，总胆固醇 163 毫克每分升，高密度脂蛋白 68 毫克每分升，低密度脂蛋白（LDL：low-density lipoprotein）81 毫克每分升，超低密度脂蛋白（VLDL：very low-density lipoprotein）14 毫克每分升，总胆固醇和高密度脂蛋白的比例为 2 比 4。这些结果均在正常范围之内。

最近，有一位女士给我写来一封信。信中说，希望我们的故事能有一个圆满的结局。早在 2008 年初，我就认为自己会在史蒂夫年满 62 岁，我年满 60 岁之前成为寡妇。今天，史蒂夫 63 岁，我也 61 岁了。从椰子油成为我们日常饮食的重要部分以来，至今已快 5 年时间了，我们常常看着彼此说道：我们的生活已得到大大改善。在这 5 年间，我们共同经历了许多事情，包括一些严重的挫折，但我现在仍然拥有史蒂夫。他每天仍会对我展现出欢快的笑脸和爽朗的笑声。他每天都会拥抱我，告诉我他爱我，这让我感到无比幸福。有了这一切，我还想要什么呢？

13　看护者的报告

自 2008 年 7 月我写下《如果阿尔茨海默症能治却无人知晓?》一文以来，我接到了人们寄来的寻求信息的数千封信件和电子邮件。这些人的亲人们都患有阿尔茨海默症或者患有额颞叶痴呆症（fronto-temporal dementia）、后大脑皮质萎缩症（posterior cortical atrophy）、路易体痴呆症（Lewy body dementia）等较为罕见的渐进性痴呆症，以及帕金森病、亨丁顿舞蹈病、多发性硬化症（multiple sclerosis）、躁郁症、青光眼和视网膜黄斑变性疾病（glaucoma and macular degeneration）等各种其他疾病。最初看到眼睛疾病得到改善的信息时，我还感到意外。后来想到眼睛是大脑的延伸以及这些疾病实际上就是负责视觉的专门神经元受到了损害，才明白这并不奇怪。因为，所有这些不同的疾病都有一个共同之处，即危害到了神经细胞的健康。

来信及电子邮件节选

以下内容节选自 2008 年以来我收到的数千封信件和电子邮件，写信人绝大多数是病人的看护者（不过其中也有三人是患者本人）。这些邮件报告了一大批各种年龄及各种神经退行性疾病患者在服用椰子油后病情得到改善的情况。在这些患者中，一些人仅服用了椰子油，一些人服用了椰子油和中链甘油三脂油的混合油，还有少数人仅服用了中链甘油三脂油或者艾克桑那（阿克拉公司生产的一种处方医疗食品）。

78 岁男性额颞叶痴呆症患者

·2008 年 12 月 2 日："我读了你写的那篇关于椰子油的文章，也读了美国食品和药物管理局批准艾克桑那药品……所以想让他试一试这种药……服用椰子油后，他的病情大为改善。"（我建议她在继续等待艾克桑那正式上市的同时购买中链甘油三脂油让她丈夫服用，我还希望她和我继续保持联系，向我提供更多她丈夫病情发展的后续信息。在以后的几个月里，她先后让她丈夫尝试了单独和混合服用椰子油和中链甘油三脂油的不同效果，并最终把每天服用这些油的次数从一次增加到了三次。）

·2008 年 12 月 23 日："我丈夫的记忆力已得到了改善，说话和想起词语的能力也提高了。到现在为止，他已连续服用中链甘油三脂油 30 天了，每天上午 3 汤勺，但做出正确决定的能力尚未得到改善。"

·2009 年 2 月 1 日："我决定试试单独使用中链甘油三脂油的效果，每天早上服用 3 汤勺。我接着发现，他一到下午晚些时候就开始犯糊涂。于是，我又在每天下午让他再服用 1 汤勺，情况马上得到好转。我认为在他身上椰子油的效果更好，所以我还是让他以服用椰子油为主，中链甘油三脂油偶尔也用。"

·2009 年 5 月 19 日："按照你的建议每天服用 3 次（中链甘油三脂油 4 汤勺加椰子油 3 汤勺）。我 5 个月前开始给他服用这些油，因为他那时开始出现了一些怪异的行为，比如把数千美元白白送给别人，把一盒网飞公司的录像带放到烤箱里烤化了（因为他想把录像带上的水擦干），以及把一张擦碗碟的毛巾放进微波炉里并造成起火。自从我开始让他服用这两种油之后，他再没有出现过类似的怪异行为。当然，他还是有问题的，只是不太严重……自从我开始让他服用这两种油以来，尤其是现在改为每天服用 3 次后，他的病情已得到很大改善……鉴于他的改善情况，我认为这些油脂对额颞叶痴呆症有很好的疗效。"

·2009 年 7 月 12 日："他虽然并不完美，但却非常独立……"

77 岁男性阿尔茨海默症患者

·2008 年 11 月 13 日："（我丈夫）开始服用椰子油只有两个星期，但我已能看到在他身上发生的巨大变化。到现在为止最好的一点，就是我的家已连续 10 天保持平静了……我难以相信，如此美好的变化竟然来自于毫不起眼的椰子油。在我眼里，他病情的改善就是一个奇迹。这个星期，他甚至在我的帮助下给我们的宠物喂食，在餐盘上摆放好银餐具、餐巾和盘子（他当了 30 年的飞行员，习惯用餐盘吃饭）。今天早上，他还为自己准备了麦片粥。自今年 6 月住院治疗以来，这些事情就再未做过。"

83 岁女性失智症患者

·2009 年 1 月 1 日：（开始服用椰子油 7 周之后）"我母亲原来总是整天坐在一张椅子上，就像一棵植物。有些时候，她会忘记我是谁……她会看着我父亲问，他是谁……她每天的活动内容仅是从床边走到起居室的那张椅子前坐下……由于服用安理申，她食欲大减，也吃不出饭菜的味道……她的变化实在是一个奇迹。我们发现她已开始缓慢地变得清醒，以前两眼痴呆的目光正变得有神……我们注意到她渐渐地学会认人了，记起我们是谁的次数更多了。慢慢地，她不再反复问同一个问题，还能轻松地四处走动。就在刚过去的这一个星期里，她又有了非常重要的变化——她能自己吃饭了……现在，她每顿饭都能和父亲一起享用且饭量足够……过去她厌恶洗澡，现在她乐于洗澡且享受洗澡的过程。那天，她的家庭护理西尔维娅来到家里，她立刻认出了她。我父母两人都有糖尿病，一直都在吃药，他们的血糖水平目前始终保持在 85—90 毫克每分升（正常值为70—110 毫克每分升）。父亲有一阵子对此还感到不安，因为母亲的血糖从未这么低过。"

·2009 年 6 月 30 日："现在，我妈妈正坐在厨房的餐桌旁做编织活儿。半年前，她根本做不了编织，因为她已不记得编织针是用来做什么的了。"

·2010 年 1 月 1 日："新年快乐！我想把我父母搬来和我同住后我母亲的情况告诉你。我现在可以掌控他们生活的大局，也能控制母亲服用补充剂的情况。她目前每天用 5 汤勺油，即椰子油和中链甘油三脂油的混合油。每天上午，我把两种油等量混合并先后放入她的茶、热麦片粥和高蛋白奶昔里。因为她不愿吞服药片，所以我只能将其他补充剂也一并放入……每当我看到她同父亲坐在一起正常交流，同他们的曾外孙女玩耍且乐在其中时，就会想到你和你做的这件了不起的事情。"

56 岁男性失智症患者

·2009 年 6 月 3 日：（开始服用椰子油且刚转为服用中链甘油三脂油和椰子油混合油，比例为 4∶3——每日 3 次，每次 1 汤勺。）"在过去的几周里，有好几次我竟然完全忘记了我丈夫是个病人，真让人惊讶。我不敢想象当初要是没有看到你写的那篇文章，他的病情会发展到多么严重的程度。他现在每天都有进步，我真心地感谢你！"

·2009 年 6 月 3 日："我们刚拿到了检查结果，他的总胆固醇从 140 毫克每分升下降到了 120 毫克每分升；甘油三脂从 100 毫克下降到了 58 毫克每分升；高密度脂蛋白从 70 毫克下降到了 54 毫克每分升；低密度脂蛋白从 70 毫克下降到了 54 毫克每分升。他开始服用这两种油仅 2 个月时间！"

·2009 年 8 月 20 日："我每个月都看到了病情的改善。他现在又可以参与交谈了，可以独自完成更多的家务事（比如把洗好的衣物折叠起来放进衣柜）。前不久，我们家来了亲戚，弗雷德竟然自己走到后院里生火，帮着一起烧烤食物……他再次融入了我们的生活。他的话多了，能记得白天发生的事情并告诉我，也记得告诉我有人给我打过电话并留了言。最近，他还要我带他去了一趟照相机商店，他向店员准确地说出了他想要的东西以及他想使用照相机的一些问题。"

90 岁女性失智症患者

·2009 年 6 月 26 日："她曾经做过总分 30 分的心理检查，结果只得到了 18 分，真是糟糕透了……过去 1 个月，我几乎每天都会去看母亲，给她吃我用椰子油和中链甘油三脂油做的巧克力，同时让她服用一些椰子油片剂。她明显地表现出有精神了，能连贯地思维，心情也好了许多。上周，我们又带她做了一次检查，她居然得到了 26 分的高分……她现在还参加了锻炼班、教堂礼拜、披萨晚会——这些都是她过去 10 多年来一直像瘟疫一样唯恐避之不及的事情。她很可能 10 年前就患上失智症了，只是当时没有人察觉。"

80 岁女性失智症患者

· 2008 年 12 月 29 日："读了你的文章后，我把它拿给我的兄弟姐妹们分享。在感恩节的第 2 天，我们开始让母亲服用椰子油。我们现在已看到了她认知能力的明显改善。她的医生似乎仍然对椰子油持怀疑态度，不过也承认母亲病情的缓解可能与椰子油相关。"

84 岁男性失忆症患者

· 2009 年 8 月 13 日："我丈夫显得更有活力了。他原本就是一个性格随和的人，现在又能听到他欢笑的声音真好。以前，他成天沉默寡言地坐在那里。这根本不是他的性格，而现在说起话来又滔滔不绝了。早上起床后，他会自己叠被子，把抱枕放到该放的地方，饭后洗涮餐盘并把它们放好——无需我的帮助。以前他会帮着做家务，但都要等我开头做起来才能跟着做。我们 9 岁的孙女总是拉着他玩电视游戏，他虽然眼睛看不太清楚，但他总能逗她乐，爷孙俩始终笑声不断。他的短时记忆仍然有问题，但我也有同样的问题。总体来说，我认为自从他开始服用椰子油以来，病情已大为改善，这绝不是我错误的想象。"

女性阿尔茨海默症患者（年龄不详）

· 2009 年 7 月 2 日："我母亲已处在疾病的最后阶段。她已基本丧失了自己独立做事情的能力。自从她开始服用中链甘油三脂油和椰子油以来……她的病情慢慢得到了改善。她现在虽然还说不出完整的句子，但可以说出单词了；虽然还不能自己走路，但腿脚明显更有力了；她对身边发生的事情更敏感，已不再像以前那样只能呆呆地坐着、两眼无神地看着前方。除此之外，还有一些其他的小改进。"

77 岁女性阿尔茨海默症患者

· "自从圣诞节前（大约 3 周前几天）开始至今，我们一直都在这么做（一有机会就给他妻子的食物中添加椰子油），这已经在她身上取得了明显的效果。她的认知能力大大提高了，开始表现出喜怒哀乐的情绪。"

·2009 年 7 月 27 日："希尔达郁郁寡欢，对任何事情都没有兴趣，对周围发生的一切也毫不在意，做任何事情都需要别人催促和帮助。坐一会儿就要站起来往外走，总想离开失智症养老院回家，好像总是在寻找某个人或某件事；她能认出家庭成员，但很快就会忘记她刚刚见过他们，见到朋友们也是这样。但是，今天的希尔达好像换了一个人，几个人都说她'开朗多了'。她对我们周围发生的事情认识清楚，能识别的人也多了，可以和大家正常交流，对养老院里看护她的人也更加配合了……希尔达住院治疗的时候已忘记了如何站立，也忘记了'如何走路'——似乎是出于害怕的原因。现在的她正在接受理疗，虽然只有 4 天时间，但她的状况已明显得到了改善。"

68 岁男性周围神经病变（Peripheral Neuropathy）患者

·2008 年 9 月 19 日："17 天前，我开始服用椰子油……今天已是我连续 5 天未曾出现疼痛症状，这 5 天的晚上的睡眠质量非常棒……我发现，我已经不用扶着栏杆上下楼梯了。在家里从一个房间走到另一个房间，也不再需要用手扶着墙壁来支撑自己的身体。"

83 岁男性失智症患者

·2009 年 7 月 16 日："（我丈夫）过去尝试过椰子油，我和你一样，立刻就看到了变化。后来我们搬到了北方居住，许多人都告诉我，他的胆固醇过高跟服用椰子油有关。于是，他停止了服用。结果病情出现了反复。没有椰子油竟然会有如此的不同，所以他决定重新服用椰子油。"

27 岁女性车祸后昏迷患者

·2009 年 1 月：我与一位在 2008 年 12 月的一次车祸中遭受颅脑损伤的 27 岁女士的婆婆有过一次交流。她告诉我，车祸发生 1 个月后，医生宣布她的媳妇已成为"植物人"。那期间，任何一点轻微改善的迹象也看不到。所以，他们把她转到了一家康复机构。在那里，她开始3次服用中链甘油三脂油。几天后，她居然苏醒了过来。现在正接受理疗，完全有希望彻底恢复。

72 岁男性帕金森病患者

·2009 年 6 月 20 日："现在……更好的消息是（他）走路更加平稳了，情绪温和，容貌良好；小睡的时间更短，晚上睡眠也很好，偶尔相对差一些。他过去锻炼以后都要小睡一阵……现在只需要30分钟。过去，他服用左旋多巴（Sinemet）或赞多拉（Zandora）之后，药效可维持大约5个小时。他性格倔强，总想再多坚持30分钟，结果身体总会出现震颤，肢体变得僵硬，脸上的表情也非常难看。服用椰子油后，我们留意更多的是时间而非症状。现在服药后，他可以连续6个小时不出现任何明显的症状。"

62 岁女性唐氏综合症和阿尔茨海默症患者

·2009 年 8 月 26 日："服用椰子油和中链甘油三脂油混合油之前的状况是：

1. 吃饭时身体极端向左倾斜（头几乎挨到了放在餐桌上的左手臂）。坐（如果你坐在她的左边，她的整个身体会靠在你身上）和行走时上半身向左或向前倾斜，平衡感极差。

2. 语言表达不清，最糟糕的时候仅有四分之一的内容我们能听得懂。

3. 几乎丧失了个人日常生活技能，做任何事情都需要别人提醒和帮助。

4. 眼睛模糊或目光呆滞。

5. 每个月感冒1次，每次都伴有唇疱疹。

6. 短期记忆完全丧失，长期记忆大部分丧失。记得她的名字和生日，但不记得具体年份。需要提醒才能记住住址和电话号码；需要提醒才能想起我和其他家人的名字；不能辨识自己所在的方位，不明白她为什么和什么时候来到所在地。

7. 头昏、眩晕、湿冷、出汗等时常发作。

8. 体重 117 磅（53 公斤）。

9. 胆固醇正常。

"服用椰子油和中链甘油三脂油混合油后的状况：

1. 身体倾斜综合征完全消失；走路能直行且能保持平衡。

2. 现在她说话……差不多 65% 的内容……我们能够听懂。但是，当她想告诉我某件我们正在谈论的话题之外的事情时，还会出现含混不清的情况。

3. 个人日常生活技能略有改善，能独立完成一些事情且绝大多数事情只需口头提示就能完成。

4. 服用椰子油的首日，她的两眼明显变得清澈且有神。我们发现每当她非常疲倦或者未及时服用椰子油和中链甘油三脂油混合油时，双眼会再次变得呆滞，但比服用混合油之前的状况要好。

5. 自从 2009 年 2 月开始服用椰子油以来，她只得过 1 次感冒和 1 次唇疱疹，那是在我们为了给她加大中链甘油三脂油的剂量而减少了椰子油的剂量之后发生的。

6. 短期记忆略有改善。她记得自己的名字和生日，但仍然不记得具体年份。仅需给予口头提示，就能记起住址和电话号码。还能记起更多其他人的名字并能记住最近刚认识但经常见面的人的名字。

7. 自从开始服用椰子油和中链甘油三脂油混合油以来，头昏、眩晕、湿冷、出汗等症状仅发作过 1 次。

8. 体重增加到了 134 磅（60.8 公斤）。也就是说，服用椰子油后增加了 17 磅（7.8 公斤）。

9. 开始服用混合油 5 个月后，胆固醇略有降低。"

55 岁男性后大脑皮质萎缩症患者

·2009 年 8 月 31 日："我丈夫上午服用咖啡因和椰子油与中链甘油三脂油的混合油 1 小时之后，说话开始变得清晰起来。在下次服用混合油的时间快到之时，说话障碍的问题会再次出现，服用混合油之后则会消失。现在我对自己产生了一点担心，担心自己反复看到疗效或许源自自己的极度期望。而实际上，这些疗效其他人也看到了。我们有一个朋友时隔很久才与我的丈夫见面。几周前，我曾警告他史蒂夫的病情自 5 月以来已严重恶化，希望他下次看到我丈夫时有思想准备。在那之后，我开始对丈夫进行了椰子油疗法……昨天，这位朋友来到我家，见到我丈夫后将我拉到了一旁，不解我之前的说法。直到当天晚些时候（接近再次服用混合油的时间），他才发现了一些病症。现在，每过一天，他的病情似乎都会减轻一点。2009 年 8 月 6 日，满分 30 分的'心理状态小测试'他只得了 18 分。2009 年 5 月，他曾因'认知能力急剧崩溃'（precipitous collapse of his cognitive abilities）而住院治疗（他不能拼写简单的单词，也不能说出完整的句子，丧失了阅读理解能力）。脑扫描检查发现，他出现了'轻度弥漫性脑容量损失'（mild diffuse cerebral volume loss）和'轻度双顶叶萎缩'（mild biparietal lobe atrophy）。现在，他双手的灵活性已恢复，能自己系上座位安全带和鞋带，使用遥控器的能力略有提高。"

·2011 年 4 月 14 日："他已经保持稳定状态长达 1 年多时间了。自 2009 年开始服用椰子油和中链甘油三脂油混合油后，许多技能（如阅读、使用电脑、系鞋带、系座位安全带等）得到了部分恢复，并一直保持到现在。实际上，他的某些运动技能已得到持续改善。8 年多前，我第一次见到他的时候，他走路非常困难。现在，他走路已趋于正常，原来十分严重的笨拙行动消失了。我们住在一个封闭式的社区里，他每天都要独自散步 5.5 英里（8.85 公里），还在社区里认识了很多新朋友。他现在认识的人比我还多，常常回来后告诉我一些社区里发生的故事和他从别人那里听来的各种新闻……有几次，我曾陪他一起散步，结果我很难跟上他走路的速度。从另一方面看，他仍然存在记忆力障碍的问题。不过，我发现倒是他时常会提醒我一些我已忘记的事……他现在每天早上服用 1 袋艾克桑那，上午服用 2 汤勺椰子油，下午和晚上各服用 1 小瓶 10 打兰（37 毫升）装的中链甘油三脂油。自同时服用这两种油以后，他再未出现过唇疱疹。这就是我一直坚持让他服用椰子油的主要原因，尽管他的全科医生始终认为他摄入的油脂太多。"

87 岁男性血管型失智症患者

·2009 年 8 月 11 日："我父亲开始服用椰子油 5 天之后，就能下床和说话了，他又认得我们是谁了。我们眼见着他一天天恢复到患病前的样子……母亲说，这就是奇迹。"至于她父亲服用椰子油之前的情况，这位女士是这样描述的："他整天躺在床上，夜里常常躁狂发作。他不说话，连家庭成员也不认识……他大多数时候一声不吭地躺在那里。服用椰子油的 5 天之后，他突然开口说话并学会了自己下床在家里走动，好像周围的一切都有了记忆，又开始做一些他很长时间不再做的事情。"

91 岁女性阿尔茨海默症患者

·2009 年 8 月 20 日："我已确信只需不到 2 汤勺椰子油就能给我母亲带来帮助。原因在于：她每周都会列出一张需要购买杂物的清单，随着时间的推移，这张清单上的字迹越来越无法辨认。但在她上周将购物清单递给我时，我大吃一惊——非常清楚且几乎没有拼写错误，列出的物品整齐地写在纸上的横线上，那是我所熟悉的母亲的笔迹……通常情况下，她被迫接电话时的声音会非常痛苦。我会在第一时间安慰她，让她从恐惧中解脱出来。上周，我又给她打了电话。一开始，她的声音有些犹豫，但当我告诉她我是谁之后，她立刻高兴了起来，听上去非常愉快……她心情很好很开心，还向'所有人'问好。据我所知，椰子油没有任何副作用，她本人也从未有过任何抱怨。"

女性青光眼患者（年龄不详）

·2009 年 10 月 22 日：（这是患者给医生的信，她同时复制了一份给纽波特医生）"罗伯特医生：我是一名青光眼患者，正在你的医院里接受治疗。9 月初，我的一个朋友给我送来了一篇介绍玛丽·纽波特医生用中链甘油三脂油和椰子油治疗她丈夫的早发性阿尔茨海默症获得疗效的文章……我知道，青光眼和阿尔茨海默症一样同属神经退行性、增龄性、遗传疾病……我意识到大脑的神经元同视黄醛之间存在直接关联……我认为，在我的饮食中加入椰子油，用酮体增加我受损的视网膜细胞获得的能量和摄氧量，从而达到维持甚至改善我现有视力的目的是符合逻辑的做法。

"我丈夫（他母亲死于阿尔茨海默症）和我从今年 9 月的第一周起开始服用椰子油。一开始，我只服用几汤勺……上午、中午和晚上分别服用。第二天晚上，我坐在电脑前时，突然意识到电脑的显示屏变得格外清楚和容易阅读了，同两天前形成了强烈的反差。当时，我还感到很奇怪，通常每到晚上那个时候我的眼睛会感到疲劳。我同时还注意到，显示屏上端的工具条突然变成了粉红色，以前它在我眼里一直是灰白色。实际上，是因为我的眼睛又能看见显示屏上不同方块中的粉红色和淡蓝色了。由于我和我的一个儿子以及他的妻子一起从事电脑生意，所以我当时的第一反应是我的液晶显示器也许坏了……但幸运的是，这可不是显示器的问题。第二天，我发现工具条又变为了灰白色，我决定再次服用椰子油观察变化。在我服用椰子油35—40分钟后，工具条又变为了粉红色。在那之后的几天里，这种情况反复出现。事情已不容置疑：其中必然存在一种因果关系！实际上，现在我已把显示屏上是否显示出粉红色作为判断我体内酮体浓度的标准。一旦粉红色消失，就意味着我应该服用椰子油了！

"目前，我每天服用大约8汤勺椰子油，感觉良好。我的情况同纽波特医生的经历相吻合，甚至连椰子油在她丈夫身上和在我身上产生疗效的速度也相似。我的视力得到改善让我激动不已，这种改善不仅十分巨大且仍在持续。看来，酮体提供的额外能量使我的视干和视锥细胞（rods and cones）大获益处。现在，我又能晚上开车了。两只眼睛在暗处与光亮处互换时的适应速度大大提高。我的景深感觉（depth perception）也得到了改善，走路时也不像原来那般犹豫不决。我认为，是我的中央视觉而不是周边视觉得到了改善。不过，很难对此做出准确的判断。"

·2010年7月12日："我的青光眼病情已稳定下来，目前没有继续恶化的迹象。"

16岁男性癫痫患者

·2009年9月6日："到现在为止，乔已服用椰子油胶囊一个星期的时间，每天3次、每次2粒，再加上我为他调制的有机椰子油柠檬汁。刚开始服用几天后，乔抱怨说感觉不好。没过多久，他每天晚上2—3分钟的癫痫消失了。我相信你的做法大方向没有问题，尽管他今天仍感觉到了几次怪异的轻微癫痫发作，但他却有了阅读的欲望并看完了一本简单的工作簿，这在之前是难以想象的。他今天的两顿饭都是椰子油做的，还吃了椰子冰激凌、喝了椰子汁。他不顾高温天气到室外玩了一会儿飞盘——癫痫没有发作——今天还两次从洗碗机里把碗碟拿出并放好。就在我写这封信的时候，他正在屋里各处把用过的脏杯子收起来清洗。我计划从下星期二开始让他服用中链甘油三脂油。效果如何，我会再写信告诉你的。"

·2009 年 9 月 10 日："我们本来已连续 3 天未出现癫痫，但昨天早上因验血未曾服用抗癫痫药、椰子油、中链甘油三脂油和氨基酸，结果再次出现了癫痫大发作。"

72 岁男性 10 年帕金森病患者

·2010 年 3 月 25 日："格伦当了 50 年建筑师，今年圣诞节刚退休。他现在仍然坚持每周工作 4 天，胃口很好，坚持服用补充剂。我们阅读了所有能找到的有关椰子产品饮食方法的介绍，同时坚持服用补充剂 3 个月。我将饭菜中需要放牛奶的都换成了椰奶，经常做泰国菜。他每天 3 次用餐前皆需服用椰子油胶囊，每次 2 克。加上饭菜中的椰子油，每天的总摄入量达到了 6 克。在同时服用补充剂后，他震颤的严重程度已大为减轻，肠道功能、精神敏锐度和回忆能力大大增强。我们已明显地注意到，每当我们临时缺少椰子油的时候，他的运动功能和精神敏锐度会下降并出现问题。"

具有亨丁顿舞蹈病症状和家族病史的男性患者（年龄不详）

·2010 年 7 月 12 日："我丈夫具有罹患亨丁顿舞蹈病的危险。自从给他服用两种油的混合油（按 4 比 3 的比例配制的中链甘油三脂油和椰子油，2 汤勺）后，情况一直很好。我发现，只要我没给他服用混合油，他就会再次出现无意识的动作和不稳定的步态。曾有一次两种油都缺货，我不得不给他减少服用剂量，勉强熬过了差不多 10 天的时间。我认为，2 汤勺已是维持病情不发作的最低限度。"

·2010 年 9 月 9 日："我只是想把自己丈夫斯托米（已经出现亨丁顿舞蹈病的症状）最近的情况告诉你。大约 1 年以前（我发现他开始有症状的时候），斯托米的妹妹（经检查，她没有亨丁顿舞蹈病的基因）和妹夫前来看望我们。当时，他们就注意到斯托米出现了这个病的病症。因为当时我并未提及这个问题，所以他们也未将自己的发现告诉我。几个月后，他们再次看望我们，仍然没有向我们提及他们的发现。6 个月后是我们的第三次见面，我丈夫和我主动将这件事告诉了他们，同时也告诉了他们如何治疗的事情。斯托米的妹妹这才告诉我们，他们很早就发现了这个问题。直到那个时候我才明白，我并非唯一一个注意到斯托米出现病症的人，也不是唯一一个注意到他的症状正在减轻的人。"

62 岁男性早发性阿尔茨海默症患者

·2010 年 10 月 21 日："根据医生的诊断，我丈夫很可能患上了阿尔茨海默症。2010 年 6 月，我偶然读到一篇关于阿尔茨海默症和椰子油疗法论坛的报道。我决定到网上查阅相关资料，结果查到了你在博客上发表的有关你丈夫的那些文章。我们当即决定尝试椰子油和中链甘油三脂油。经过了大约 4 个月的连续服用，我丈夫的许多症状都得到了明显改善。

"从 2010 年 6 月 17 日到 7 月 28 日，我丈夫开始每天服用椰子油和中链甘油三脂油混合油 3 次，每次 3—4 调羹。6 周之后的情况是：对时间和地点的意识更清楚了；阅读和记住阅读内容的能力得到提高；朗读能力改善；能够发起对话并更容易听懂别人说话的意思，虽然他对有些事情仍然不明白，但持续对话的能力得到提高。许多人都认为，他最显著的改善是对周围的一切更有兴趣和与人交往能力的提高；抑郁症状减轻；工作更容易；震颤症状略有改善。

"从 2010 年 7 月 28 日至 10 月 21 日，我把他服用混合油的剂量增加到了 1 汤勺椰子油和 2 汤勺中链甘油三脂油，仍然每天服用 3 次。一直没有出现过恶心或腹泻现象。其间有一次中链甘油三脂油中断了几天，我用 3 汤勺椰子油代替，也是每天 3 次——结果阅读和短期记忆能力明显降低。到 9 月底 10 月初，短期记忆似乎得到了改善：重复同一问题的次数减少，有几次记起了先前已忘记的名字，也记起了一些事情更多的细节。这完全超出了我的预料，当然这也许只是我个人的感觉。1 年以来，他首次写了几封电子邮件；主动提出要在钱包里放一些钱，以便必要时自己付费。过去的几年中，他从未提出过这样的要求。"

62 岁男性家族性肌萎缩性侧索硬化症患者

·2010 年 12 月 23 日："我等待了 1 年的时间，终于能对你制作的那些录像表示感谢。我之所以等待了这么久，原因如下：我从母亲那里遗传了家族性肌萎缩性侧索硬化症（FALS：Familial Amyotrophic Lateral Sclerosis），她死于1986年。我于2007年初开始发病，2008年9月正式确诊为家族性肌萎缩性侧索硬化症。我最初的症状是右腿臀大肌的主要肌肉和影响跑动及膝盖的相关肌肉萎缩。

"2009年的下半年，我看到了你制作的有关椰子油帮助你丈夫缓解病情的录像。我当即购买了一大箱椰子油，从2009年11月初开始每天服用4汤勺。2009年12月，我把服用剂量加大到了每天6汤勺，并在2010年1月再次把剂量加大到了每天8汤勺。我自认为：'如果一个普通人需要4汤勺，那么我就需要更多！'椰子油给我带来的疗效已持续1年时间了，我把其中的一部分分列如下：

1. 体重趋于稳定，始终保持在68—70公斤（149—154磅）。

2. 右大腿肌肉量增加！开始服用椰子油之前，我伸手抚摸我大腿的后部，能直接摸到大腿的腿骨。现在，我摸到的不是骨头而是肌肉。

3. 右腿的腿围增加了大约四分之一英寸，不算多。但对我而言，它没有继续减少就是好现象。另外，我左腿的腿围也增加了大约四分之一英寸。

4. 右腿现在的感觉同服用椰子油之前大不相同，感觉更有知觉，它已再次成为我身体的一部分。在这之前，它似乎处于沉睡中，没有任何反应。当然，它还是存在问题，只是情况得到了缓解。我很清楚，最早失去的那些肌肉至今也不曾恢复，但我心中充满了希望！

5. 在2009年和2010年里，脚踝和大腿的活动能力已得到一定程度的改善。

"我没有关于这些改善的正式的医疗记录，只有自己的零星日记。不过，根据最近一次验血的报告看，我的胆固醇指标正常！因此，我准备继续每天服用8汤勺椰子油，每月检查一次体重和大腿腿围，观察接下来还会出现什么变化。"

63岁男性早发性阿尔茨海默症患者

·2011年2月15日："1个月前，我们偶然读到了你的故事。我父亲米克63岁，罹患早发性阿尔茨海默症已6年。他的病情已发展到了较严重的阶段，我们担心就要失去他了。他和母亲一起住在自己家里，但我们越来越倾向于为他安排正规的专业护理。就在我对其他各种家庭护理方式展开调研的时候，一篇介绍你的经历的文章就像晴天霹雳那般让我为之一振。在过去的3周里，父亲一直坚持每天服用1汤勺椰子油，我们已明显看到了疗效。他更能集中注意力，交谈能力提高，有时显得更为敏锐，这让我们感到惊讶。我们（我的大家庭和许多朋友）现在都在服用椰子油——我把这个信息告诉了所有人。也许父亲的病例只是一个偶然现象，但目前在大街上的所有保健食品商店里的椰子油似乎都已告罄！我们深切希望椰子油能更加长时间地使他维持在现有的状态下。我们唯一的遗憾就是没能更早地获知你的故事。"

57 岁女性早发性阿尔茨海默症患者

·2011年3月1日："这是来自爱尔兰的问候。我妻子伊丽莎白现年57岁，2007年夏天开始表现出阿尔茨海默症的症状……从2009年9月至2010年3月，伊丽莎白的病情急剧恶化，她不得不放弃工作，因病退休。2010年9月和10月，伊丽莎白的会诊医生和神经科医生先后作出了她已患上早发性阿尔茨海默症的诊断。神经科医生还告诉我，这种病无法治愈。就在看过神经科医生的两天后，我发现了你的网址，并从2010年10月28日起开始给伊丽莎白服用椰子油。一开始，我每天给她服用3次，每次1汤勺，后来增加到每天3次每次2汤勺。我同时让她服用鱼油补充剂。大约两个星期后，情况有了改善。伊丽莎白的病情不断转好，到12月，她之前失去的体重也开始了恢复。因为我不愿意她继续增加体重，所以决定让她同时服用中链甘油三脂油。从2011年1月7日开始，我让她每天服用3次，每次中链甘油三脂油和椰子油各1汤勺。在接下来的两个星期里，我把服用剂量增加到了每天3次，每次中链甘油三脂油2汤勺、椰子油1汤勺。鱼油补充剂仍继续服用，我们每周都要吃三文鱼2—3次。她现在的病情已大为改善。"

（我向这位丈夫询问他妻子病情改善的更多细节。）

·2011年3月4日："我把伊丽莎白原来和现在病情的大致情况告诉你。得病以后，她的性格完全改变了。她会因为微不足道的小事大吵大闹；现在，她完全变化了，她又恢复了原来的个性，就好像有人拧了开关将她变回了原来的自己。过去，她穿衣服总会出现问题，两只鞋也总是穿反，衣服要么里外不分要么穿不上；现在，她穿衣服的问题已大大改善了。作为女人，过去的她非常注重自己的外貌尤其是自己的头发，患病后她不再顾及自己的外貌也不再打理自己的头发；现在，她又开始在意自己的形象了。患病后，她不再观看自己喜欢的电视节目；现在，她又能观看她喜欢的节目了，并期待着节目的开始。患病后，她对外孙们也失去了兴趣，见到他们时只是简单问候，独自呆坐在那里，无论孩子们干什么她都察觉不到；现在，她又能享受孩子们的陪伴了。就在昨天，我们还看望了我们的女儿，她有 3 个不到 5 岁的孩子，伊丽莎白同他们一起玩了两三个小时。她原来很难分辨一天中的时间，也看不懂钟代表的时间；现在，她又有了时间的概念，我每次问她时间她都能给出正确的回答。她原来有下午睡觉的习惯，唤她起床非常困难；现在，她下午几乎不用睡觉了。她原来很难弄清自己所住的地方，每次外出购物都会迷路；现在，她不仅享受购物的乐趣，还能明确自己的方位。我们的孩子们对他们母亲病情的改善感到吃惊，他们现在也都开始服用椰子油了，甚至连他们的很多朋友也开始服用椰子油了。"

一只有认知问题的 13 岁威尔士梗犬

· ［DG 女士曾经问我，椰子油是否能够帮助她那只 13 岁的威尔士梗犬缓解认知问题。我把阿克拉公司研究人员的一项研究告诉了她：艾克桑那就是该公司开发的。他们曾让老年狗服用中链甘油三脂油，结果取得了显著疗效。我建议她按照狗的体重每 10 磅（4.5 公斤）喂四分之一调羹的椰子油，每天喂 2—3 次。几周后，我收到了下面这封电子邮件：］

"纽波特医生：在你的鼓励下，我给威尔士梗犬服用了椰子油。现在，每天早上，它能自己醒来并吃早饭。事实上，今天上午，它想去一个更大的活动区域，它准确地穿过几道门顺利到达了自己想去的地方……"

55 岁女性早发性阿尔茨海默症患者

·2012 年 1 月 10 日："非常简单的事情也已经变成困难而让人沮丧。我妻子凯瑟琳再也不能做饭了，家里的大多数家务事也不能操作了。她原本是个健身爱好者，每周 5 次参加'爵士健美操训练'。2011 年 12 月 5 日星期一的早上，我开始给她服用椰子油。次日早上，她的情况就得到了改善。我一连向她提出了几个问题，都是她过去多次做医疗检查时医生常问的问题，她的回答均准确无误。以往，她只能回答出谁是美国总统。现在，她能回答我提出的每一个问题。最近一次检查时，医生同她进行了较复杂的交谈，再次提出了以往问过的许多问题。她干脆而简洁地用一个单词作出了回答，比如'树'、'球'、'旗子'等。医生又对她进行了'谁是谁'的测试，凯瑟琳再次完成了对答。在这次医院复查时，医生说这显然是椰子油起了作用，她这位患病 4 年的病人又恢复正常了。妻子患病前是个非常自信的人，是阿尔茨海默症把她变成了后来那个沉默寡言、思维混乱的人。现在，她已取得了了不起的进步。我女儿和我妻子的兄弟也说：'她又回到我们身边了。'"

66 岁男性轻度认知功能障碍患者

· "过去，每次都需要我提醒他吃药（我必须事先为他准备好药品）；现在，他开始自己记得吃药了。过去一年多，他未曾读过一本书；开始服用椰子油两天后，他就能拿书阅读了。最有趣的事情是，他比过去更加敏锐、心情也更好！他变得越来越精力充沛，我们又常常像过去那样开怀大笑了。"

59 岁女性全身性肌张力障碍（Generalized Dystonia）患者

·2012 年 3 月 20 日："经过大约两至三个星期后，我妻子双手震颤的症状消失了。肌张力障碍（无意识性肌肉收缩）相比过去大为缓解。虽然现在仍会发作，但通常只局限于身体的某一个部位。今天，也许症状出现在她的嘴唇和舌头上；明天。也许出现在她的眼睛和眉毛上；后天，也许出现在她的一侧肩膀或大腿上。无论出现在身体的哪个部位，其严重程度均大大减轻了。我可以肯定地说，这皆是椰子油的功劳。她现在的身体能量水平几乎比服用椰子油之前提高了一倍。"

57 岁男性早发性阿尔茨海默症患者

·2012 年 4 月 12 日："我已在丈夫身上看到了明显的改善。他现在记忆和自我表达比过去更强了，甚至还能维修家里的那些钟……3 月 27 日，我又让他给我画了一个钟，这一次真是太像了，同他原来在医生办公室里画的那个钟完全不同……他的情绪也好了很多。他还能记笔记，记下来的那些东西我都能看懂。他现在吃药的问题也不大了。过去他难以使用刀叉，难以控制淋浴温度和大小，也难以自己穿衣服，现在皆得到了改善。他原来的震颤症状也消失了。"

44 岁女性反应性低血糖（Reactive Hypoglycemia）患者

·2012 年 7 月 3 日："我确实看到了自己记忆力的改善。我醒来后又能记起夜里做梦的内容；说话时错误明显减少；现在能记住哪把钥匙对应哪个门。"

67 岁男性帕金森病患者

·2012 年 8 月 3 日："1 年前，我 67 岁的丈夫被确诊患上了帕金森病。他有轻微的短期记忆问题、意向性震颤（intention tremor）和脸部表情减少等症状。他还出现了周期性的边缘性睡眠障碍，表现为睡眠过程中来回用力翻身、吼叫、踢腿，甚至跌落到床下。他服用了罗匹尼罗（Requip）和心宁美，震颤问题得以控制，但脸部表情和睡眠障碍问题并未得到解决。为了解决睡眠障碍，他的神经科医师让他睡前服用氯硝西泮（clonazepam），结果没有任何作用。4 个月前，我第一次购买了几瓶初榨的椰子油（后来多次购买），开始让丈夫每天服用 4 汤勺。那天晚上，他服用椰子油（在 1 杯热巧克力中放入了 2 汤勺）后，整晚睡得像婴儿那般安稳——这可是数年来的首次。我感到非常震惊。"

我丈夫获得的其他积极疗效包括：

1. 脸部表情已恢复正常。微笑时会眯着眼，说话时表情很生动。

2. 大约 3 个月前，他的主治内科医生准备让他服用另一种降低胆固醇的药［他不能用他汀类药物（statins），所以用的是吉非贝齐（Lopid）］。他的总胆固醇超过了200毫克每分升，高密度脂蛋白为40毫克每分升。我告诉医生，我正给丈夫服用椰子油，能否等到下次验血后再给他开新药。医生同意了。结果，仅通过服用椰子油，他的总胆固醇就下降到了188毫克每分升、高密度脂蛋白从40毫克每分升上升到了60毫克每分升（居然上升了20毫克）！我们感到很惊讶，我非常开心……不用再开什么新药了。这位主治医师后来也对我们继续服用椰子油进行了具体指导。我们充满了希望。

3. 我最担心的是丈夫的心脏病科医生，我认为他一定会禁止我们服用椰子油。然而，当那位医生看到我丈夫的胆固醇检查报告后，竟然让我向他详细介绍我们使用椰子油的情况，并同意我丈夫继续服用下去。我丈夫（2005年因心肌梗死植入了支架）刚做了核子性负荷测试（nuclear stress test），结果显示他的射血分数（ejection fraction）已从40%上升到了56%（通常，50%以上为正常），他现在丝毫没有心肌梗死的预兆。所有医生都允许他继续服用椰子油。我前不久读到一个报告，得知酮体能软化血管壁，我相信血管恢复了弹性一定能更好地发挥作用。这是椰子油的另一个好处。

62岁男性记忆障碍患者

· 2012年8月12日："你的建议改变了我的生活。谢谢你，谢谢你，谢谢你！我父亲死于阿尔茨海默症，过去5年以来，我的记忆力急剧下降，令我非常担忧。看到你的文章后，我尝试服用椰子油，每天2—3汤勺。1个月后，我发现自己的记忆力明显改善；6周后，我发现自己竟能记住许多事情。我能明显地感觉到记忆力还在持续改善，每周都会惊讶地发现自己回忆起了过去40多年里从未被忆起的事情。我发现，我的记忆功能已回到了20年前的正常状态。我能确切地证明这种改善源自椰子油的功劳。每当我停止服用椰子油，不出两三天，我的脑子就会重新回到被禁锢起来的状态。一旦恢复服用椰子油，脑子又会变得灵光。"（5天之后）"我今年62岁了，过去5年来，我的记忆力持续退化。不夸张地说，我感觉自己的脑子又回到了40岁时的状态，每周都会有几次突然记起了从青年时代起就再未想起过的一些久远的破碎记忆，让我惊讶。甚至连几天前看过的电话

号码也能轻松记忆。在我开始服用椰子油之前，我的短期记忆丧失
殆尽。"

看护者报告的分析与归纳

你们从以上电子邮件和信件中不难看到，一些人对中链脂肪酸的反应
迅速，而另一些人则较为迟缓，他们的病情不是在数日内而是在数月后才
得到改善。就史蒂夫而言，他在病情的某些方面对中链脂肪酸的反应很迅
速，但在其他一些方面却花了3—10个月不等的时间才开始取得效果，比
如影响他阅读的视觉障碍和短期记忆能力的改善。

当人们联系我并向我提出各种问题时，我总是请他们先告诉我，他们
的亲人采取中链脂肪酸饮食疗法后病情有什么变化，也包括毫无变化
在内。

至2009年5月，我已收到了许多其他看护者发来的有关他们亲人服用
椰子油后的情况报告。那个时候，费契博士建议我把这些报告收集起来进
行分析归纳后做成对照表。这些资料将有助于他获得对酮酯研究的经费资
助。这些报告的绝大多数都反映出了椰子油取得的正面效果，但也有少数
患者服用椰子油后病情仍未得到改善。由于医院能对记忆力和认知能力进
行测试，所以这些方面的改善情况相对容易得到证实并给予量化记录。但
是，看护者报告中提到的许多病情改善的情况，却属于人类生活的其他范
畴，比如社交能力增强、交谈能力改善，以及恢复曾经一度中断的一些活
动。这些改变很难予以量化。

当我完成了所有对照表和分析表后，我觉得还应制作另一个图表，用
以表明椰子油有效和无效的病例以及有效的不同类型。为了图表展示更科
学，我试着将不同的有效表现归纳为几种不同的类型，发现各种类型之间
始终存在一定的重叠，比如一些涉及会话能力的改善也可纳入认知能力改
善的范畴。无论如何，我还是尽量从实用性角度出发，对它们进行归类。
尽管我听说过一些患者罹患的是其他神经退行性疾病，但是这个图表的内
容只能以我收到的47位失智症患者的病例为对象。这些信息是作为2010
年3月在希腊塞萨洛尼基举行的"阿尔茨海默症国际大会"期间的海报展
示而准备并为大会所接受了的。到2010年7月的苏格兰酮体研讨会（两个

会议的情况已在第 11 章中进行了介绍）召开前，我向会议提供的海报展示摘要已将这个图表的内容扩大到了 60 名失智症患者的病例。到 2012 年 9 月，我已经收到了 184 位记忆障碍或失智症患者的报告，绝大多数信息皆为患者的看护者提供，但也有少部分直接来自于患者本人。以下就是报告中椰子油有效情况的主要类型：

记忆力/认知能力改善

- 恢复心算能力
- 记忆能力测试得分更高
- 整体意识改善
- 头脑糊涂程度减轻
- 思维更具逻辑性
- 注意力更容易集中
- 认知能力较好
- 更警觉
- 更有生气
- 时间和地点意识增强
- 能认识人和地点
- 阅读理解能力改善
- 能画出更像样的钟
- 方向感更好

社交能力、行为能力及情绪改善

- 同他人交往更多
- 更有幽默感
- 烦躁减少
- 行为能力改善
- 敌意减少
- 攻击性减少
- 高兴
- 情绪改善
- 焦虑减少
- 感觉更好
- 抑郁状况减轻

说话、交谈能力改善

- 交谈能力改善
- 话更多
- 语言能力改善
- 记起单词的能力改善
- 能表达思想
- 又说话了
- 说话更清楚
- 重复减少
- 表达有意义
- 更有逻辑性

恢复一度无法从事的活动

- 在无人帮助的情况下自己洗澡
- 又能备餐

- 又能自我照料
- 能在家做一些事情
- 又能做家务
- 做事能力增强
- 恢复某个爱好
- 又能阅读

身体症状改善

- 昏眩发作次数减少
- 僵硬、湿冷、出汗减少
- 无需帮助就能自己起床
- 癫痫/抽搐发作次数减少
- 恢复行走能力
- 走路无需他人帮助
- 更有力量
- 更有精力
- 平衡感增强
- 头昏现象减少
- 震颤减少
- 步态改善
- 疼痛缓解
- 行动范围扩大

睡眠改善

- 睡眠中不再抽搐
- 不再嗜睡
- 恶梦减少
- 睡得更好

视力改善

- 视觉障碍消失
- 能看得更清楚

胃口改善

表 13.1 显示出 184 位患者在服用中链脂肪酸后病情各方面改善状况的百分比。此表内容的图形描述见图 13.1。

表 13.1　服用中链脂肪酸后观察到的改善

总体反应	数量比	百分比（％）
有改善	167/184	91
记忆/认知改善	108/184	59
无改善	11/184	6
稳定改善 6 个月以上	5/184	3
特定改善		

总体反应	数量比	百分比（%）
社交/行为/情绪改善	77/184	42
说话/语言技能改善	64/184	35
恢复一度无法从事的活动	44/184	24
身体症状改善	38/184	21
有改善但未具体说明	10/184	5
睡眠改善	8/184	4
胃口改善	6/184	3
视力改善	2/184	1

可量化和难以量化的结果

　　我把以上信息归纳出来后，发现这种以中链脂肪酸为内容的饮食干预疗法所取得的不少正面反应均很难量化。在对阿尔茨海默症患者开展的临床试验中，对病情改善的测试主要集中在记忆和日常活动能力方面。这里，看护者提供的一些改善可能更加难以量化，比如社交、情绪和行为能力，以及睡眠和胃口的改善等。很可能人类大脑的某些特定区域比另一些区域对轻微酮症更加敏感，其敏感程度或许还会因人而异。虽然一些人的记忆力没有得到改善，但却获得了对他们自己和亲人意义重大的其他反应，从而在整体上改善了他们的生活质量。

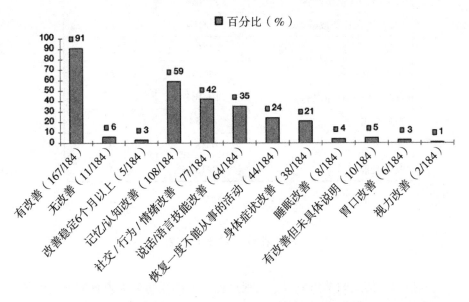

失智症及其他记忆障碍疾病患者对中链脂肪酸的反应（N=184）

玛丽·T.纽波特，医学博士，2012年9月

图13.1 此图显示出失智症患者服用含有中链脂肪酸的几种油后的反应情况，主要根据看护者的报告统计而来。这些报告都是看护者通过电子邮件或信件发送给我的，且均为自发性质，并非按照某个特定要求而提供。图中罗列的各种具体反应皆从报告归纳而出。在184名患者中，男性84名，女性99名，未知1名；184人中的125人的年龄在44—95岁之间（平均72.5岁）。可以推测，这些正面反应是中链脂肪酸代谢为酮体后，被丧失传输葡萄糖能力的神经元作为替代燃料使用带来的结果。

Part Ⅱ

Fetones，Medium-Chain Fatty Acids，and the Ketone Ester

第二部分

酮体、中链脂肪酸及酮酯

部分读者可能会感到这一部分中的几个章节过于专业化，尤其是有关酮体和酮体的发现及其医学含义，大多属于生物化学和技术的范畴。如果你没有相关的科学或医学知识背景，当你读到第三部分的时候很可能需要返回这一部分重新阅读，否则你只能把第二部分和第三部分一起放弃。这里的信息对应用饮食干预疗法本身并不是必需的，尽管大脑的本质、阿尔茨海默症、酮体、脂肪酸等都是非常有趣的问题，但它们确也都是技术层面的问题。对那些乐于了解这一发现背后的科学原理的读者而言，第14—19章的内容可向他们普及酮体的基本知识。

14 3型糖尿病与阿尔茨海默症

我们只有在对细胞的构成及其工作原理有了一定程度的了解后，才能明白酮体对我们身体的重要性，尤其是对大脑的重要性。

构成我们肌体的个体细胞具有复杂的结构，这不同于我们在小学课堂上学到的带有 1 个细胞核和细胞质的简单细胞。我们身体中的每个细胞都需要燃料才能正常运转，而燃料又必须穿透细胞膜并被输送到细胞内的线粒体（mitochondrion）中，才能被加工为能量。此后，这个细胞才能使用这种被称为"三磷酸腺苷"（ATP：adenosine triphosphate）的能量，维持其正常运转状态并生产出蛋白质和其他物质。每一不同类型的细胞都会生产出不同的物质。

细胞膜内时刻进行着数量惊人的活动。这里发生的事情决定了哪些物质能够进入细胞以及哪些物质能够离开细胞。细胞膜是由排列起来的脂肪分子构成，它们具有排斥细胞外的液体进入细胞的功能，以此维护细胞所处的正常环境。与此同时，它们还能对细胞内的液体起保护作用，防止细胞内的物质流失。各种不同物质的受体都位于细胞膜之上，它们的作用就好像钥匙孔，当适当的物质（钥匙）到来并依附到受体（钥匙孔）上，进入细胞的大门就会打开，特定物质就能顺利进入我们的细胞。

这种输送过程所涉及的重要物质之一就是葡萄糖，将这种最简单形式的碳水化合物输送到细胞中。当你吃进任何含有碳水化合物的食物，这些食物会在我们的体内分解为更小的葡萄糖（血糖）分子。与此同时，我们的胰腺会收到分泌胰岛素的信号。胰岛素（钥匙）必须附着在胰岛素受体上，才能允许葡萄糖进入细胞。一种被称为葡萄糖转运蛋白（transport protein）的载体携带葡萄糖穿过细胞膜，进入细胞内部后再把葡萄糖释放出来。不同类型的细胞由不同的葡萄糖转运载体运送葡萄糖。葡萄糖一旦进入细胞，葡萄糖分子就会进入细胞的能源工厂——线粒体，随即引发出一个复杂的链式反应。在多种酶和其他物质的共同参与下，产生出最终的重要能量粒子——三磷酸腺苷。

在我们身体一切正常的情况下，每个细胞的细胞膜上都有胰岛素受体。因此，所有细胞都能把葡萄糖用作燃料。但是，如果胰岛素或者胰岛素受体缺失，葡萄糖就无法进入细胞，也不可能被转化为三磷酸腺苷。这样的情况一旦发生，就会诱使糖尿病等严重疾病的到来。

糖尿病

糖尿病是一组涉及人体代谢葡萄糖方式出现问题的疾病，尤其以血液中葡萄糖浓度异常偏高为特征。引起高血糖的原因非常多，根据美国疾病控制和预防中心［Centers for Disease Control（CDC）and Prevention］发布的《2011年国家糖尿病简报》（*National Diabetes Fact Sheet* 2011），糖尿病已成为一种最常见的慢性疾病。仅在美国，糖尿病患者的人数就接近2 600万人，占到了全美国总人口的8.3%。除此之外，更让人惊讶的是还有另外7 900万人为前期糖尿病（prediabetes）患者，占到了全美国总人口的25%。也就是说，这些人的血糖水平已经偏高，只是尚未达到糖尿病患者的水平。前期糖尿病患者是罹患糖尿病的高危人群，但通常可以通过控制饮食和加强锻炼避免其发展为糖尿病。

随着年龄的增长，我们罹患糖尿病的风险也会增加，20—44岁人群的患病率约为3.7%，65岁及以上年龄段人群的患病率则逐渐提高到接近27%。65岁以上年龄段人群大约有50%皆属于前期糖尿病患者。

糖尿病患者通常还会出现其他慢性病症：如肾衰竭病例中约有44%为糖尿病患者；在20—74岁人群的失明病例中糖尿病患者也占据了绝大多数。不仅如此，糖尿病患者罹患高血压、心脏病和中风的危险也高于常人，且更容易遭受诸如感觉受损、肢痛、皮肤损伤及创伤愈合困难等神经系统伤害。糖尿病患者的大脑也会受到影响——比非糖尿病患者更容易罹患失智症。

1 型糖尿病

1 型糖尿病的特征是胰腺不能产生胰岛素，造成葡萄糖在血液中积聚，无法进入细胞。细胞因缺少这一基本燃料而丧失正常的功能。当丧失功能的细胞达到一定数量，身体的不同器官就会崩溃。1 型糖尿病可突然发作，病情可迅速恶化，患者甚至可能随着血糖的升高和血液酸中毒而陷入昏迷。在这种情况下，脂肪细胞会释放出极端大量的脂肪酸，这些脂肪酸会在人体的肝脏中被转化为酮体，形成酮体水平异常升高——远高于理查德·费契博士在其酮酯疗法中建议达到的浓度。这种现象被称为"糖尿病酮症酸中毒"（diabetic ketoacidosis）。发生糖尿病酮症酸中毒的患者如不能及时获得胰岛素，或不能严格控制碳水化合物的摄入量就会死亡。

1 型糖尿病曾被称为"小儿"糖尿病（或青少年糖尿病）。因为在大多数病例中，患者皆为儿童和青春期患病。实际上，每 400 名儿童和青少年中，就有 1 名 1 型糖尿病患者。在美国，1 型糖尿病患者总人数接近 300 万人。

对 1 型糖尿病患者的治疗除典型的控制饮食外，还必须注射胰岛素，至少每天一次，有时甚至需要两三次，否则患者将难以生存。摄入不同的食物会导致血糖水平出现巨大差异，所以我们必须全天关注血糖水平的变化。血糖水平也是患者注射多少胰岛素的指南。一些患者的血糖水平不稳定，所以他们必须随身携带一个植入皮下的胰岛素泵，定时将胰岛素注入体内。

保持健康饮食对糖尿病患者至关重要，也是把血糖水平控制在合理范围之内的有效方法。同那些不顾医生或营养师的忠告、经常不能有效控制血糖水平的患者相比，血糖水平得到很好控制的患者不仅生活更健康且存活时间也更长。

直到不久前，我才得知 1 型糖尿病患者必须每天注射胰岛素才能生存。所以，我推测在 1922 年开始使用胰岛素治疗糖尿病之前，这种病仍是不治之症，没人能够幸存下来。然而，在 2012 年出版的《坎廷生酮饮食》（*The Cantin Ketogenic Diet*）一书中，作者伊莱恩·坎廷（Elaine Cantin）讲述了她如何让 2 岁的儿子接受严格的生酮饮食，从而避免了孩子每天注射胰岛素的痛苦。她的孩子被诊断出患有 1 型糖尿病，在住院治疗期间，坎廷注意到了这样一个现象：当医生连续几天不让她儿子进食而仅对他进行无糖静脉输液时，孩子并不需要使用胰岛素。同时，在那段时间里，她也听医生们提到了酮体。

于是，她对此展开了研究，发现在胰岛素问世之前，人们曾将间歇式禁食作为治疗 1 型糖尿病的方法之一。她还偶然获得了用传统生酮饮食疗法治疗癫痫病的信息，这种饮食疗法把碳水化合物和蛋白质的含量降到最低点，仅以维持儿童生长所需为最高限，食物中热量的 80%—90% 来自脂肪。她利用这一信息为自己的儿子制定了严格的生酮饮食，结果在相当长的时期内在不注射胰岛素的情况下成功控制住了儿子的血糖。后来孩子长大了，自己决定增加碳水化合物，也同时开始注射胰岛素。

保持严格的生酮饮食需要人们具有严肃的长期动力和执着精神，它对于具有胰岛素抵抗的患者是一种可选的治疗方式。另外，即使维持相对宽松的生酮饮食，也可以相应减少患者每天注射胰岛素的剂量。

2 型糖尿病

2 型糖尿病患者的胰腺能生产胰岛素，但其产出的胰岛素数量却不足以处理循环中的全部葡萄糖。实际上，一些 2 型糖尿病患者的胰岛素水平比一些没有糖尿病的人还要高；在某些病例中，特定类型的细胞因为部分胰岛素受体有缺陷或者没有像正常情况下那样处于细胞膜的表面，所以对胰岛素不能做出正常的反应。其他媒介也可能对胰岛素受体形成干扰，从而造成葡萄糖进入细胞的数量不足。这就是所谓的"胰岛素抵抗"。最终，当细胞中的能量耗尽之后，细胞就会死亡。

2 型糖尿病曾经又被称为"成人型"糖尿病。在美国，65 岁以上人群中大约每 5 人中就有 1 人患有 2 型糖尿病，且在年轻人中也越来越普遍，10 岁至 19 岁的年轻糖尿病患者中 2 型糖尿病患者大约占三分之一。从总体上讲，2 型糖尿病患者和 1 型糖尿病患者在数量上的比例大致为 9 比 1。在今天的美国，摄入过量卡路里导致的肥胖症十分普遍。据信，肥胖症是导致 2 型糖尿病及相关疾病患者数量激增的主要原因。通过改变饮食习惯，减少卡路里总摄入量并密切注意摄入碳水化合物的类型，对预防和控制 2 型糖尿病至关重要。

糖尿病患者如果有过一次或多次严重低血糖症（hypoglycemia）发作

史的，随着年龄的增长更容易出现记忆和其他认知问题衰退。当相对于碳水化合物总摄入量而言体内产生的胰岛素过多时，最容易导致低血糖症发作。低血糖症发作是非常严重的问题，尤其是对患有 1 型糖尿病、难以控制血糖浓度的人而言更是如此，其症状通常表现为思维混乱和其他认知功能障碍。服用中链甘油三脂油可能具有保护糖尿病患者在低血糖症发作期间不受类似认知问题伤害的作用。相关问题将在本书第 18 章作深入探讨。

其实，胰岛素的作用并非仅限于使葡萄糖进入细胞，它还能减少将脂肪作为能量来源的使用。它能将其储存于脂肪细胞，使葡萄糖以糖原（glycogen）形式储存于肌肉和肝脏中。胰岛素还会影响许多酶的活动，软化动脉血管壁，促进细胞的生长和生存。这些仅是胰岛素众多功能中的一部分。

3 型糖尿病

仅仅几年前，人们还普遍认为，只有位于我们胃后面的胰腺才能生产胰岛素。2005 年，苏珊娜·德拉蒙特医学博士、杰克·R. 万兹（Jack R. Wands）医学博士和他们在布朗大学和罗德岛医院的同事发表了他们的研究报告，他们发现胰岛素和一些相关胰岛素生长因子实际上是在大脑里生成的。

这个发现具有十分重大的意义，我要强调一种观点：大脑可以自己产生胰岛素。

根据我的查询，关于阿尔茨海默症等失智症可能同葡萄糖代谢问题有关的论述最早出现在 1970 年德国的一篇论文中，作者是齐格弗里德·霍耶（Siegfried Hoyer）医学博士及其合作者。他们发现，一些失智症患者大脑中的葡萄糖浓度以及大脑代谢率（能量消耗的速度）会降低。20 世纪 70 年代，霍耶和其他许多团队在这方面开展了大量研究。在此基础上，德拉蒙特的团队得以于 2000 年取得重大突破，找到了更多证据，足以支持胰岛素抵抗和大脑中胰岛素缺乏是导致认知障碍和阿尔茨海默症的根本原因的新理论。他们因此还创造出了"3 型糖尿病"这个新词汇来表示阿尔茨海默症，并于 2008 年发表了另一篇论文，提出了阿尔茨海默症就是 3 型糖尿病的证据。他们在这篇论文的结论中声称："阿尔茨海默症代表了糖尿病的一种形式，这种糖尿病会选择性地影响大脑，其分子及生物化学特征同

1 型糖尿病和 2 型糖尿病均存在共同处。"

德拉蒙特博士和她的同事们发现，阿尔茨海默症患者大脑中的某些部分会逐渐出现胰岛素缺乏和胰岛素抵抗现象。这也意味着，大脑未生成足够的胰岛素，一些大脑细胞不能对胰岛素产生正常反应。研究者们还发现，这个过程会随时间的推移而逐渐加剧。在其中一个病例中，他们对一位死于晚期阿尔茨海默症的患者的大脑进行了研究，发现：

· 胰岛素水平和涉及胰岛素生成及使用的相关因子的数量大幅下降；

· 能量使用的全部信号通路都出现异常；

· 线粒体功能出现异常。

在他们研究的所有晚期阿尔茨海默症患者中，未出现患有 1 型糖尿病或 2 型糖尿病者。因此，3 型糖尿病的概念及影响大脑的糖尿病的概念就诞生了。研究者们还发现，肥胖症和 2 型糖尿病均会增加罹患阿尔茨海默症的风险，但似乎并非致病的直接原因。既然改变饮食习惯能减少体重并有效控制 2 型糖尿病，那么采取一种更为健康的饮食方式也许能推迟或延缓阿尔茨海默症的发展进程。这种饮食方式的首要目的，即通过减少碳水化合物尤其是单糖的摄入量以增加胰岛素的效力。我们的身体需要碳水化合物，彻底断绝碳水化合物的做法是不现实的，也是不必要的。事实情况是，大多数美国人每天都会摄入过多的碳水化合物。随着我们年龄的增长，这种饮食习惯会给我们带来非常严重的问题。如果我们希望避免失智症和其他一系列疾病的伤害，就必须尽可能地避免摄入过多的碳水化合物。（本书第 22 章将深入探讨健康饮食问题。）

接下来，德拉蒙特博士和她的团队对死于不同阶段阿尔茨海默症患者的大脑进行了研究。他们发现，胰岛素缺失和带有胰岛素生长因子受体的神经元的丧失在早期阿尔茨海默症患者的大脑中就已经开始了。（神经元是负责人体全身信息传输的高度专业化的脑细胞。）这一问题会随着阿尔茨海默症每个阶段的发展而不断恶化，在最为严重的阿尔茨海默症病例中，最后会发展到非常严重的程度并蔓延至整个大脑。

德拉蒙特及其研究团队在他们的报告中指出，治疗 1 型糖尿病和 2 型糖尿病的某些方法可能也同样适用于 3 型糖尿病患者。例如，采用鼻腔喷雾给予胰岛素可使胰岛素更有效地渗透到大脑中。这种给药方式目前正处于临床试验（克拉夫特，Craft，2012 年）阶段之中，将来可望成为一种治疗糖尿病的有效方式。此外，抗糖尿病药二甲双胍（Metformin）也值得期待，研究表明这种药在实验室培养液中以及注射进小鼠大脑之后，可促进新神经细胞的生长（王，Wang，2012 年）。另一种叫梵蒂雅（Avandia）的抗糖尿病新药也显示出了不错的疗效，但临床试验表明它对阿尔茨海默症无效。

细胞破坏的连锁反应

在阿尔茨海默症患者身上出现的葡萄糖不能进入大脑的问题，其原因还不仅限于胰岛素抵抗和胰岛素缺失。1994 年，伊恩·辛普森（Ian Simpson）博士和其他人发表了他们的研究报告，证明在阿尔茨海默症患者大脑中的两种重要的葡萄糖载体——葡萄糖转运蛋白 1 和葡萄糖转运蛋白 3——的数量大为减少（辛普森，1994 年）。当胰岛素为葡萄糖打开进入细胞的大门后，葡萄糖载体就携带葡萄糖穿过细胞膜进入细胞中，在那里葡萄糖被用作燃料。葡萄糖转运蛋白 1 负责输送葡萄糖进入构成血脑屏障的细胞，葡萄糖转运蛋白 3 负责把葡萄糖送入神经元。所以，把葡萄糖送入大脑细胞就成为了阿尔茨海默症患者的根本问题。

对于葡萄糖转运蛋白对大脑的重要性，我们可以从一种被称为"葡萄糖转运蛋白 1 缺失综合症"（GLUT1 – DS）的疾病上看到。这是一种罕见的遗传性疾病，在全世界也仅有大约 100 名儿童患有这种病。不过，很可能许多患有此病的儿童因为误诊而未被统计进来。芮米·萨维奥兹（Remi Savioz）就是这样的病童之一。她母亲很快发现这个孩子有问题，因为她出生仅 3 天就出现了首次癫痫发作。从此，疾病不断，反复住院治疗。此后，癫痫发作变得越来越频繁，最终达到了每天 300 次甚至更多。她还出现了不明原因的发热、震颤、抽搐、姿态异常和肌肉张力低等。她身体发育滞后，直到 4 岁才能坐、5 岁才能走路。她运动失控、肌肉痉挛、经常跌倒，因此她不得不随时戴着头盔进行自我保护。芮米的父母带她跑遍了全美国，看过无数专家，最终在她 8 岁半的时候在克里夫兰医学中心被诊断为葡萄糖转运蛋白 1 缺失综合症。

到目前为止，对这种疾病的唯一治疗方法就是生酮饮食法（后文将详细探讨）。芮米的母亲是营养师和生理学家，她为女儿制定了一个严格的生酮饮食方案。就在实施生酮饮食方案几天之后，芮米的癫痫发作症状缓解了，身体的其他多种病症也开始得到改善。经过一段时间后，芮米开始在无人帮助的情况下自己行走。随着癫痫问题的好转，她头上的头盔也摘掉了。她的语言技能大为改善，能说出更长的句子。她还获得了一些新的能力，比如独立吃饭和独立上厕所。现在，芮米已经 14 岁了，出落成了一个活跃、精力充沛和交际甚广的年轻女士，正在学习阅读。我有幸在一次大会上见到了芮米和她的家人，那个大会就是由她的名字命名的"芮米萨维奥兹葡萄糖转运蛋白 1 基金"。

这个病例清楚地表明，提高酮体水平作为大脑替代燃料所起到的作用，它绕开了葡萄糖穿过血脑屏障的问题。阿尔茨海默症患者同样具有葡萄糖转运蛋白 1 缺失综合症的问题，尤其是在疾病的后期。芮米的酮体浓度始终保持在人们饥饿状态下的水平，服用酮酯就能达到这样的水平。

正如德拉蒙特博士在她的论文中指出的，胰岛素问题并不是问题的全部。最初是什么原因造成了人体胰岛素生产和利用的缺陷？大脑炎症是导致阿尔茨海默症的主要原因，那么，胰岛素问题是否也是炎症造成的结果？阿尔茨海默症患者大脑中常见的"斑块和缠结"又如何解释？人们通过两条途径对这些问题展开了研究。简言之，一些研究者认为 β 淀粉样蛋白斑块破坏了神经元，从而导致了阿尔茨海默症的发生。而另一些人则认为是神经纤维缠结导致了阿尔茨海默症。例如，相信 β 淀粉样蛋白斑块致病说的人就认为，把清除大脑中的 β 淀粉样蛋白斑块作为治疗方法，将有望阻止阿尔茨海默症继续恶化的进程，甚至有可能使病情逆转。目前，全世界有许多研究团队针对这些问题的各个方面正开展着研究。

在阅读了我能找到的所有相关资料后，我认为，我们导致阿尔茨海默症诱发的原因既非斑块也非缠结。我相信，斑块和缠结都是已经死亡或正在死亡的大脑细胞，或者是对导致细胞破坏和死亡的病程的一种反应。

让我们对阿尔茨海默症患者大脑中的缠结问题做进一步解释：神经元细胞都带有一些细小的延伸体，正是这些延伸体将细胞与细胞联系起来（参见图 14.1）。一般而言，较短的枝状突起负责接收其他细胞传来的信号，而轴突负责向其他细胞发送信号。神经元的轴突很长，可达数英尺。在神经元体内，由轴突和枝状突起构成的整齐排列的管状骨架支撑起整个细胞，就好像我们人体内的骨架一样。当神经元衰竭和死亡的时候，这个骨架的管状结构就会发生化学变化。原来整齐排列的结构就会变得紊乱不堪，最终整个管状结构会从轴突上脱落，揉成一团，在细胞内形成缠结。

这个变化一旦开始，想使细胞起死回生就已回天乏术了。

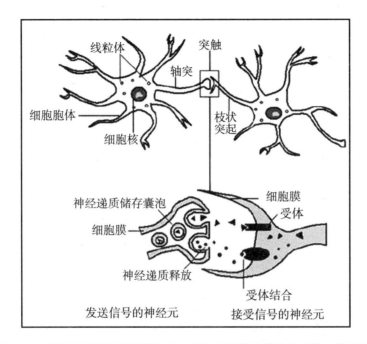

图 14.1　神经元细胞的细胞膜具有向其他细胞传送信号的功能。轴突和
　　　　枝状突起形成的独特结构分别负责传送和接受信号。细胞之间
　　　　的连接点被称为突触。神经元释放出一种叫做神经递质的化学
　　　　物质，神经递质经突触与其他神经元实现交流。

　　我认为，葡萄糖不能进入大脑细胞的问题是造成这些细胞故障和死亡
的根本原因。如果没有足够的葡萄糖进入神经元细胞又没有可以替代葡萄
糖的其他燃料，之后的一连串事情都将受到影响。没有足够的燃料，线粒
体就不能生产出足够的三磷酸腺苷；没有三磷酸腺苷，细胞就不能生成它
在正常情况下生成的蛋白质。

　　我相信，这一过程在相当大的程度上是可逆的。如果细胞能够得到某
种形式的燃料，那么某些物质就可得到补充，线粒体就又能生成更多的三
磷酸腺苷。这样一来，就可能取得一定程度的恢复和逆转，就像除颤器帮
助心脏停止跳动的病人起死回生那样。但是，如果没有足够的三磷酸腺
苷，蛋白质和其他化学物质就会在细胞内积聚；细胞膜就会衰败，无法起
到掌控哪些物质进入细胞、哪些物质输出细胞的作用，蛋白质也会渗出并

在细胞外积聚；大脑细胞内的骨架会崩塌，管状结构彼此搅成一团，在细胞内形成缠结。

关于细胞如何运转的问题，其实远比我这里描述的更复杂。我很清楚，如果一个细胞不能得到足够的能量，就会走向死亡，在发展到某个点后则不可逆转。在此，我要特别声明：以上两段文字的内容只是我在至今为止我所阅读到的资料的基础上得出的个人观点，并不是已得到科学证实的事实。

15　是什么导致了阿尔茨海默症？

到底是什么引发了最终导致大脑细胞死亡的那一连串的反应？尽管人类已花费了数千万美元对这个问题进行了大量的研究，但我们还是未能找到答案。到目前为止，我们仍然无法确切地知道是什么导致了阿尔茨海默症。

一个人是否罹患阿尔茨海默症，遗传因素扮演着重要的角色，但环境因素也会影响我们基因构成的最终发展方向。任何数量的毒素或感染因子都可能触发这一过程，或者说至少对病程发展起推动作用。众所周知，颅脑损伤病史就是罹患阿尔茨海默症的危险因素之一。下面的问题是我们怀疑的阿尔茨海默症的致病原因。

遗传

在阿尔茨海默症患者中，大约 0.1% 的人属于家族性疾病，也就是说他们从自己的父母那里遗传了这种病的显性突变基因（dominant mutated gene）。这些不幸的人通常都会罹患早发性阿尔茨海默症（65 岁之前）。绝大多数阿尔茨海默症患者患上的都是早发性阿尔茨海默症，也就是说，这种病不是由某一特定突变基因所引起的。然而，我们的基因档案却可能把我们中的一些人置于比其他人更为危险的境地。

我们已经发现人类 DNA（脱氧核糖核酸）中的一些不同的基因，它们要么具有保护我们的作用，要么具有导致阿尔茨海默症的危险。其中，最为人熟知的是载脂蛋白 E（ApoE：apolipoprotein E）。这是一种在血浆和中枢神经系统中传送脂肪的物质，对维护和修复神经元具有重要意义。已知这种基因有三种异构体，即载脂蛋白 E2、载脂蛋白 E3 和载脂蛋白 E4。它们的显著特点在于该基因关键位点上的单个氨基酸替换，它们决定了基因如何折叠，从而决定了基因具有的功能或潜在的缺陷（钟，Zhong，2009年）。例如，携带载脂蛋白 E4 基因的人更容易患周期性单纯疱疹，有关这种病的后果我们将在本章稍后探讨（详见"疱疹病毒感染"部分）。

我们都从父母那里接受了两个载脂蛋白 E 基因，父母各一个。这两个基因的结合决定了我们罹患阿尔茨海默症的风险大小。不过，风险水平较高的人也未必会一定罹患阿尔茨海默症。如果只有一个载脂蛋白 E4 基因，患病的风险会提高三倍。此外，携带两个载脂蛋白 E4 基因的人约占人口总数的 2%，他们更容易罹患早发性阿尔茨海默症；携带载脂蛋白 E3 基因而不携带载脂蛋白 E4 基因的人，患病风险为平均概率；如果你携带两个载脂蛋白 E2 基因，那你很幸运，因为你罹患阿尔茨海默症的风险最低（布伦诺，Blennow，2006 年）。

表观遗传学

表观遗传学（Epigenetics）是一个相对新兴的领域，专门研究环境因素对遗传的影响，比如空气污染或长期接触杀虫剂、饮食习惯和吸烟等生活方式对人体基因造成的影响。研究人员发现，这些环境因素可以开启或关闭某些基因的功能，并在细胞分裂时将这种影响从一个细胞传导至其子细胞身上，从而影响我们的一生。如果受环境影响的细胞恰好是精子或卵子，那么这些影响就会遗传给子代。所以，我们不仅在母亲子宫中会受到母亲所吃食物的影响，我们也完全可能受到父母任何一方在母亲怀上我们之前所吃食物的影响 [《美国国家卫生研究院 2009 年阿尔茨海默症进展报告》（*NIH 2009 Progress Report on Alzheimer's Disease*）]。

有毒金属及化学物质

我们已经发现，体内铅、汞、铝、镉等金属浓度过高，或长期接触杀虫剂、化肥或食物中的其他化学物质，可能成为引发阿尔茨海默症的部分原因。这一点已在一些阿尔茨海默症患者的检测报告中得到证实，其体内某些物质的浓度过高。金属在人体内的积蓄会破坏我们的 DNA 和细胞内的其他结构，它们中的任何一种都可能给我们的大脑造成（来自氧自由基的）氧化性损伤和炎症，这也是阿尔茨海默症的典型特征之一。我们不妨看看一个著名的有争议的例子：汞是否会导致或引发阿尔茨海默症。一些阿尔茨海默症患者体内的汞浓度较高，这很可能是由于他们过去治疗龋齿时填入牙齿龋洞的含汞填充物所致。一些专家认为，应该去除这些填充物，以减少患者继续受到汞伤害的风险。而另一些专家却持相反的意见，认为去除填充物的过程会促进汞的释放，所以只能采取特别的预防措施。

饮食

膳食缺陷也被认为是引发失智症的原因之一，比如缺乏某种 B 族维生素、维生素 D 和二十二碳六烯酸（DHA），就好像饮食中某些物质过多会出问题一样。苏珊娜·德拉蒙特博士和杰克·万兹博士不仅提供了阿尔茨海默症作为 3 型糖尿病的证据，还对我们饮食中可能引起或加剧胰岛素缺乏和胰岛素抵抗问题的潜在物质进行了研究。

酒精

人们经常过度摄入酒精。德拉蒙特博士和万兹博士认为，酒精"会因为胰岛素抵抗，导致肝脏和大脑中的毒素积蓄和功能退化"（德拉蒙特，2009 年）。在这个过程中，氧化（氧自由基的攻击）同时对细胞造成破坏，并激活免疫机制产生炎症反应。于是，肝脏开始发炎，并促使导致胰岛素抵抗的神经酰胺（ceramides）和其他有毒脂类大量产生和积蓄。这些有毒脂类能跨越血脑屏障损害脑细胞。现在看来，有毒脂类对大脑造成的损害多数都同胰岛素抵抗相关（德拉蒙特，2009 年）。

神经酰胺是脂类中的特殊一族。它们高度积聚在细胞膜上，是神经鞘磷脂（sphingomyelin）的主要成分，也是构成细胞膜脂质二重层（lipid bilayer）的主要成分。脂质二重层是一组排列起来的脂质分子，具有排斥液体，阻止细胞外物质进入细胞及防止细胞内物质渗出细胞外的功能。神经酰胺还同时扮演着积极和消极信号分子的作用，参与细胞内部和细胞膜的通讯。它们的工作是发出导致细胞死亡的信号，发出导致细胞分裂、产生新细胞的信号。人们在癌症、糖尿病和神经退行性疾病中都发现了有毒神经酰胺的出现。研究人员通过研究酒精对大脑的影响，发现了如下一些非常有趣的问题：

·酒精（乙醇）会减少细胞膜的胆固醇含量。

·大脑中胆固醇的消耗会损害胰岛素与其受体的黏合，还会造成胰岛素引起的摄入细胞内的葡萄糖减少。

·替换细胞膜中的胆固醇能部分恢复胰岛素黏合受体和葡萄糖并将其送入细胞的能力。

亚硝胺（Nitrosamines）

亚硝胺是德拉蒙特博士和她的团队研究过的另一类物质，它们可能对胰岛素抵抗的产生起到了作用（德拉蒙特，2009 年；童，Tong，2009年）。过量的亚硝胺同过量酒精一样，能产生突破血脑屏障的神经酰胺或有毒脂类，在大脑中造成胰岛素缺乏和胰岛素抵抗。因此，长期接触氮肥肥料或灌溉用水中的硝酸盐，以及长期通过食物和饮水摄入亚硝胺，都会导致神经退行性疾病（德拉蒙特，2009 年发表的 3 篇论文）。

亚硝胺不仅常见于烟草和氮肥肥料中，它还经常被用作加工食品的防腐剂，比如精白面粉和所有含精白面粉的食品、加工奶酪、绝大多数的盐肉和午餐肉，甚至连婴幼儿的配方奶和食品中也含有。请注意查找食品标签上的"亚硝酸盐"、"硝酸盐"，或任何包含"亚硝酸盐"、"硝酸"的其他字眼，比如"硝酸硫胺"。某些蔬菜也天然地含有少量的硝酸盐，如果按照传统方式对它们施用了氮肥肥料，它们的硝酸盐含量则会大大升高。因此，有机蔬菜则成为了我们明智的选择。许多啤酒和一些烈性酒在生产过程中也会用到亚硝胺，有些含量甚高。所以，长期饮用某些品牌的啤酒或苏格兰威士忌的人，在酒精和亚硝胺的双重影响下，受有毒神经酰胺伤害的危险性会大大增加。根据有关规定，啤酒生产商并不需要在标签上注明亚硝胺的含量。

在美国，很多人可能每顿饭都会摄入亚硝胺化合物，这种情况很可能从他们婴儿时期就开始了。在过去的半个世纪中，我们的饮食已越来越向这个方向发展。这个问题是否可以部分解释同期不断增加的阿尔茨海默症和其他由胰岛素缺乏和（或）胰岛素抵抗引起的疾病呢？

另一个研究团队的研究似乎支持这种观点（米尔克，Mielke，2012年）。这是一个名为"第二期妇女健康与老化研究"（Women's Health and Aging Study Ⅱ）的项目，研究人员在长达 9 年的时间里对年龄在 70—79 岁的 100 名妇女进行了跟踪研究。这些研究对象是从 1 630 名妇女中挑选出来的。经过全面检查测试，她们的记忆力、认知能力以及从事日常生活活动的能力均为"最强"的。在研究开始之前，研究人员从她们身上抽取了血液进行神经病学检查。此后，她们每次回医院复查时都将再次抽血检查。9 年后，一个专家委员会对这些数据进行了分析研究，确定哪些妇女患上了轻微认知障碍或失智症，以及所患失智症属于哪一种类型。在这 100 名妇女中，共有 27 人罹患失智症，其中的 18 人被诊断为疑似患有阿尔茨海默症。

研究人员在对她们的血液进行分析时，对其中的鞘磷脂和 9 种不同的血清的神经酰胺、总胆固醇、高密度脂蛋白（好的）胆固醇和甘油三脂的浓度作了检测。他们发现，那些血液中某些神经酰胺浓度偏高的妇女比那些浓度偏低的妇女更容易罹患阿尔茨海默症。同时，他们并未发现总胆固醇或高密度脂蛋白胆固醇、甘油三脂或鞘磷脂的浓度与罹患阿尔茨海默症存在明显的联系。研究人员还发现，神经酰胺血液浓度高的轻微认知障碍患者似乎更具有认知能力下降的趋势。

传染因子

斯蒂芬妮·索西雅（Stephanie Soscia）是马萨诸塞州总医院的博士后研究员，她和其他研究人员于 2010 年 3 月发表了一篇研究论文。他们的发现无疑让 β 淀粉样蛋白阵营的人感到震惊。这些研究人员发现，β 淀粉样蛋白——一种形成斑块的蛋白质，它在大脑中积聚并损害附近的大脑细胞——实际上具有抗菌作用。β 淀粉样蛋白能杀死接触到它的 8 种不同的细菌。这是一个重大发现，想想多年来我们花费了数百万（更可能是数十亿）美元，就是为了找到一种可以减少大脑中 β 淀粉样蛋白的物质。

最近几年来，医药公司已经开发出了一些减少 β 淀粉样蛋白积聚或将其从大脑中消除的口服药和疫苗。礼来公司的司马西特就是这样的一种口服药，史蒂夫曾服用了至少 5 个月时间，结果触发了严重的副作用。所以，这种药的疗效令人失望，同安慰剂相比，它反而加重了阿尔茨海默症患者的病情。美国辉瑞制药公司（Pfizer）和强生制药公司（Johnson & Johnson）研发的一种名为"巴皮纽阻单抗"（bapineuzumab）的疫苗，在两个主要临床试验中也都同样显示出了清除β淀粉样蛋白的显著效果，但却不能明显改善患者的认知能力。在这项研究过程中，一些接受了最高剂量巴皮纽阻单抗的患者还出现了脑积水（血管性水肿）现象，这是一种潜在危险的并发症。礼来公司开发的另一种疫苗叫"内阻单抗"（solanezumab，亦称"茄尼醇单抗"），药物试验显示对中度阿尔茨海默症并无疗效。但统计数字却显示，这种疫苗大为改善了轻度阿尔茨海默症患者的认知能力。也许，我们可以通过服用某些补充剂（比如姜黄）防止或者消除感染，降低大脑为应对感染而产生β淀粉样蛋白的需要，从而达到减少β淀粉样蛋白的目的。

当我们患上感冒这样的上呼吸道感染疾病的时候，细胞会做出反应——大量产生黏液；当我们割破身体某个部位的时候，一旦伤口被细菌感染，身体也会做出反应——产生白血球和其他物质形成的脓汁对抗感染。那么，β淀粉样蛋白斑块在阿尔茨海默症患者大脑中的这种异常积聚，是否也是我们身体对大脑中的持续感染做出的反应而并非致病原因？阿尔茨海默症通常是从大脑的某一部分开始蔓延至整个大脑，这与我们身体某一处的感染蔓延到其他部位的方式具有相似性。

疱疹病毒感染

露丝·伊扎基（Ruth Itzhaki）博士和马克·沃兹尼亚克（Mark Wozniak）是英格兰曼彻斯特大学的研究人员。他们也许已找到了阿尔茨海默症的致病原因，至少是一部分患者的致病原因。他们在长达13年的研究过程中发现，在携带载脂蛋白E4基因变体的人群中，单纯疱疹（或称唇疱疹病史）同罹患阿尔茨海默症有着非常密切的联系。Ⅰ型单纯疱疹病毒（HSV1）是单纯疱疹的致病原因，它们一般不会出现在年轻人的大脑中，但在所有老年人的大脑中几乎都能找到。他们推测，当我们进入老年后，身体的免疫系统对这种病毒不再具有抵抗作用。研究人员对6名死于阿尔茨海默症患者的大脑进行了解剖，他们都是携带载脂蛋白E4基因变体的老年患者。结果发现，他们大脑中90%的β淀粉样蛋白斑块均存在Ⅰ

型单纯疱疹病毒。他们还对其他 4 名年龄相似，不携带载脂蛋白 E4 基因变体患者的大脑进行了对照研究。结果发现，他们大脑中 80% 的 β 淀粉样蛋白斑块中仍然存在 I 型单纯疱疹病毒，但他们的斑块在数量上却少得多。阿尔茨海默症患者大脑中 72% 的病毒脱氧核糖核酸都与 β 淀粉样蛋白斑块相关（沃兹尼亚克，2009 年）。

这些发现有力证明了 β 淀粉样蛋白是携带载脂蛋白 E4 基因变体的人的身体对大脑感染做出的反应。也许，拥有这种基因的人对这种疾病的接受度更高，或者说，他们的身体对这种病毒不会产生抵抗。研究人员经过研讨得出了这样一个结论："受感染细胞遭受严重结构损伤之后死亡并瓦解，同时释放出淀粉样蛋白沉积，这些沉积在接受了死亡细胞留下的其他成分之后变成了经典斑块。据推测，对携带载脂蛋白 E4 基因的人而言，要么是因为 I 型单纯疱疹病毒引发的斑块积聚而导致阿尔茨海默症，要么是因为病毒引起的细胞死亡或炎症直接导致了阿尔茨海默症。"（沃兹尼亚克，2004 年）

这个研究团队还发现，在实验室培养的神经元和胶质细胞中，I 型单纯疱疹病毒感染会造成 β 淀粉样蛋白 1 - 40 和 1 - 42（在阿尔茨海默症患者大脑中发现的 β 淀粉样蛋白的特殊有毒类型）的明显增加。在被这种病毒感染的小鼠大脑中，β 淀粉样蛋白 1 - 42 也同样明显增加了（沃兹尼亚克，2007 年）。除此之外，I 型单纯疱疹病毒还会增加受感染细胞中类似阿尔茨海默症的 Tau 蛋白的积聚（沃兹尼亚克，2009 年）。

I 型单纯疱疹病毒及其他特定病毒通常存在于神经中，它们会被某种东西周期性触发繁殖并形成炎症爆。这种炎症通常会出现在嘴唇上或嘴唇附近，但也可能出现在身体的其他部位。通向嘴唇的神经叫做"三叉神经"，其源头位于我们的大脑深处。如果这种病毒爆发能出现在嘴唇上，为什么就不能出现在靠近其源头的大脑中呢？

有一些炎症在我们首次接触到它们并战胜它们之后就不再复发，比如麻疹或腮腺炎。患者痊愈后其身体会获得相应的免疫力。疱疹病毒家族也包括水痘 - 带状疱疹病毒，与其他病毒不同——患者痊愈后会获得部分免疫力，病毒仍然活着，只是在我们的神经内进入了休眠状态。当我们身体的抗体水平下降时，炎症就会再次爆发，甚至反复感染。

史蒂夫是载脂蛋白 E4 基因变体的携带者，他的单纯疱疹病史延续了一辈子，经常几个星期就爆发一次，持续时间有时会长达 30 天。当我们即将从辛辛那提搬家到查尔斯顿的时候，单纯疱疹就在他的眼睛部位爆发了一次。眼睛的视神经连接到大脑的枕叶皮质区（occipital cortex），那里是我们视觉的源头。也许，这就是导致他出现视觉障碍的原因。众所周知，眼睛是大脑的窗户。

椰子油中的中链脂肪酸癸酸（C10）和月桂酸（C12）恰好能溶解 I 型单纯疱疹病毒和其他疱疹病毒家族成员的脂肪囊膜，从而将它们有效杀死。伐昔洛韦（祛疹易，Valtrex）这类控制疱疹病毒的药物也许有效，目前人们正考虑对其这方面的疗效进行临床试验（索尔马，Thormar，1987年；克里斯穆恩多特，Kristmunsdottir，1999 年；麦克格拉斯，McGrath，1997 年）。

有证据显示，至少在一些病例中，1 型糖尿病是由病毒性疾病引起的。胰岛素是在胰腺的岛细胞中制造出来的，如果这些细胞可以被永久改变而不再产生胰岛素，那么大脑中生产胰岛素的细胞为什么就不会遭受到同样的损害呢？

线粒体功能障碍

阿尔茨海默症和帕金森病只是涉及线粒体功能障碍的诸多疾病中的两种，而导致这种功能障碍的原因至今仍然无法确定。

我们的线粒体有许多有趣的问题，其中之一就是它们与我们身体的其他细胞大不相同，控制这些微小细胞器的 DNA 全部来自我们的母亲。姚嘉（Jia Yao）和其他人在 2009 年 8 月期的《美国国家科学院院刊》（*Proceedings of the National Academy of Sience*）上发表的研究报告称，在一个雌性小鼠阿尔茨海默症模型中，胚胎（早期未出生小鼠）中神经元的线粒体产生的能量比参照试验组的小鼠要少。他们发现，这些小鼠从 3 个月大的时候起，丙酮酸脱氢酶（PDH：pyruvate dehydrogenase enzymes）和线粒体呼吸（mitochondrial respiration）就已经减少。这种情况在正常小鼠身上通常要到相当于更年期的时候才会发生。随着阿尔茨海默症病情的发展，线粒体中控制能量生产的一些酶会同时在数量和活跃程度上下降，从而造成三磷酸腺苷生成的减少。细胞缺乏三磷酸腺苷就会出现故障并最终死亡。随着越来越多的细胞死亡，疾病的症状就显现出来了。

人们的不同生活方式可能加速或延缓线粒体受损和功能障碍带来的累积效应；食物的选择很可能对最终的结果起着至关重要的作用。通过一些治疗延缓病程是可能的，酮酯或许就是其中之一。

颅脑损伤

人们已经对颅脑损伤与阿尔茨海默症之间是否存在联系的问题进行过许多研究。其中两个回顾性研究将其他多项小规模研究的成果归纳起来，它们得出的共同结论是：严重到导致丧失意识的颅脑损伤会使男性罹患阿尔茨海默症的风险增加 1.5—2 倍，但对女性没有影响（莫蒂默，Mortimer，1991 年；弗莱明格，Fleminger，2003 年）。此外，《纽约时报》2009 年曾经报道过美国国家橄榄球联盟委托开展的一项研究结果，表明该联盟的橄榄球球员罹患阿尔茨海默症或类似记忆障碍疾病的比率较 30—49 岁同年龄段的普通男性高 19 倍（施瓦茨，Schwarz，2009 年）。

药物

在治疗或预防某一疾病的过程中，某些药物可能把我们送上歧途，引起阿尔茨海默症病程的加速发展或病症的恶化。研究人员经过讨论列出了一个这类药物的名单，包括处方药和非处方药，并将其纳入一篇名为《美国老年医学会老年人药物使用潜在风险最新比尔斯标准》（*American Geriatric Society Updated Beers Criteria for Potentially Inappropriate Medication Use in Older Adults*）的文章公之于众。2012 年《美国老年医学会期刊》（*Journal of the American Geriatrics Society*）又发表了这个药物名单的最新版，目前在该学会的官网上仍然可以全文查阅。以下几种药物仅是该名单中的几个例子。不幸的是，史蒂夫和我是在痛苦的经历中学到有关部分药物负面影响的知识的。

抗胆碱药物（Anticholinergic Drugs）

安理申和艾斯能是治疗阿尔茨海默症最常用的药物，都是胆碱酯酶抑制剂（cholinesterase inhibitors）。这些药物的作用是防止大脑中负责大脑细胞间通讯的重要化学物质乙酰胆碱的分解。具有讽刺意味的是，一项研究发现，在服用这些治疗阿尔茨海默症药物的人中，20%—50%的人还同时服用了其他抗胆碱药物，其作用恰是阻止大脑中已缺乏的乙酰胆碱发挥作用，从而抵消了阿尔茨海默症药物的疗效，甚至可能使病情加速恶化。抗胆碱药物的一些潜在副作用包括口干、便秘、注意力缺陷、认知障碍，甚至还包括精神错乱和幻觉。对那些定期服用多种抗胆碱药物的人而言，这些药物的副作用很可能形成累加效果（坎贝尔，Campbell，2009 年）。

抗胆碱药物的名单很长，其中包括了许多种常用的药物。比如，用来缓解过敏症状的抗组胺药剂苯海拉明（Benadryl）；抗组胺安眠药多西拉敏（doxylamine）、扑尔敏（chlorpheniramine）、溴苯那敏（brompheniramine）；用于治疗感冒和流感症状的右美沙芬（dextromethorphan）和多种复方抗菌药中的抗组胺化合物；晕动症药物乘晕宁（Dramamine）；治疗严重抑郁症的抗抑郁药安非他酮（Wellbutrin）；治疗哮喘和肺气肿的支气管扩张药思力华（Spiriva）；缓解膀胱过度运动症的奥昔布宁（Ditropan）以及某些止泻药和抗溃疡药。

因此，在使用一种你不了解的新药之前（包括非处方药），应向药剂师问清楚，该药是否是抗胆碱药物。

抗精神病药物

常规的非典型抗精神病药物经常作为非适应症用药给阿尔茨海默症患者服用，尤其是已出现行为问题的晚期阿尔茨海默症患者。在医生们的处方中常见的就有好多种：氟哌啶醇、再普乐、阿立哌唑、卓乐定（geodon）和维思通（risperdal）等。新近开发出的一些药物之所以被称为非典型抗精神病药物，是因为它们产生副作用的风险比氟哌啶醇更低。但是，它们的副作用依然存在，且更容易发生在将药物排出体外速度更为缓慢的老年人身上。抗神经病药物必须在药品标签上印有美国食品和药物管理局的警告信息，声明该药不能用于失智症患者，否则会有导致中风和死亡的危险，且其死亡率可高达10%。因此，这些警告信息非常重要，切不可轻视。除此之外，这些药物还可能提高血糖浓度，存在导致包括3型糖尿病（阿尔茨海默症）在内的多种疾病。

使用抗神经病药物还可能引起其他严重的和不愉快的副作用。患者停药后，有些副作用会消失，但有些会成为永久性的伤害。这些副作用均属于"药物引起的运动障碍"（drug-induced movement disorders）这一大类疾病，包括药物引起的帕金森病、静坐不能、肌张力障碍（dystonia）和迟发性运动功能障碍（tardive dyskinesia）。此外，还有另一种具有威胁生命潜在风险的并发症——抗精神病药恶性综合征（neuroleptic malignant syndrome，或称"神经阻滞剂恶性综合征"）。布鲁斯·L.萨尔茨（Bruce L. Saltz）博士和其他人在《临床精神病学期刊》（*Journal of Clinical Psychiatry*）上发表了一篇题为《识别和管理老年人抗精神病药物治疗的副作用》（*Recognizing and Managing Antipsychotic Drug Treatment Side Effects in the Elderly*）的文章，对人们了解抗精神病药物的不良影响非常有帮助。

大约40%的老年病人在服用抗精神病药物后会患上药物引起的帕金森病，即使服用剂量较低时也一样，只要不停止服药病症将一直持续。药物引发的病症可能在患者开始服用抗精神病药物几天至几周后出现。一些人会因肌肉痉挛造成身体向一边倾斜（有时被称为"比萨斜塔综合症"），或者因支撑脊柱的肌肉无力而出现驼背。肌肉无力加上平衡问题，导致患者更容易摔倒。震颤症状也很常见，受影响的肌肉因此变得僵硬或紧张。患者走路会出现僵硬和拖拽的步态；他们的动作启动会变得困难，说话的声音变得越来越轻柔，严重时不能行动或不能长时间讲话，整个人仿佛变成了一尊冰冻的雕像。还可能出现唾液分泌增加和流口水症状。

顾名思义，静坐不能的特征就是患者不能静静地坐着不动，情绪躁动、焦虑，始终处于身体活动的冲动中——腿脚行动不断，要么不停踱步，要么原地踏步。一些人可能出现特别的挥手拍打的动作，坐着或站着的时候不停晃动身体，搓揉或抓挠脸或大腿，或者表现出坐立不安的样子，反复做出一些毫无目的的动作。静坐不能的患者经常表现出"惊恐不已"的样子。这种病症有可能在首次服用抗精神病药物或者加大抗精神病药物剂量后的数小时之内出现，但通常是在开始服药两至三周后出现。服用抗精神病药物的患者中的20%—30%会出现静坐不能的副作用，停止用药平均两年半后病症才会消失。静坐不能几乎全由药物引起，但它的症状很容易被误诊为患者的原疾病阿尔茨海默症或其他失智症病情恶化。

肌张力障碍能引起颈部、手臂、躯干或大腿肌肉的持续收缩，导致病人行动过程中明显的扭曲姿势。肌张力障碍甚至可能影响到眼部肌肉，导致眼睛上翻或侧视，这种状况的持续时间从数分钟到数小时不等，让人非常痛苦。

运动功能障碍是涉及脸部、口部和舌头肌肉无意识动作的一种疾病，患者通常表现出做鬼脸、严重斜视、噘嘴、咀嚼或者咂嘴等动作。此外，患者的舌头可能伸出口外。有些患者的其他肌肉也可能受到影响，出现抽搐、呼噜声、大脚趾扭动、摇头晃脑、身体晃动，或盆骨抽动等。

抗精神病药物还可能导致另一种非常严重的不良反应——抗精神病药恶性综合征。如果不能正确诊断出这种病症并及时给予治疗，其致死率可高达20%。导致抗精神病药恶性综合征最常见的药物就是氟哌啶醇。在服用这种药的患者中，大约3%的人会出现抗精神病药恶性综合征。不过，其他抗精神病药物也可能引起抗精神病药恶性综合征，只是概率相对偏低。在抗精神病药恶性综合征发病的初期，其症状类似于药物引起的帕金森病。随着大脑和神经系统的其他部位也受到影响，会出现更多的症状，包括迷惑、发热、大量出汗、脱水、肢体僵硬、严重震颤、血压不稳、心跳加速以及白细胞计数和肌酸磷酸激酶等特定肌酶明显升高。到后期，抗精神病药恶性综合征会造成肌肉溶解并释放出肌红蛋白（myoglobin），这种蛋白会对肾脏造成严重损害，并最终导致肾衰竭。如果不停止服药并对脱水等其他症状进行积极治疗，这种综合征甚至能造成生命危险。氟哌啶醇从大脑中释放出来的速度非常缓慢，所有症状全部消失也许要数周至一个月或更长时间（斯特劳恩，Strawn，2007年）。

美国食品和药物管理局禁止任何抗精神病药物用于失智症患者。然而，当这些患者病情恶化后，我们又没有其他药物可用来有效治疗他们的行为问题（躁动、焦虑、攻击性、抑郁、幻觉、精神分裂症状）。因此，医生们经常让失智症患者服用抗精神病药物。除了在非常特殊的情况下，使用抗精神病药物时应尽可能地将其剂量降至最低，以降低引发严重副作用的风险程度。对老年患者而言，甚至要在最小剂量上再减少50%。

不幸的是，由于缺乏合适的药物，抗精神病药物（包括具有高毒性的氟哌啶醇）经常被滥用并成为治疗出现行为问题的失智症患者的一线药物。尤其是在养老院和其他提供辅助看护的机构，因为那里开处方的医生和给病人服药的护士很大程度上对这些药物的不良反应认识不够，且在这些不良反应出现后也无法及时甄别。据估计，居住在养老院里的50%—75%的老人都被使用过抗精神病药物，其中只有极少部分（不到5%）是由最为熟悉这些药物的精神健康保健医生开出的（萨尔茨，2004年）。我们经常会听人们说起，某个阿尔茨海默症患者被送进辅助看护机构后不久病情迅速恶化，几周或数月后死亡。开抗精神病药物处方的医生应该是那些在这类药物的使用方面受过严格训练的专业人士，他们甚至需要懂得这些药物与患者使用的其他药物可能产生的互相作用。美国老年医学会（American Geriatrics Society）建议，抗精神病药物只能在其他所有非药物治疗手段彻底失效的前提下方可使用。

苯二氮卓类药物

苯二氮卓类药物主要用于治疗焦虑和失眠症，在医生的处方中非常常见，如：安定、利眠宁（Librium）、安必恩（Ambien）和安诺（Xanax）。这些药均为短期用药，但在全世界范围内，数百万人却经常连续数月甚至数年定时服用。苯二氮卓类药物通过加强大脑中的神经递质伽马氨基丁酸（GAMA）的作用以达到安眠效果。除了减轻焦虑和促进睡眠外，这些药物还可能带来影响认知能力的副作用。

人们已经对这个问题展开了多次研究。2012年，法国波尔多大学的博士苏菲·比利奥提（Sophie Billioti）和她的同事宣布了他们对1 063人长期研究的结果。首次使用苯二氮卓类药物很长时间后再次使用它的人罹患失智症的可能性高出50%（比利奥提，2012年）。

除此之外，像安定那样的苯二氮卓类药物还可能导致与预期效果相反的矛盾性反应。根据处方信息，药物反应可包括：突发高度情绪激动、焦虑、幻觉、肌肉强直、失眠、愤怒、睡眠障碍和过度兴奋等。老年人从身体中排除苯二氮卓类药物的速度更为缓慢，因此，药物会在体内积聚。其结果是，它们带来的副作用可能会在数周至数月后才显现出来。

皮质激素类药物

　　每年医生开出的皮质激素类药物的处方超过一千万。泼尼松（prednisone）和地塞米松（dexamethasone）是皮质激素类药物中最常用的两种，主要用于治疗气喘、过敏症、痛风、皮疹、炎症性肠病、狼疮和风湿性关节炎等多种疾病。虽然这些药物的预定目标可能是肺、肠或者皮肤，但它们却能轻易突破血脑屏障，使大脑成为主要的意外作用目标。自20世纪50年代皮质激素类药物问世以来，有关科学文献已报告过上百个这类药物带来的精神和其他神经不良反应的病例。

　　仅以其副作用之一为例：海马体是大脑中形成记忆的重要部分，也是阿尔茨海默症初期时就会影响到的部位，而皮质激素类药物可能对海马体的功能形成干扰。因此，尽管长期服用皮质激素类药物的人更容易产生记忆障碍，有些人也可能在用药仅4—5天后就出现这个问题。皮质激素类药物能影响神经元之间的通讯，延缓通向大脑特定区域的血流速度，造成大脑灰质萎缩和心室（大脑内充满液体的空腔）扩张。使用皮质激素类药物会影响人的情绪，有时造成极度兴奋，有时又会造成抑郁；它们还能导致失眠和精神状态的改变，如焦虑、激动、兴奋、偏执和神志失常等。在其影响下，患者可能出现思维混乱现象，甚至可能产生幻觉。大多数人在停止使用皮质激素类药物后，记忆问题都会消失。但对那些长期接受这类药物治疗的人而言，这些副作用会成为永久性的伤害，形成终生记忆和认知障碍（希尔罗伊，Sirois，2012年）。

　　对大多数疾病而言，皮质激素类药物具有高效且快速的消炎效果，但它们潜在的副作用也非常严重。因此，使用这类药物之前必须认真权衡利弊，多考虑其他替代治疗方法，只能在不得已时使用且严密观察副作用的出现。无论在什么情况下，皮质激素类药物都不能作为权宜之计而轻率使用。

他汀类药物（Statins）

　　美国食品和药物管理局最近对降低胆固醇的他汀类药物作出了新的要求：制药公司必须在药品标签上印上警告信息，声明他汀类药物可能导致记忆障碍。我们将在本书第 21 章"饱和脂肪和胆固醇问题"中更为详细地探讨。

万络（Vioxx）

万络是一种非类固醇消炎药，仅在 1999—2004 年上市销售使用过，其生产商默克公司后来在美国食品和药物管理局的压力下不得不从市场上撤回了这种药。这种消炎药曾广泛用于治疗关节炎和疼痛管理，超过 2 000 万人曾服用过万络。当初，美国食品和药物管理局批准万络上市的时候，生产商对这种药进行的最长时间的研究也只有 12 周。不幸的是，万络上市后造成了不少患者因心脏病发作而死亡。

其实，这一问题早在该药新药试验阶段就出现了。当时，人们曾把它作为消炎药用在阿尔茨海默症患者的身上。其中一项试验显示，万络并不能延缓阿尔茨海默症的发展进程，服用万络的患者的死亡率比服用安慰剂患者的死亡率高出了 1 倍。在另一项同样是针对阿尔茨海默症的试验中，服用万络患者的死亡率则达到了服用安慰剂患者死亡率的 4 倍。更严重的是，其中一项临床试验的参试者是患有轻微认知障碍的阿尔茨海默症患者。结果证明万络不仅不能延缓阿尔茨海默症的进程，反而促进了病情的加速发展。

2001—2002 年，我丈夫史蒂夫为治疗痛风引起的脚趾肿胀和双手的轻度关节炎曾服用过万络。也正是在那个时间，他开始出现了记忆问题。万络会不会是给史蒂夫带来祸害的始作俑者？

外科手术及麻醉剂

许多人曾有过这样的经历：他们的亲人在接受某次外科手术之前记忆能力完全正常，术后却出现了明显的问题，如思维混乱、记忆障碍、注意力无法集中和其他认知方面的病症。这种情况相当普遍，以至于人们还专门将其命名为"术后认知功能障碍（POCD：post-operative cognitive dysfunction）"。2008 年，杜克大学的麻醉师特莉·孟克（Terri Monk）博士和其他人发表了他们对 1 064 名手术病人进行研究的结果，发现其中三分之一的人在出院时出现了术后认知功能障碍。有些人在手术 3 个月后，认知障碍仍然没有消除，其中的大多数为老年人。而这些人很可能在术后的第 2 年死亡（孟克，2008 年）。令人惊讶的是，还有 5% 的 20 多岁的年轻人手术 3 个月后认知障碍问题同样没能消除。

是什么原因或者哪些综合因素造成了这个问题，至今仍不明朗。炎症可能是因素之一。例如，手术造成的组织损伤会不可避免地带来炎症，发炎过程中产生的部分物质很可能对阿尔茨海默症患者的大脑造成了伤害。此外，在长时间的手术过程中，病人的生命通常需要依靠呼吸机维持，呼吸机压入肺部空气的氧浓度为 30%—100%（室内空气通常为 21%）。血液中高于正常水平的氧浓度会造成病人线粒体的氧自由基损伤（oxygen free radical damage）。

另一个因素可能是病人接触到的麻醉剂。异氟烷（isoflurane）是一种常用的醚类吸入麻醉剂，人们发现它有可能是导致婴儿和老年人神经退行性疾病的原因之一。多项正在进行的研究试图找到异氟烷可能致病的原因。马萨诸塞州总医院的张怡英（音，Yiying Zhang）和其他人于 2012 年在《神经学年鉴》（*Annals of Neurology*）上发表论文称，小鼠在接受异氟烷 2 小时后线粒体受到损伤，而接受另一种麻醉剂地氟烷（desflurane）的小鼠则未出现类似问题（2012 年）。2012 年的另一项对 45 人的跟踪研究发现，手术前后一周的认知测试结果表明，使用异氟烷麻醉剂的病人中有 25% 的人都出现了术后认知功能障碍，而使用地氟烷麻醉剂的病人均未出现这个问题（张，2012 年）。研究人员还发现，异氟烷会增加 β 淀粉样蛋白在大脑中的沉积和增加脑细胞的死亡（董，Dong，2012 年）

当异氟烷同一氧化二氮（笑气）、苯二氮卓类药物如咪达唑仑（Versed）结合使用时，尤其容易导致婴儿罹患神经退行性疾病。咪达唑仑常用于外科手术前和手术过程中（梅隆，Mellon，2007 年）。我们可以想象，同样的问题完全可能出现在老年病人身上，只是目前人们还没有专门对此进行研究。

连点成线

那么，以上讨论的方方面面同阿尔茨海默症又有什么内在关联呢？我们是否能够找到一个把它们全部联系在一起的原因呢？

在查找亚硝胺化合物与病毒感染之间的可能联系过程中，我偶然读到了一篇详细介绍小乔治·F.卡希尔医学博士在其实验室开展的一项研究的论文。卡希尔博士发现了大脑能够利用酮体作为燃料。那篇文章的标题是《链脲佐菌素引起的胰岛炎和糖尿病研究》（*Studies of Streptozotocin-induced Insulitis and Diabetes*），1977年6月发表在《美国国家科学院院刊》上。链脲佐菌素是一种亚硝胺化合物，通过过去对它的研究已经得知，大剂量注射链脲佐菌素一次就能破坏胰腺中产生胰岛素的 β 细胞，在一两天之内导致糖尿病。因此，人们通常利用这种物质建立糖尿病动物模型供各种研究使用。虽然小剂量注射链脲佐菌素一次不会引起糖尿病，但是连续5天每天给小鼠小剂量注射链脲佐菌素一次，5至6天后同样会诱发糖尿病。1977年的这个研究正是建立在过去研究的基础之上的。

研究人员进行了分组研究：单独使用链脲佐菌素或结合另外三种物质中的一种使用。其中两种物质分别是烟酰胺（nicotinamide）和 3 – O – 甲基葡萄糖（3 – OMG：3 – O-methyl-D-glucose），被认为可以减少或延迟链脲佐菌素诱发糖尿病（研究也确实证实了这种效果）。第三种物质是抗淋巴细胞血清（antilymphocyte serum），使用它是为了确定 β 细胞受到的损害是否是该细胞对链脲佐菌素的免疫反应的结果，答案是肯定的。这项研究还有一个意外发现：在注射链脲佐菌素后的6天之内，在幸存的 β 细胞中发现了病毒颗粒（virus particles，一种小鼠 C 型病毒）数量的明显增加。他们推测这种病毒能够在激活免疫反应的细胞中诱发蛋白质，链脲佐菌素有可能改变 β 细胞的功能——将其从一个产生胰岛素的细胞变成一个"主要合成病毒的细胞"。

如果我们把本章各种不同报告中的所有"点"连接起来，就能得到阿尔茨海默症发展机制的一个大致轮廓：我们每天食物中的亚硝胺化合物在肝脏中产生出有毒的神经酰胺，神经酰胺突破血脑屏障破坏大脑中产生胰岛素的细胞并改变其他细胞产生胰岛素抵抗。这个发展过程的结果造成细胞丧失利用葡萄糖作燃料的能力，致使细胞因缺乏能量而出现功能障碍并最终死亡。细胞死亡后，其骨架被破坏后坍塌，形成阿尔茨海默症标志性的神经纤维缠结。此外，这些有毒脂类还会促使存在于大脑中的病毒将细胞转化为病毒制造厂。身体内的免疫系统为应对感染而大量增加 β 淀粉样蛋白，形成了控制病毒的典型斑块。这种免疫反应引起的斑块造成了对周围脑细胞的附带损伤。人们经常服用的多种处方药、非处方药和麻醉剂都能轻易突破血脑屏障，对神经元的正常功能形成干扰，从而进一步促进了这一过程的完成。

这就是我把本章各种研究成果的诸多"点"连点成线后得到的假设。到目前为止，该观点尚未得到证实。这个假设以及其他多种机制或许就是导致临床上我们称之为阿尔茨海默症的元凶。

16　酮体基础知识

《营养评论》（*Nutrition Reviews*）2003 年 10 月刊发了一篇重要的论文《酮体：新陈代谢之丑小鸭》（*Ketones：Metabolism's Ugly Duckling*），作者为西奥多·B. 瓦尼塔利医学博士和托马斯·H. 努弗特（Thomas H. Nufert）。文章对以下问题进行了深入探讨：

- ·–239836006·酮体的发现
- 丶·–239836005·酮体生理学及新陈代谢
- ·–239836004·酮体在饥饿和碳水化合物限制状态下的作用
- ·–239836003·对酮体作为代谢燃料的认识
- ·–239836002·如何利用酮体治疗癫痫及罕见基因缺陷疾病
- ·–239836001·酮体治疗其他疾病的可能性

对那些希望读到比本书更专业和更详细的酮体专著的读者，我强烈推荐他们看一看这篇论文。

我的目的是为读者提供有关酮体的知识，所以必须让大多数人能够看懂。这里介绍的很多知识几乎都来自这篇文章。当然也有不少内容来自于其他酮体专家学者的论著，诸如：理查德·费契博士、小乔治·卡希尔博士、奥利弗·欧文（Oliver Owen）博士、萨米·哈希姆（Sami Hashim）博士，以及他们的许多同事和其他人士。有关生酮饮食疗法的信息主要来自约翰·M. 弗里曼博士的著作《生酮饮食》（*The Ketogenic Diet*，2007 年版）。

酮体化学

有机化学的研究对象，包括碳氢化合物以及构成生物体基础的碳和氢的各种不同组合。这些化合物也可以包括其他一些元素，例如：氮、氧、磷、硅和硫。化合物按其组成的特定元素分门别类，如有机化合物就有酯类、酰胺、乙醛、脂肪酸和酮体等。

酮体的化学结构

对那些没有化学知识基础的人而言，最简单的办法就是把一个原子看做一种元素——如氢或碳——的单一粒子，键则是原子与原子之间的联系。一个分子就是两个或两个以上原子的结合体。每一种原子用于同其他原子结合的键都是固定的。例如，氢有一个键，氧有两个键。一个水分子就是一个氧原子通过两个键分别与两个氢原子的结合体，即 H_2O，（参见图 16.1）。

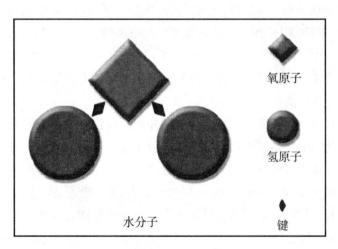

图 16.1 一个水分子。

碳原子可以有 4 个键用于同其他原子结合。酮体的定义性特征就是一个单羰基（single carbonyl group），它是由一个氧原子以其两个键与同一个碳原子相结合，该碳原子同时与另外两个碳原子结合。这两个碳原子又分别与其他不同的原子或原子团结合在一起（参见图16.2）。

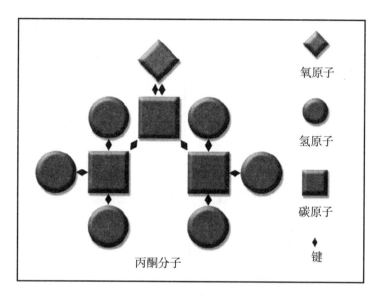

图 16.2　丙酮分子。

人们在自然界中已发现了多种不同的酮类，但人体中的只有三种，我们称其为酮体。它们正是我们即将探讨的对象。这三种酮体分别为丙酮（acetone）、乙酰乙酸和 β－羟基丁酸。丙酮是最简单的酮体，而乙酰乙酸和 β－羟基丁酸的分子则要复杂得多。我们身体中生成的丙酮和我们在指甲油和涂料稀释剂中使用的丙酮是同一物质，大多数人都对丙酮的气味很熟悉。当一个人血液中的酮体浓度过高时，部分丙酮会经由肺部通过呼气排出体外。于是，他的口气则会带有丙酮的气味。此外，部分酮体也会经由肾脏通过尿液排出。

酮体的形成

产生酮体的过程被称作"酮体生成"，这是一个相当复杂的过程（参见图16.3），我将尽可能对其进行简单的解释。

酮体是储存在体内的葡萄糖被耗尽、脂肪被分解用作能量时产生出的。脂肪以甘油三脂的形式储存于身体中，甘油三脂在脂肪细胞中经脂解

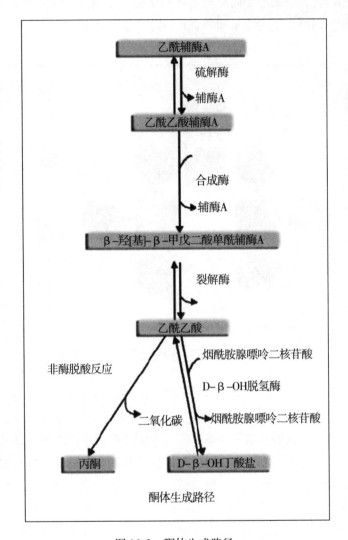

图 16.3　酮体生成路径。

后转化为脂肪酸。长链脂肪酸（碳链中的碳原子大于 12 个）需要特殊的膜转运蛋白（membrane transporters）才能被送入细胞，而中链脂肪酸（碳链中的碳原子等于或少于 12 个）则不需要。

脂肪酸被送入细胞后，还必须被送入线粒体中。长链脂肪酸同样还需要特殊的转运蛋白才能完成这一过程。脂肪酸在线粒体内经 β 氧化作用（beta-oxidation）被重复分裂为两个碳碎片（carbon fragments），称为"乙酰辅酶 A（acetyl-CoA）"。当脂肪酸被送到肝脏之后，又会发生一系列的反应。首先，它像在其他组织中一样，在肝细胞的线粒体中被转化为乙酰辅酶 A。接下来，乙酰辅酶 A 又会经过数次生物化学反应转化为酮体乙酰乙酸。最后，它将被转化为其他两种酮体——丙酮和 β-羟基丁酸。我们将脂肪酸在肝脏中被转化为酮体的整个过程称为"酮体生成"。

酮体生成后，便离开肝脏，被输送到身体的每一个地方——包括大脑——在各组织的线粒体内被用作能源。

酮体对人类大脑的重要性

你们知道，线粒体是细胞中制造能量的微小结构。心脏肌肉细胞、神经元细胞和肝脏细胞等一些特定细胞，每个细胞中可能都有 1 000 个或者更多的线粒体。一个我们用肉眼都看不见的小小细胞，居然还能拥有上千个如此复杂的东西！当一种燃料——如葡萄糖［被转化成丙酮酸盐（pyruvate）后］或者酮体——进入线粒体后，就会发生一系列连锁反应，最终生成驱动细胞的基本能源三磷酸腺苷。细胞使用三磷酸腺苷的方式，就好像电动汽车从蓄电池中获得驱动的电力一样。与丙酮酸盐相比，酮体制造三磷酸腺苷的能力更高效，可使心脏工作的液压效率提高 30%（博谷，1997 年）。

由储存脂肪制造的脂肪酸可以被心脏用作燃料，但它的分子太大，无法突破血脑屏障进入脑循环。然而，酮体却能由一种特别的单羧酸转运蛋白（monocarboxylate transporter）输送进大脑，被神经元和其他脑细胞用作燃料。

大脑获得利用酮体作为燃料的能力，对人类这一物种的进化具有非常重要的意义。同其他动物相比，我们拥有更加巨大的大脑皮层，正是大脑的这个部分为我们提供了更高的智能。

葡萄糖燃料

成年人大脑的平均重量略微超过 3 磅（1.36 千克），但它对能量的需求却非常大。当我们休息的时候，大脑消耗的热量大约占我们全身基本身体机能消耗总热量的20%，相当于每天24小时消耗100—120克葡萄糖。在我们婴儿和儿童时期，大脑相对于身体重量的比例更大，它所消耗的热量可高达人体基本机能消耗总热量的40%—50%。而怀孕的妇女要同时向两个大脑提供足够的能量，每天需要200—220克葡萄糖才足以维持母子的正常需要。

千百年来，无论是我们远古的祖先还是当今世界的人们，都经历过一次又一次的粮食充足和饥荒时期。我们的身体只能在肝脏中储存人体48小时所需的葡萄糖（肝糖原）。超过48小时，就必须从肌肉中提取肌糖原转化为葡萄糖。这个过程十分复杂，被称为"糖原异生作用（gluconeogenesis）"。在饥饿状态下，糖原异生过程的60%发生在肝脏中，40%发生在肾脏中。简言之，来自肌肉的蛋白质被转变为特殊的氨基酸——主要是谷氨酰胺（glutamine）和丙氨酸（alanine），然后释放到血液中。谷氨酰胺主要被肾脏转变为葡萄糖；肝脏则把丙氨酸、来自红细胞和肾脏细胞的再生乳酸盐和丙酮酸盐、来自脂肪的甘油，以及一些酮体转变为葡萄糖。

当储存在肝脏中的肝糖原被耗尽后，糖原异生作用仍可持续至少40天。但是，我们通过糖原异生作用得到的热量远不足以支撑我们的身体和大脑更长时间的基本热量需求。如果只有葡萄糖是我们大脑能够使用的燃料，那么，处于饥饿状态下的人的生命就只能维持大约两个星期。最后会因为肌肉被消耗殆尽而难以继续生存。

脂肪燃料

当我们拥有足够食物的时候，人体会将多余的热量以脂肪的形式储存起来。当我们的能量需要超过了我们摄入的总热量时，我们的身体会自动提取储存起来的脂肪，将其分解为脂肪酸。如果我们继续处于饥饿状态，我们的肌肉——包括心肌在内——就会从主要使用葡萄糖改为主要使用脂肪酸作燃料。中链脂肪酸能突破血脑屏障，但却不能在我们的身体内生成，也无法进入血液循环供大脑用作燃料。哺乳期的母亲是唯一的例外，她们的乳房能生成中链脂肪酸，成为乳汁的一部分提供给婴儿。

既然我们的大脑需要如此大量的燃料，那么，当我们体内储存的葡萄糖耗尽之后，我们的大脑又如何在饥饿状态下幸存呢？当我们的身体转而使用脂肪储备作为主要燃料之后，部分脂肪酸会在肝脏中被转变为酮体。酮体在人们全身循环中的出现，将通向大脑的血流量增加 39%，至少在酮体进入血液初期时可达到这个水平（哈塞尔巴赫，Hasselbalch，1996 年）。酮体突破血脑屏障后，会立即被脑细胞当做燃料使用。此外，酮体还具有其他一些重要功能，我们将在下文予以介绍。

酮体燃料

酮体无需胰岛素的帮助就能进入细胞，与葡萄糖相比，酮体输入细胞的方式更简单。酮体绕过了原有的复杂过程，直接进入了生成乙酰辅酶 A 和最终生成基本能量分子三磷酸腺苷的化学链反应克雷布斯循环（Krebs cycle）。在饥饿状态下，大脑所需能量的大约 60% 可由酮体提供，从而避免了通过分解肌肉来提供能量。正因为我们的大脑能够利用酮体作为燃料，所以我们不用进食也可能继续生存两个月或更长的时间。可用的脂肪组织越多，我们生存的时间就越长，因为我们的肌肉可以利用脂肪酸、我们的大脑和其他组织生成酮体。

在通常情况下，成年人一夜不进食，体内会形成低水平的酮体。当我们吃下早餐后，酮体水平会立刻降下来。在两天不进食的情况下，体内的酮体水平会明显升高。血液中丙酮和乙酰乙酸两种酮体的水平会持续升高，大约 10 天后趋于稳定，保持在 1—1.5 毫摩尔每升之间。但 β-羟基丁酸的水平还会继续大幅度攀升一段时间，最后稳定在 6—7 毫摩尔每升之间。只要我们还有脂肪可供使用，我们的身体就会不断生成酮体。

婴儿、儿童、孕妇或哺乳期妇女产生酮体的速度比一般成年人迅速，这表明他们在饥饿状态下大脑对燃料的需求更大。新生儿在其生命的最初几天中使用的酮体占总能量的 25%（伯格尼斯，Bourgneres，1986 年）。大多数妇女在初为人母的最初几天，乳房产出的乳汁并不多，所以人类的新生儿同其他物种比较起来要肥得多。这样，他们才能在酮体的帮助下度过母乳不够的最初几天。

如果我们的大脑不具备利用酮体作为燃料的能力，人类这个物种很可能无法延续至今，或者说至少不会是现在这样具有较大大脑的智慧生物。我们远古的祖先，甚至包括今天世上的许多人，虽历经长期饥馑的日子却生存了下来，这一切都要感谢脂肪和酮体为我们提供了延续生命的燃料。

酮体作为大脑替代燃料之发现

实际上，1967 年《临床研究杂志》（*Journal of Clinical Investigation*）发表了乔治·卡希尔博士和包括奥利弗·E. 欧文博士在内的他的几位同事的一篇论文，名为《禁食状态下的大脑代谢》（*Brain Metabolism during Fasting*）。它首次披露了人们发现大脑能利用除葡萄糖之外的另一种燃料的信息。1965 年，随着测量生物燃料和荷尔蒙新方法的出现，卡希尔博士认为，应该对饥饿给人类带来的影响进行重新研究。与此同时，欧文获得了哈佛大学卡希尔实验室的奖学金。2005 年，欧文博士在《生物化学与分子生物教育》（*Biochemistry and Molecular Biology Education*）上发表了《饥饿状态下用作大脑燃料的酮体》（*Ketone Bodies as a Fuel for the Brain during Starvation*）一文，对这个发现做了详细的介绍。

早期研究发现后备燃料

第一位参与试验的自愿者是一名护士，她因为肥胖问题而非常乐意成为这个长期禁食研究项目的研究对象。由于担心自己会突发心脏病，她经人介绍来到他们的门诊部做减肥治疗。作为一名护士，她对这项研究的过程非常熟悉。经过几天平衡饮食之后，研究者们开始让她禁食，为期 41 天。其间，她只能接受水、维生素和盐片。之所以选择 41 天为禁食期限，因为这正是《圣经》中记载的耶稣禁食的时间。他们在她大脑和肝脏附近的动脉和静脉上插管，每天抽取血样检测各种代谢物。他们高兴地发现，她的大脑通过利用酮体和大幅度减少使用葡萄糖而成功地在 41 天的禁食中幸存了下来，其燃料的三分之二皆由 β - 羟基丁酸和乙酰乙酸提供。

欧文博士在报告中指出："大脑能从基质而非葡萄糖中获取燃料这一发现，对于了解人类如何在饥饿状态下幸存具有重大意义。我们的发现已解释了正常体格的人在禁食状态下能够存活 60 天或更长时间。大脑获得的大部分能量都来自于酮体，一种由脂肪酸转变而来的燃料。这一发现迫使我们不得不重新评估人类身体不同组织使用的燃料是如何构成的。"（参见图 16.4 和图 16.5）

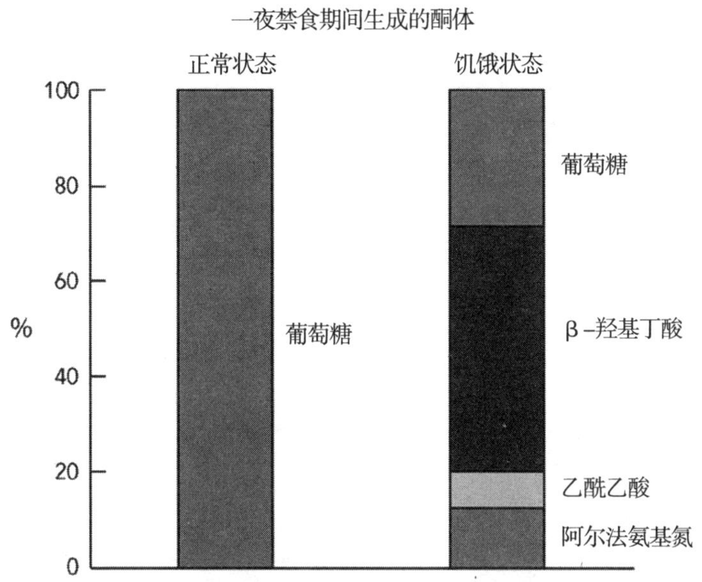

一夜禁食期间生成的酮体

图 16.4 一夜禁食期间生成的酮体。正常人经过一夜禁食之后，大脑使用的燃料 100% 来自葡萄糖。在饥饿状态下，大脑使用的燃料有三分之二来自酮体，三分之一来自葡萄糖。（数据来自欧文 2005 年的论文。）

　　卡希尔博士的团队使用同样的方法对另外两位肥胖症患者进行了研究，同样证明了"大脑在长期禁食状态下从血液中提取了大量乙酰乙酸和 β－羟基丁酸，从而避开了葡萄糖代谢。我们立刻明白：酮体而不是葡萄糖代谢才是主要能源，这就免除了对肌肉蛋白的消耗，确保了人类在饥饿中的生存"。他们还发现，在饥饿状态下，我们体力的葡萄糖水平会降低并在大约 3 天后趋于稳定，这与胰岛素水平的变化是并行的。

　　接下来，他们又开展了一项更为大胆的试验（卡希尔，1980 年）。3 位大学年龄段患有肥胖症的男人经过数日禁食之后，血液中的 β－羟基丁酸水平大幅上升。然后，给他们注射胰岛素把血糖降到低血糖水平。在正常情况下，血液中不会有酮体，低血糖水平会导致各种严重的症状，如迷惑、思维和语言困难、虚弱、协调性差、面色苍白、出汗、心跳过速等，甚至可能出现癫痫、丧失意识或者休克。但在这项试验中，参试者血液中的高水平酮体成功保护了他们免受低血糖症带来的典型病症。其他研究也

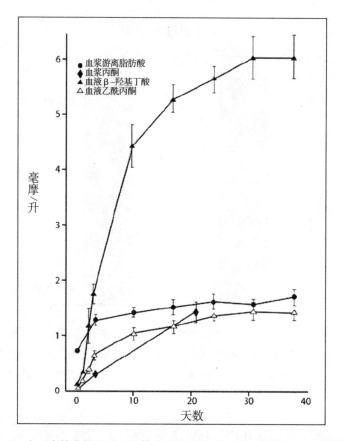

图 16.5　在正常饮食情况下，酮体水平几乎为零。在禁食状态下，酮体水平
在一两天之后开始上升。如果饥饿状态持续超过 5 天，尤其是 β -
羟基丁酸的水平会急剧升高。（数据来自欧文 2005 年的论文。）

确认了酮体在低血糖情况下具有的这种保护效果（参见第 18 章）。

后期研究发现燃料选择倾向

时间很快来到了 1991 年，齐格弗里德·霍耶（Siegfried Hoyer）医学
博士在《纽约科学院年报》（*Annals of the NY Academy of Sciences*）上发表
了《阿尔茨海默症葡萄糖代谢异常问题》（*Abnormalities of Glucose
Metabolism in Alzheimer's Disease*）的论文。他发现，随着人们年龄的增长，
大脑使用的燃料会在种类上有所变化，而这种变化在阿尔茨海默症患者身

上会更加明显。在正常年轻人大脑使用的燃料中，葡萄糖和替代燃料的比例为 100 比 1；在未患阿尔茨海默症的老年人身上，这个比例为 29 比 1；在早期阿尔茨海默症患者身上，这个比例为 2 比 1。这意味着，早期阿尔茨海默症患者脑细胞所需燃料的三分之一将来自于替代燃料。据霍耶博士推测，大脑中的脂肪酸和氨基酸都可成为替代燃料，比如可以被转变为葡萄糖的谷胺盐酸。但是，他在这篇文章中并未提到酮体也可成为替代燃料。

从卡希尔博士和欧文博士的研究成果中，我们得知，酮体也可以作为替代燃料。既然我们大多数人的血液中并无可随时提供给大脑作燃料的酮体，那么，缺乏这一必需燃料的脑细胞就可能功能失常并最终死亡。为了给大脑提供这种必不可少的燃料，我们可食用一些含有中链脂肪酸的食物，让我们的肝脏把中链脂肪酸转变为酮体。或者，也可采取更好的办法——直接用酮体治疗。

阿尔茨海默 人体产生酮体的条件

在一些特定的条件下，人体会自然产生酮体，其中之一就是禁食。我们晚上睡觉时就会禁食一夜，这期间我们的身体会产生少量的酮体。一旦我们吃下早餐，它们就从血液中消失了。如果我们持续禁食两天或更长的时间，血液中的酮体水平就会显著提高。酮体作用作为一个生物化学的奇迹，最近的例子出现在 2010 年海地大地震之后。人们至今依然记得那些刚从废墟中被营救出的人的模样：有人被埋在瓦砾之下长达 14 天颗粒未进，被救出来时，许多人依然神志清醒，脸上挂满微笑、不停地说着话甚至唱起了歌。很显然，他们的认知能力并未受到损害。他们体内存储的葡萄糖在一两天之内被消耗殆尽，是酮体的及时出现保护了他们的大脑，挽救了他们的性命，使他们成功幸存下来并最终从水泥囚笼中被解救出来。

人体通过锻炼和饮食产生出有益的酮体水平。然而，并不是一切酮体生成都是有益健康的。对糖尿病患者而言，酮体水平过高就会危及生命，这种情况被称为"糖尿病酮症酸中毒"（后文将进一步探讨）。

饮食与酮症

大多数美国人都不会经历食物充足和饥荒的来回折磨。标准的美国饮食的碳水化合物含量非常高，即糖含量高。由于葡萄糖供应始终充足，所以血液中循环的酮体极少。

通过饮食产生酮体的一个办法，就是食用低碳水化合物的食物，即"生酮饮食"。人们有时用这种饮食疗法治疗儿童癫痫症，偶尔也用于成年人。生酮饮食的蛋白质含量也相对较低，仅够维持儿童生长所需或成年人维持瘦体重。阿特金斯和南海滩饮食也属于生酮饮食，只是限制程度较低，所以可以引起较轻微的"酮症"（详见第17章）。

不过，还有另一种方式可以通过饮食让脑细胞获得酮体，即本书第三部分探讨的饮食干预疗法。当一个人吃了含有中链脂肪酸的食物时，它们在小肠中被吸收并被直接输送到肝脏，其中的一部分会被肝脏转变为酮体。然后，酮体会被释放到血液循环中。同时，部分中链脂肪酸也会被释放到血液循环中，迅速被用作能量。已知，中链脂肪酸会被肌肉线粒体直接用作燃料；中链脂肪酸分子小，能突破血脑屏障；它们不会被人体作为脂肪储存起来，而是立即被人体组织用作燃料；它们也可能被大脑中的线粒体用作燃料（特纳，Terner，2009年）。动物实验数据显示，中链脂肪酸是在大脑中被利用的（约翰逊，Johnson，1990年）。还需要进行更深入的研究才能确定，除了肌肉之外还有哪些特定组织能直接使用中链脂肪酸。

中链脂肪酸含量最高的食物来源是椰子油和棕榈核油，它们的中链脂肪酸的含量高达55%—60%。它们虽然都是饱和脂肪酸，但它们在人体内的作用却不同于长链饱和脂肪酸，不会让医生们担忧（详见第21章）。美国人通常食用的油脂不外乎大豆油、橄榄油、菜籽油、玉米油、花生油、红花油和芝麻油，它们均不含有中链脂肪酸。有些食物确实含有中链脂肪酸，如山羊奶、牛全乳、黄油、多脂奶油和山羊奶酪，不过它们的含量远不能与椰子油和棕榈核油相比。

通过食物摄入中链脂肪酸，我们就能利用其在体内自然产生的生化过程带来好处。我们摄入的中链脂肪酸越多，体内生成的酮体就越多。

中链脂肪酸能突破血脑屏障，被脑细胞用作燃料。如果这个过程发生在阿尔茨海默症和其他一些特定神经退行性疾病患者身上，不难想象会有什么样的效果。对一些人而言，中链脂肪酸甚至可能成为必需脂肪酸：大脑需要中链脂肪酸，而我们的身体又不能自主地生成它们。因此，我们必须通过饮食摄入。如果每天都能食用含有中链脂肪酸的食物，显然有利于我们的健康。这样不仅能为我们的大脑提供酮体，还能为特定脑细胞提供能直接用作燃料的中链脂肪酸。

中链脂肪酸除了具有作为大脑和其他器官燃料的功能外，还有其他各种不同的功能，人类还需对它们进行更深入的研究。

运动与酮体

我们运动的时候，身体会产生酮体。1909 年，G. 福斯纳（G. Forssner）首次提出了这一观点。因为他发现每当他 36 分钟快步行走 4 公里之后，他尿液中的酮体水平会升高。1911 年，L. 普雷提（L. Preti）报告了同样的现象，他的一个病人每次反复爬楼梯直至劳累后，会出现轻度的胃部不适。1936 年，F. C. 柯蒂斯（F. C. Courtice）和 C. G. 道格拉斯（C. G. Douglas）报告说，隔夜禁食后的清晨进行适度运动，运动结束时体内酮体水平会升高并持续升高至少 9 个小时。他们因此猜测，这是因为肌肉在过去的一整夜时间中由于禁食而无法得到葡萄糖的供给。运动的时候，肌肉必须利用循环的酮体作燃料；运动停止之后，肝脏仍将在短时间内持续产生酮体，形成循环血液中酮体浓度的上升。这一现象因此被称为"柯蒂斯－道格拉斯效应"（Courtice-Douglas effect），也即"运动后酮症"（post-exercise ketosis）。在以上三项研究中，研究对象的饮食都受到了某些严格限制，在试验开始前都接受了一段时期的低碳水化合物或高蛋白质饮食。后来，研究人员注意到，如果在运动前吃一顿高碳水化合物的饭，那么酮体水平在锻炼后就不会升高。

在那以后，人们对运动后酮症的研究依然证明了先前的发现是正确的（帕斯摩尔，Passmore，1958 年；约翰逊，Johnson，1974 年；科斯拉格，Koeslag，1979 年）。我们现在要回到当下，在同阿尔茨海默症和其他神经退行性疾病做斗争的过程中，研究人员在患者的大脑中发现了一种引起人们高度关注的蛋白质。它就是脑源性神经营养因子（BDNF：brain-derived neurotrophic factor）。因为它在大脑特定部位所起的作用至关重要，所以人们对它的深入研究正紧锣密鼓地进行。脑源性神经营养因子涉及的大脑部位正是阿尔茨海默症患者大脑中最易受到影响而退化的部分——海马体和齿状回，而海马体的一部分正是协助大脑形成新记忆的重要部位。脑源性神经营养因子在大脑中具有多种功能，比如促进神经元的生长、生成和加强突触等（布勒顿-琼斯，Blurton-Jones，2009 年）。你们可能还记得，突触是大脑神经元之间的连接体，它们对学习和记忆的形成至关重要。也正因为如此，它对认知功能可否正常发挥作用十分重要。在阿尔茨海默症患者的大脑中，脑源性神经营养因子的水平被大大降低了。当它的水平低于正常情况的时候，神经元极易受到破坏和退化。

就在刚刚过去的几年中，研究人员又发现大脑中的脑源性神经营养因子的增加同学习和运动相关。看来，这是一种很特别的机制，学习和运动通过这一机制改善认知功能和防止海马体的记忆功能下降（韦恩曼，Vaynman，2004 年；山田，Yamada，2002 年）。

但是，当我们运动的时候，是什么特别的物质激发了我们大脑产生出脑源性神经营养因子呢？是否是运动带来的酮体水平升高刺激大脑产生了脑源性神经营养因子？目前，我们对这个问题还没有确切的答案。

糖尿病酮症酸中毒

当医生们担心提高酮体水平可能带来的危险时，他们所考虑的正是糖尿病酮症酸中毒的问题。当 1 型糖尿病患者胰岛素供应不足时，葡萄糖就不能进入细胞，患者的血糖水平就会急剧上升并出现糖尿病酮体酸中毒症，甚至会导致患者休克。除了出现代谢问题之外，大量酮体会被突然释放到血液循环中，造成酮体水平过高（比饥饿状态或者传统生酮饮食状态下的水平高 5—10 倍），非常危险。如果此时不能及时给患者注射胰岛素，这种病症很可能致命。糖尿病酮症酸中毒通常是儿童和成年人罹患 1 型糖尿病的最初信号。

通过食用含有大量中链脂肪酸的食物形成的酮体水平，远达不到构成糖尿病酮体酸中毒那样的水准。同服用大量（20 克）中链甘油三脂油后的酮体水平相比，糖尿病酮体酸中毒的水平要高出 50 倍（参见表 16.1）。

表 16.1　不同状况下 β - 羟基丁酸水平比较

运动[1]	0.25
椰子油和（或）中链甘油三脂油[2]	0.25 ~ 0.5
经典生酮饮食[3]	2 ~ 5
饥饿[4]	2 ~ 7
β - OH 丁酸酯（Beta - OH butyrate ester）[5]	2 ~ 7（建议水平）
糖尿病酮体酸中毒[6]	25

资料来源：

1. 90 分钟跑步后的酮体水平（科斯拉格，1979 年）；

2. 阿克拉公司研究项目（亨德森，2009 年）中的酮体水平和美国国家卫生研究院发布的酮体水平；

3. 经典生酮饮食的酮体水平（吉尔伯特，Gilbert，2000 年）；

4. 持续饥饿 2—10 天酮体水平上升情况（欧文，2005 年）；

5. 建议酮体水平（费契，2001 年）；

6. 酮体水平可高达 25 毫摩/升（费契，2001 年）。

17　酮体及生酮饮食的发现

　　有关酮体的最早科学论文之一是 1865 年出现在德国文献中的一篇文章，作者是 J. 格哈特（J. Gerhardt）。这篇论文介绍了在糖尿病患者的尿液中发现酮体的过程。30 年后，另一篇德国论文进一步探讨了在糖尿病昏迷患者尿液中存在大量酮体的问题（赫希菲尔德，Hirschfield，1895 年）。在那以后的很多年里，人们一直简单地把酮体视为糖尿病等疾病的异常副产品。甚至在今天，许多医生第一次听到人们谈论酮体和阿尔茨海默症时也会联想到糖尿病酮体酸中毒。他们担心自己的病人摄入中链脂肪酸后，也会酸中毒。其实，这种想法是完全错误的。

生酮饮食的起源

　　事实上，酮体能够治病的故事早已有之。早在《圣经》和在后来中世纪的文献中就出现过用禁食的方法成功治疗癫痫症和震颤的历史记载。1921 年，儿科医生罗尔·盖林（Rawle Geyelin）医学博士在美国医学会（American Medical Association）的一次大会上，报告了骨疗医师休·康克林（Hugh Conklin）的三个成功治疗病例。其中一个是一名年仅 10 岁的儿童，患有严重的癫痫症，在忍受了两次长期禁食治疗之后，癫痫再未发作。盖林博士在报告中还披露，他对 26 个患者的治疗显示，18 人获得了显著改善，其中 2 人在超过一年多的时间里皆未出现癫痫。他发现，禁食20 天的治疗效果最好。当时，盖林博士和康克林医生并不知道饥饿会产生高水平的酮体，而正是酮体的高水平大大减少了病人的癫痫发作。

利用生酮饮食治病

1921 年，R. M. 怀尔德（R. M. Wilder）医学博士在《梅奥诊所公告》（*Mayo Clinic Bulletin*）上发表了一篇短文，标题为《酮血症对癫痫症病程的影响》（*The Effects of Ketonemia on the Course of Epilepsy*）。文章称丙酮、乙酰乙酸和 β–羟基丁酸三种酮体不仅出现在糖尿病酮体酸中毒患者的尿液中，也同样出现在了正常人在饥饿状态下的尿液中。不仅如此，酮体还出现在采取"低碳水化合物和高脂肪饮食"的人的尿液中。这样，在大约 90 年前，"生酮饮食疗法"就诞生了。

在生酮饮食中，热量的大约 80% 来自脂肪，另外的 20% 来自蛋白质和碳水化合物的结合。蛋白质是有限的，因为当碳水化合物储存被耗尽后，蛋白质就会在肝脏中通过前文说到的糖原异生作用转变为碳水化合物。与此同时，还必须提供足够的蛋白质防止身体的肌肉和其他组织——所谓的"瘦体重"——被分解。对那些采用生酮饮食疗法来减少癫痫发作的儿童而言，蛋白质的数量必须严格计算，以满足他们肌肉的保护和充分生长需要。生酮饮食疗法对大多数人而言，是难以长期坚持的，因为它要求我们只能摄入极少量的碳水化合物，吃到嘴里的一丁点食物也必须经过精确的计算。但坚持生酮饮食也有一个明显的优势：它所产生的酮体水平比服用含有中链脂肪酸的油脂的水平更高，有些时候甚至可以达到后者的 10 倍或更高。

回顾历史文献我们发现，20 世纪 20—60 年代，人们对生酮饮食疗法和癫痫症进行过大量深入的研究。研究人员则对不同人群在饥饿状态下体内生成酮体的情况开展了或长或短的研究。其间，人们找到了测量酮体水平的更好办法，酮体如何生成以及如何在人体内被分解等诸多细节问题也被一一揭示出来。这些细节问题很多都是首先在实验室动物身上发现的，然后又复制到人类的身体上以确认这些发现的正确性。一些曾在 20 世纪 60 年代参与解决这些细节问题的研究者，至今仍活跃在酮体研究领域，例如萨米·哈希姆博士、西奥多·瓦尼塔利博士和理查德·费契博士等（本书第 19 章将介绍更多这样的医生和他们的成果）。

20 世纪中期，随着各样抗癫痫发作药物的广泛使用，生酮饮食疗法被人们抛在了一边，这一搁置就是多年。当我还在医学院学习和接受儿科培训的时候，生酮饮食疗法就已成为了讨论的话题，也被用于治疗儿童严重癫痫症。当时的我哪里知道，几十年后，酮体会在我的生活中发挥如此重大的作用。

生酮饮食的普及

20世纪90年代，好莱坞电影导演吉姆·亚伯拉罕斯（Jim Abrahams）为他患有严重癫痫、20个月大的儿子开始了自己的研究，试图寻找到一种潜在的治疗方法。小查理虽然服用了强力抗惊厥药并陷入了严重的药物镇静状态，但每天癫痫发作仍然多达上百次。他接受脑手术之后，情况并未得到好转。于是，他们决定让小查理接受饮食疗法，这个决定遭到了给他看过病的5位小儿神经科医生的一致反对。然而，事实证明，仅几天的功夫小查理的癫痫发作就停止了。亚伯拉罕斯对医生们从未告诉自己生酮饮食疗法的事感到愤怒。但是，他很快得知，每年有成千上万患有癫痫症的儿童因不知道生酮饮食疗法而不能得到治疗，小查理不过是他们中的一个而已。于是，他把向其他癫痫症儿童患者的父母普及生酮饮食疗法作为自己的使命。同时，积极向医生、医院、饮食指导员和护士们宣传生酮饮食法，并努力促进人们对生酮饮食的深入研究。

1994年，亚伯拉罕斯为了实现自己的心愿又专门成立了"查理基金会"。1992年，他执导了电影《不要伤害我的小孩》（First Do No Harm），由梅丽尔·斯特里普担任主角。电影讲述了一个家庭同儿子的严重癫痫症作斗争并发现生酮饮食疗法的故事。2004年，美国国家广播公司《日界线》（Dateline）栏目播出了这部电影的两个片段，2008年又跟踪报道了查理和生酮饮食的故事，极大地提高了人们对生酮饮食的知晓度并促进了人们对它的研究。2008年4月，第一次国际生酮饮食大会成功召开，大会论文于当年10月在美国医学杂志《癫痫》（Epilepsia）上发表。2010年，第二次国际生酮饮食研讨会在苏格兰的爱丁堡召开。第三次会议于2012年9月在芝加哥召开。

值得注意的是，采用严格生酮饮食疗法可大幅度减少儿童癫痫症患者癫痫发作的频次，甚至可能在一段时间内消除癫痫发作。但是，这种疗法对饮食的要求非常严苛。最近，老年患者也开始尝试生酮饮食疗法，一些成年人癫痫患者也从中获益。虽然，并不是每个癫痫患者都会对这一疗法产生显著的反应，但是，许多人癫痫发作的次数确实大大减少了，减少的幅度甚至超过了一半。

约翰霍普金斯大学医学院的约翰·弗里曼和其他人在对生酮饮食疗法治疗癫痫症进行了深入研究后，发现患者的生活质量获得了较大改善。他们观察到患者的敏感度和注意力提高了，整体发展能力得到改善，身体、行为和社交能力得到改善，以及自助技能得到改善（金斯曼，Kinsman，1992 年；普尔西弗，Pulsifer，2001 年）。这些疗效同失智症患者服用椰子油和（或）中链甘油三脂油后的疗效相似。

阿尔茨海默症、帕金森病和其他神经退行性疾病患者如果服用含有中链脂肪酸的油脂后病情未得到改善，则可采用生酮饮食疗法。同时，对生酮饮食疗法作一些改变，加入含有中链脂肪酸的食物可使饮食疗法变得相对宽松且能确保酮体的生成。当然，碳水化合物的摄入量就难以准确控制了。一些研究已证明，采用这种改良的中链甘油三脂油加生酮饮食的疗法，可放宽对整体饮食中碳水化合物的限制，从而更容易被有些家庭接受（胡滕洛赫尔，Huttenlocher，1971 年）。另外两种不那么严格的生酮饮食疗法就是阿特金斯和南海滩饮食（下文详述），它们对某一些患者也能减少或者消除癫痫发作。

查理基金会召集了 26 位生酮饮食专家，共同制定了生酮饮食指导原则，并于 2009 年以《儿童生酮饮食疗法的最佳临床管理》（*Optimal Clinical Management of Children Receiving the Ketogenic Diet*）为题在《癫痫》杂志上发表。文中还同时提供了专家们的推荐意见（科索夫，Kossoff，2009 年）。这个团队把他们已经达成共识的意见整理为一张表，具体说明了导致癫痫发作或发展滞后或同时导致两种病症发生的各种疾病，以及生酮饮食疗法对这些疾病是否有效。

生酮饮食疗法对下列疾病的治疗特别有益：

· 使用过两种或三种药物仍不见效的儿童和成年癫痫症患者；
· 葡萄糖转运蛋白 1 缺乏（Glucose transporter protein 1 deficiency，生酮饮食疗法是首选治疗方法）
· 丙酮酸脱氢酶缺乏症（Pyruvate dehydrogenase deficiency，生酮饮食疗法是首选治疗方法）

- 只接受配方饮食的儿童（包括婴儿和肠内喂养的病人）
- 肌阵挛 - 猝倒发作综合征（Doose syndrome）
- 婴儿严重肌阵挛癫痫综合征（Dravet syndrome）
- 婴儿痉挛（Infantile spasms）
- 雷特氏综合征（Rett syndrome）
- 结节性硬化症（Tuberous sclerosis complex）

生酮饮食疗法可能对治疗下列疾病有益：

- 糖原贮积症 V 型（Glycogen storage disease type V）
- 拉福拉病（Lafora body disease）
- 蓝道 - 克里夫纳症候群（Landau-Kleffner syndrome）［亦称"获得性癫痫失语综合征"（acquired epileptic aphasia）］
- 选择性线粒体病（Selected mitochondrial disorders）
- 亚急性硬化性全脑炎（Subacute sclerosing panencephalitis）

罕见遗传疾病的患者是绝不能采取生酮饮食疗法的。患有不明原因癫痫症的人，在进行生酮饮食疗法之前必须对是否患有下列疾病进行筛查：

- 原发性肉碱缺乏症（Primary carnitine deficiency）
- 肉碱棕榈酰转移酶 I 型或 II 型缺乏症（Carnitine palmitoyltransferase I or II deficiency）
- 肉碱转位酶缺乏症（Carnitine translocase deficiency）
- β - 氧化缺陷症（Beta-oxidation defects）
- 短链脂肪酸去氢酶缺乏症（Short-chain acyl-CoA dehydrogenase deficiency）
- 中链脂肪酸去氢酶缺乏症（Medium-chain acyl-CoA dehydrogenase deficiency）
- 长链脂肪酸去氢酶缺乏症（Long-chain acyl-CoA dehydrogenase deficiency）
- 中链三羟基酰基辅酶 A 缺乏症（Medium-chain 3-hydroxyacyl-CoA deficiency）

- 长链三羟基酰基辅酶 A 缺乏症（Long-chain 3-hydroxyacyl-CoA deficiency）
- 丙酮酸羧化酶缺乏症（Pyruvate carboxylase deficiency）
- 卟啉症（Porphyria）

生酮饮食疗法的其他禁忌状况：

- 无法维持足够营养（Inability to maintain adequate nutrition，如极度挑食的人）
- 经测试可以通过手术缓解的难治性癫痫症（Intractable epilepsy that testing determines could be alleviated by surgery）
- 父母或看护人不配合

两种流行的生酮饮食形式

阿特金斯饮食法是颇受欢迎的一种生酮饮食形式，已流行了几十年。阿特金斯饮食的焦点在于减少碳水化合物的摄入量，但对蛋白质和脂肪的摄入量不加限制。开始时有两周的诱发期，其间碳水化合物的摄入量被限制在每天 20 克，两周后碳水化合物的摄入量每周增加 5 克，直至体重停止下降，然后再回到开始时的水平。刚开始进行阿特金斯饮食法的时候，肌肉会失去大量水分，体重快速下降让人鼓舞。但实际上，脂肪并未减少，而减少脂肪才是我们的目的。由于碳水化合物的摄入量受到了限制，酮体开始生成，我们的身体被迫开始分解脂肪作为燃料。然而，由于蛋白质的摄入量未受到限制，所以在那些大量摄入蛋白质的人体内，酮体生成的量并不多，因为我们的身体能将蛋白质转化为碳水化合物。

南海滩饮食法同阿特金斯饮食法类似，只是它更注重食用"好的"碳水化合物（不会引起血糖突然升高的低糖食物）。"坏的"碳水化合物的典型特征是摄入人体后，胰岛素水平会立即升高。

18　中链甘油三脂与酮体

　　"中链脂肪酸"和"中链甘油三脂"两个术语，在某种程度上是可以互换的。实际上，就脂肪和油脂——如椰子油和中链甘油三脂油——而言，一种特殊脂肪酸的三个分子和一个甘油分子结合起来形成了甘油三脂。因此，中链脂肪酸和甘油结合，就形成中链甘油三脂。而中链甘油三脂油，通常是几种不同类型的中链甘油三脂的混合。中链甘油三脂油中的中链甘油三脂通常来自于椰子或棕榈核油。

中链甘油三脂油与酮体

　　实际上，中链甘油三脂在肝脏中代谢成为酮体并不是新闻。当我在阿克拉公司的专利申请报告中读到它的时候，立刻回忆起早在 1974 年我读医学院时生化课上的内容。

　　1906 年，G. 埃姆登（G. Embden）和 F. 卡尔贝拉（F. Kalberlah）报告称，当中链脂肪酸之一的三辛酸经血液循环进入狗的肝脏后，酮体之一的乙酰乙酸的生成量会立刻增加。1959 年，H. 舍恩（H. Schön）和其他人给一组人服用了中链甘油三脂（碳链长 8—12 个碳原子），并发现他们血液和尿液中的酮体水平均上升了；他们还发现，给这些人服用长链脂肪酸不会出现此种现象。

　　1966 年，西奥多·B. 瓦尼塔利博士和他的同事萨米·哈希姆博士、小 S. 伯根（S. Bergen Jr.）博士，在证实这些发现的同时又继续扩大了这项研究。他们给包括 6 名糖尿病患者在内的 20 位病人分别服用了 100 毫升的中链甘油三脂油或玉米油，同时服用了一些酪蛋白（一种乳蛋白）和右旋糖（一种天然糖）。一些人至少每两天同时服用两种油脂一次。结果发现，所有人在服用中链甘油三脂油之后，酮体水平都明显上升，且糖尿病患者的平均水平略高于非糖尿病患者。服用玉米油之后，酮体水平升高的幅度很小，几乎可忽略。虽然参试者同时服用了葡萄糖和蛋白质，但酮体仍然增加了。这些研究人员还发表了其他一些研究的成果：

· 中链甘油三脂不同于长链脂肪酸，无需消化酶的帮助就能由肠道直接吸收。

· 中链甘油三脂经门静脉直接送入肝脏。

· 部分中链甘油三脂在肝脏中被转化为酮体。

哈希姆博士和他的同事一直在研究中链甘油三脂用于儿童群体的效果，一直持续到 20 世纪 70 年代之后。他们的研究证明了中链甘油三脂非常容易吸收，甚至对新生儿也同样有效（坦逊卜杨库尔，Tantibhedhyangkul，1971 年和 1975 年）。他们还研究了按照不同百分比把中链甘油三脂加入配方奶的效果，发现之一是，如果在婴儿配方奶中加入较高水平的中链甘油三脂油，钙则更容易被吸收。所以，在我 1978 年开始担任儿科住院医师的时候，给早产儿服用中链甘油三脂油帮助他们加速成长，还是一件新生事物。人们为早产儿开发出了含有中链甘油三脂油、椰子油和（或）棕榈核油的各种配方奶，其中中链脂肪酸的含量达到了55%—60%。今天，美国所有的婴儿配方奶都含有大量中链甘油三脂油、椰子油和（或）棕榈核油。

海阿尔茨默 中链甘油三脂油的早期研究与开发

2000 年 5 月 9 日的《美国国家科学院院刊》发表了一篇题为《D - β - 羟基丁酸在阿尔茨海默症和帕金森病模型中对神经元的保护》（*D-beta-hydroxybutyrate Protects Neurons in Models of Alzheimer's and Parkinson's Disease*）。这是酮体研究领域具有里程碑意义的重要成果（我们将在本章稍后详细探讨这个报告），来自美国国家卫生研究院实验室的理查德·费契博士和他的同事博谷义宏、竹岛高雄（Takao Takeshima）、森望美

（Nozomi Mori）、中岛建二（Kenji Nakashima）和基兰·克拉克（Kieran Clarke）。在这篇论文开头的概述中，提出了一个与我们现在的话题有关的重要陈述："酮体对培养神经元具有保护作用，这表明线粒体能量产生缺陷是两种大脑疾病（阿尔茨海默症和帕金森病）的病理生理学致病原因。这些发现进一步表明了酮体在治疗这些最常见的人类神经退行性疾病上可能具有的作用。"我不知道是否正是这篇论文导致了后来发生的一切，或者它的出现仅仅是一种巧合。

2000 年 5 月 1 日，科罗拉多州布鲁姆菲尔德的塞缪尔·T. 亨德森博士提出了一份美国专利申请，标题是《使用中链甘油三脂治疗和预防阿尔茨海默症和其他因神经元代谢减少引起的疾病》（*Use of Medium-Chain Triglycerides for the Treatment and Prevention of Alzheimer's Disease and Other Diseases Reculting from Reduced Neuronal Metabolism*）（参见第 4 章）。自 2000 年以来，这一疗法一直在不断改进，至今仍在继续。亨德森博士很有远见，想到了服用中链甘油三脂油引起的轻微酮症可能会改善阿尔茨海默症和其他神经退行性疾病患者的病情。这个了不起的发现在 8 年后惠及了史蒂夫。时至今日，仍有许多患者因此受益。

亨德森博士据实推理并付诸实践。他本人经历过阿尔茨海默症的噩梦——他的一位家人死于阿尔茨海默症，所以他要为此做出自己的贡献。他和他的同事于 2001 年成立了一家名为"阿克拉"的公司，专门从事一种食物产品的开发。这种产品最初被命名为"AC – 1202"，其中的活性成分就是被称为"辛酸甘油酯"的中链甘油三脂，亦称"三辛酸"。他们确定了一个大多数人能承受而又足以大幅提高酮体水平的服用剂量，可将 β – 羟基丁酸的水平提高到约 0.5 毫摩/升。

中链甘油三脂油治疗轻度和中度阿尔茨海默症的首次研究

阿克拉公司决定获得美国食品和药物管理局对这种产品的批准并开展了临床试验。其中一个试验是测试健康人对这个产品的不同版本的耐受度；其他研究则对这个产品对轻度认知障碍和阿尔茨海默症患者的治疗效果进行了评估。在佛罗里达地区的几个研究中心都参与了这些临床试验。后来，AC – 1202 被正式命名，最初为"克他辛（Ketasyn）"，后更名为"艾克桑那"。

2004 年，阿克拉公司的首次研究成果在《衰老神经生物学》（*Neurobiology of Aging*）上发表（雷格尔，Reger，2004 年）。研究的目的是"探索高酮血症是否能够改善记忆障碍患者的认知功能"。他们"对口服中链甘油三脂导致的血液 β - 羟基丁酸浓度升高可改善阿尔茨海默症或轻度认知障碍患者的记忆和注意力的假定进行了试验"。参试者都是轻度和中度认知障碍患者，总分 30 分的"心理状态小测试"的平均结果为 20 分。他们还对携带载脂蛋白 E4 基因变体的人和不携带这种基因变体的人彼此的不同展开了研究。因为人们已知载脂蛋白 E4 基因是罹患阿尔茨海默症的风险因素之一（详见第 15 章）。结果显示，携带和不携带这种基因的人在利用葡萄糖的方式上存在差异。亨德森博士和他的团队认为，载脂蛋白 E4 基因可能影响到人体细胞的其他基质的功能，其中包括酮体。

这项早期研究仅涉及 20 人，其中 9 人为载脂蛋白 E4 基因变体携带者。他们对每个参试者同时进行两种不同的测试，形成交叉研究，每人都是他或她自己的"对照组"。第一次，参试者服用了 AC - 1202，第二次没有服用。他们每次测试前一天晚上的 8 点开始禁食，测试当天早上先抽血，然后给他们服用含有中链甘油三脂油的合剂或安慰剂。90 分钟之后再次抽血，然后对他们进行一组四个记忆和注意力测试，为时 30 分钟。测试结束之后第三次抽血。

结果让人感到欣慰，至少对不携带载脂蛋白 E4 基因变体的人说来是如此。他们服用中链甘油三脂油后血液 β - 羟基丁酸水平平均为服用前的 7.7 倍；总分 78 分的"阿尔茨海默症认知评估量表"的记忆测试结果，服用中链甘油三脂油那天比服用安慰剂那天平均高出 6 分。研究人员还对他们进行了另一项被称为"段落回忆"（paragraph recall）的测试，结果显示血液中 β - 羟基丁酸水平较高，不携带载脂蛋白 E4 基因变体的人，记忆改善的效果更好。从群体角度来看，携带载脂蛋白 E4 基因变体的人在"阿尔茨海默症认知评估量表"测试的结果上不仅没有提升反而还略有下降。

最终，研究人员得出了这样的结论："认知功能某些方面的快速改善表明，酮体可能作为轻微认知障碍或阿尔茨海默症患者大脑神经元的替代燃料发挥作用……将来的研究也可能通过多次服用中链甘油三脂油和更大范围的样本采集，确认酮体对携带载脂蛋白 E4 基因变体和不携带这种基因变体的人的不同治疗效果。此外，长期保持 β - 羟基丁酸的高水平对改善认知能力的实效，有可能提高有关当局最终将中链甘油三脂油作为新治疗战略的可行性和效力。"

在这项研究的实施过程中发生了一件趣事：为了确保研究结果的真实可靠，接受治疗的患者和具体实施治疗的医护人员都不能知晓参试者服用的是含有有效药物成分的药还是安慰剂。也就是说，有效药物成分必须伪装起来，使任何人都无法看出它和安慰剂的区别。所以，他们把中链甘油三脂油同 5 盎司（0.15 升）鲜奶油混合在一起，在安慰剂里中链甘油三脂油被同等剂量的奶油代替。使用奶油伪装中链甘油三脂油的做法，其实多少有些讽刺意味。因为根据美国农业部国家营养数据库 [U. S. Department of Agriculture（USDA）National Nutrient Database] 的资料，他们加入中链甘油三脂油的鲜奶油的剂量将额外提供 6 克短链和中链脂肪酸，所以参试者服用安慰剂时实际上接受到了 10 克这种可生成酮体的脂肪酸。如此看来，如果他们采用了其他物质而非奶油来伪装中链甘油三脂油，测试的结果肯定会更加令人鼓舞。

这项研究为我们提供的最有价值的信息之一，部分记忆障碍患者只需服用一剂足量的中链甘油三脂油，其病情就能立即得到改善。史蒂夫首次服用 35 克（7 调羹）椰子油后病症就得到了改善，按他的话说，"电灯开关又打开了"、"迷雾消散了"。史蒂夫是携带载脂蛋白 E4 基因变体的人，那么，为什么在亨德森博士的试验中，那些像史蒂夫一样携带这种基因的人却并未取得疗效？他们的研究和史蒂夫的实践之间最根本的差别在于油脂的类型差异。阿克拉公司在研究中只使用了一种中链甘油三脂，即辛酸甘油酯。而史蒂夫服用的椰子油却含有所有中链脂肪酸和长链脂肪酸，所以，史蒂夫的疗效也许来自于另一种脂肪酸。我们检查过史蒂夫服用中链甘油三脂油之后的酮体水平，β-羟基丁酸的水平要高于乙酰乙酸的水平，但如果服用的是椰子油，情况则正好相反。也许，乙酰乙酸这种酮体在携带载脂蛋白 E4 基因变体的人身上所起的作用更为重要。某些特定的脑细胞可能更容易接受乙酰乙酸而不是 β-羟基丁酸。这些研究表明：采用生酮饮食疗法控制癫痫发作时，乙酰乙酸比 β-羟基丁酸发挥的作用更大（哈特曼，Hartman，2007 年）。

不过，也存有另外一种可能。既然中链脂肪酸不能以脂肪形式储存在人体内，各种不同脑细胞的线粒体也许正是利用了椰子油中的某一种或几种其他中链脂肪酸，才带来了病情改善的效果。人们还需要对中链脂肪酸展开更加深入的研究，才能更确切地了解这些脂肪酸的哪一些不能被转变为酮体。

2004 年阿克拉公司开展的首次研究结果发表的时候，史蒂夫"心理状态小测试"的成绩只有 23 分，刚被确诊患上了失智症。当时，他的核磁共振成像检查结果还是"正常"的，而 4 年后的检查，他的大脑已出现了相当大程度的萎缩。受阿尔茨海默症影响的区域萎缩的情况已达到了严重程度。我曾经无数次地想象过，如果这个研究的成果当时就引起了媒体的关注，我们现在的生活会是什么样子。

中链甘油三脂油治疗轻度和中度认知障碍患者的第二次（更大规模的）研究

阿克拉公司接着又开展了第二次研究，这次的规模也更大，研究成果于 2007 年在一个神经病学会议上发表（康斯坦提尼，Constantini，2007 年）。但是这些成果当时并未在专业刊物上详细发表，正式发表的时间推迟到了一年之后，那时史蒂夫的病情已通过服用椰子油得到了显著的改善（亨德森，2009 年）。这一次的研究成果也在阿克拉公司为 AC – 1202 提出的专利申请报告中作了详述，这也正是我 2008 年 5 月在因特网上查找到的那份报告，只可惜科学界直到一年后才看到了这些成果。152 名轻度和中度阿尔茨海默症患者参加了这次研究，其中的 86 人服用了 AC – 1202，66 人服用了安慰剂。这次的治疗时间延长到了 90 天，而参试者服用的安慰剂和中链甘油三脂油均为粉剂，可融化于水中服用。这次中链甘油三脂油的服用剂量减少为 20 克，比第一次试验时减少了 50%。140 人完成了整个试验，他们参与试验的全部数据都纳入了最后的统计。这次为期 90 天的研究结果再次表明，不携带载脂蛋白 E4 基因变体的人服用 AC – 1202 后，"阿尔茨海默症认知评估量表"测试结果显示病情得到了明显改善；携带载脂蛋白 E4 基因变体的人的整体情况与服用安慰剂的人相同（病情持续恶化）。"心理状态小测试"的结果表明所有人均得到了改善。

我后来从该研究报告的作者之一处得知，携带载脂蛋白 E4 基因变体的人中接近一半的人"阿尔茨海默症认知评估量表"测试结果确有改善，如果把他们所有人作为一个群体看待，则在统计学概念上没有改善。他们应该在最终的报告中就此情况做出说明，因为这对医生们非常重要。

医生们都很清楚，大多数人都记不住按时吃药，这会使治疗效果受到影响。所以，研究者还对参试者服药情况是否守时进行了对照，结果发现严格按时服药的患者病情的改善比服药情况不好的患者更高。此外，许多参试者在研究过程中因为不良反应而不得不减少了 AC－1202 的服用剂量。大约四分之一的参试者发生了腹泻。凡是能够承受较大剂量 AC－1202 的人，最终测试结果都取得了更大的改善。另外还有非常有趣的一点，平均而言，凡是 β－羟基丁酸水平较高的人获得的改善也更大。

为期 90 天的研究结束之后，参试者又接受了为期两周的"药物消除期"。当他们体内的 AC－1202 全部消除后，又对他们进行了检测。同停药前相比，不携带载脂蛋白 E4 基因变体患者的"阿尔茨海默症认知评估量表"测试结果显示，他们的病情加重了，但还没有后退到开始研究之前的程度。他们停止了治疗，这很糟糕。我认为，这实际上已证明了中链甘油三脂油具有改善病情的疗效。

中链甘油三脂油治疗轻度认知障碍患者的第三次研究

阿克拉公司的这次研究仅针对轻度认知障碍患者，参试者人数为 159 人，据信轻度认知障碍常常会最终导致阿尔茨海默症（康斯坦提尼，2009 年）。同样，他们服用艾克桑那后病情稍有改善，尤其是不携带载脂蛋白 E4 基因变体的患者。

关于中链甘油三脂油与糖尿病的研究

2009 年，耶鲁大学医学院的凯瑟琳·佩吉（Kathleen Page）医学博士和其他人发表了一份研究报告，该项研究用中链甘油三脂油对 1 型糖尿病患者进行"强化治疗"，这些患者均具有严重低血糖症的倾向。11 名参试者中的 10 人都携带了胰岛素泵，可持续皮下提供胰岛素。另一位患者则需要每天多次注射胰岛素。这些人中的大多数每周都会出现低血糖症，次数为 6—30 次不等。研究人员在参试者体内有意引发低血糖症，然后给他们服用中链甘油三脂油或者安慰剂。其中 9 名患者接受了两次试验，其中一天给他们服用的是中链甘油三脂油（40 克），另一天服用的是安慰剂，并对其进行比较。

他们还检查了参试者的血浆、葡萄糖、胰岛素、脂肪酸和酮体（β－羟基丁酸）的水平。酮体水平平均上升了 0.35 毫摩/升。根据研究报告，同服用安慰剂的时候相比，"在7个测试中，5个结果显示中链甘油三脂油防止了患者出现低血糖症状时认知能力的下降"。他们的发现表明，中链甘油三脂油可以用于糖尿病病人的预防性治疗，目的是在低血糖症发作时保护他们的大脑功能……"

总之，研究已经证明服用中链甘油三脂油能改善记忆障碍患者的认知能力和保护受到严重性低血糖症困扰的糖尿病患者的认知功能。这些疗效的产生，很可能是因为酮体和中链脂肪酸为大脑提供了替代葡萄糖的燃料。

证据收集

2011年1月，史蒂芬·昆南（Stephen Cunnane）博士及其合作人员在《营养学》（*Nutrition*）杂志上发表了一篇评论，题目是《大脑燃料代谢、老化与阿尔茨海默症》（*Brain Fuel Metabolism, Aging, and Alzheimer's Disease*）。文章对现在我们已知的葡萄糖代谢过程退化和阿尔茨海默症的发展之间的联系作了详细阐释，同时还阐述了酮体在预防和治疗阿尔茨海默症上可能发挥的作用（昆南，2011年）。这篇文章援引了217篇研究论文，以支持他们提出的观点。这些科学家们表示，就他们目前所知"代谢减退（停止摄取葡萄糖）是目前发现的与阿尔茨海默症有关的可检测到的最初的大脑异常现象，其特征和原因揭示出了阿尔茨海默症的致病根源"。

昆南和他的同事们表示，酮体代谢是大脑功能的重要特征，有两项研究对此做出了证实："（1）大脑中酮体代谢酶（ketone-metabolizing enzymes）的数量和活动不会因葡萄糖代谢的状况而改变，其数量始终大于大脑能量所需的总量；（2）婴儿时期，大脑表现出对酮体的强制性需求。"因此，大脑始终处于可随时燃烧酮体的状态。另一方面，他们也对葡萄糖对大脑仍具有的重要作用以及酮体并不能完全替代葡萄糖作为燃料的原因做出了解释。他们讨论了亨德森和佩吉的研究成果，表明当血糖水平降低到足以造成大脑功能障碍的时候，酮体水平的略微提高能维持大脑的正常功能。

研究人员通过正电子扫描和其他研究方式得知，大脑对酮体的使用并不会受到老化或者阿尔茨海默症的影响。他们还发现，酮体的血药浓度同它们提供给大脑的能量的百分比直接相关。比如，通过服用中链脂肪酸能够获得 0.4—0.5 毫摩/升的酮体水平，它可以给大脑提供 5%—10% 的能量需求。对那些具有遗传阿尔茨海默症风险的人而言，这正好能弥补葡萄糖供给大脑的能量所不足的部分。

换句话说，定期服用椰子油和（或）中链甘油三脂油可以作为一种营养战略，以减少罹患阿尔茨海默症的风险，至少能推迟罹患阿尔茨海默症的时间。酮酯可以将酮体水平提高到 5 毫摩/升或更高的水平，从而为大脑提供多达其所需能量的 60%，具有终止甚至逆转阿尔茨海默症病程的潜力。

19 酮酯的治疗作用

有关酮体作用最早的研究成果之一，见于 1945 年《生物化学文献》（*Archives of Biochemistry*）发表的一篇题为《牛附睾精子的新陈代谢》（*The Metabolism of Bovine Epididymal Spermatozoa*）的论文，作者为 H. A. 拉迪（H. D. Lardy）、R. G. 汉森（R. G. Hansen）和 P. H. 菲利普斯（P. H. Phillips）。他们对可能被牛的精子用作燃料的 16 种物质进行了研究，其中包括各种糖、脂肪和其他代谢物。他们发现，在这 16 种物质中，β-羟基丁酸和乙酰乙酸两种酮体非常特别，它们在提升精子活动力的同时又减少了氧的消耗。50 年后，美国国家卫生研究院的费契博士和他的同事们的研究终于解开了这个谜团。

海默 阿尔茨英 "多么漫长的历程！"

费契博士在获得医学学位后，获得了哈佛大学的一年研究奖学金，之后又获得了美国国家卫生研究院的两年奖学金。1966 年，他前往牛津大学，开始在诺贝尔奖获得者、内科医生、生物化学家、研究员和以"克雷布斯循环"（Krebs cycle）闻名于世的汉斯·克雷布斯（Hans Krebs）的实验室工作。在三年多的时间里，他作为一名生物化学家的技能日臻完善，他成功研究出了线粒体内部特定化学反应的细节。费契博士曾经告诉我，他的工作太复杂了，以至于大多数人难以理解。费契博士离开牛津之后回到了美国国家卫生研究院。此后，克雷布斯博士每年都会到费契博士的实验室考察过去一年的研究情况以及正在开展的研究项目，一直持续到他1981 年去世。

费契博士 2006 年在《生物化学与分子生物教育》上发表了一篇题为

《迷你系列：通往发现之路》（*Mini Series：Paths to Discovery*）的论文，讲到了他从事酮体作用研究的由来：

　　20 世纪 80 年代中期，美国国家卫生研究院的评审程序变得越来越官僚化并高度集中于研究院管理层的手中。按照"同行评审"（peer-reviewed）的程序，国家卫生研究院院内实验室的项目都需经过同行"专家"的评审，而这些专家通常又都是被评审的其他研究机构的项目申请人。我们实验室的工作是"国家财富"还是"浪费钱财"，完全取决于专家们的个人观点。到 1991 年，我被告知这个实验室将在两年之后关闭。于是，我决定把这最后两年的时间用来研究一个我自己认为重要的项目，不再顾及那些毫无实际实验室经验的管理者提出的所谓纲领性目标。实验室所有工作人员两年后也将失去工作，为了维护自己的利益，他们接受了我对这个项目的解释，我称之为"别根海特训练"（Birkenhead drill，解释为"面对绝境的勇气"）。所以，在此后的两年里，他们都留在了自己的岗位上，完成了项目确定的工作。

　　我选择的研究课题是确定酮体（β－羟基丁酸和乙酰乙酸）、胰岛素和两者共用对灌注大鼠工作心脏带来的改变作用。

费契博士和他的同事们继续开展对酮体的研究，对它们的了解不断深入。1994 年 10 月 14 日，他们关于酮体研究的第一篇论文《对灌注大鼠心脏中葡萄糖利用的控制》（*Control of Glucose Utilization in Working Perfused Rat Heart*）在《生物化学杂志》（*Journal of Biological Chemistry*）上正式发表。这项非常复杂的研究焦点是葡萄糖，尤其是不同基质对大鼠工作心脏的葡萄糖代谢中涉及的各种酶的影响，而其中的一种基质就是酮体。

第二篇论文于 1995 年 5 月发表于《实验生物学联合会会刊》（*FASEB Journal*），题目为《胰岛素、酮体和线粒体的能量转导》（*Insulin，Ketone Bodies，and Mitochondrial Energy Transduction*）。研究中使用的大鼠工作心脏是用一种含葡萄糖的溶液灌注的，他们同时在溶液中加入了胰岛素、酮体β－羟基丁酸及乙酰乙酸、胰岛素和酮体的混合物。酮体水平保持在饥饿状态下的同等水平。他们发现，加入胰岛素或者酮体能提高心脏工作效力 25%，加入胰岛素和酮体混合物能提高心脏工作效率 36%。心脏泵动加强，氧气消耗减少。他们还发现，酮体能够复制胰岛素的几乎全部急性效应。（这项研究对那些因心脏骤停或心脏功能问题引起的充血性心力衰竭或休克的患者具有特殊意义。可以想象，这样的病人使用了这样一种酮酯形式的超级燃料，他们的心脏将更加有效且有力。）

了解酮体的代谢作用

胰岛素或酮体增强心脏工作效率的作用，是线粒体内产生的乙酰辅酶A增加所带来的结果，因为能量分子三磷酸腺苷正是由这种辅酶生成。乙酰辅酶A的增加直接导致了更多三磷酸腺苷的产生。研究人员也找出了这一现象发生的生物化学细节。实际上，酮体可提高乙酰辅酶A的产生达16倍，这同胰岛素的效果类似。这些发现显示，饥饿状态下葡萄糖和胰岛素水平过低的时候，酮体可以替代它们，确保细胞生存并发挥出正常功能。

酮体不需要胰岛素就能进入细胞，但酮体需要一种单羧酸转运蛋白穿透细胞膜。酮体绕过了正常情况下葡萄糖进入线粒体程序中的多个步骤后，直接开启了生成乙酰辅酶A和最终生成三磷酸腺苷的过程。酮体的这一特点对大脑尤其重要，因为胰岛素不能突破血脑屏障。比如，在阿尔茨海默症患者的大脑中，已经出现了胰岛素缺乏和胰岛素抵抗问题，这时酮体就能作为一种替代能源提供给大脑。酮体还能承担起胰岛素在正常和健康的大脑中所起到的许多作用，甚至可以激发存储形式的葡萄糖——糖原的产生，这一功能在正常情况下是由胰岛素承担的。

费契博士发现，酮体在提高三磷酸腺苷效能的同时，还带来了一个额外的好处：提高了细胞利用我们身体中的三种主要电解质钠、钾和钙的效能。这些电解质在把各种物质输入和输出细胞的过程中起了重要作用。细胞内和细胞外的钠、钾和钙都必须维持在一个非常特定的范围内，否则就会带来可怕的后果。例如，在大脑细胞受损的情况下——如颅脑损伤造成的细胞损害，钾会渗透到细胞之外，过多的钠和钙会进入细胞中造成细胞肿胀，致使其丧失正常功能。酮体能通过增加三磷酸腺苷防止或纠正电解质紊乱的问题。因此，创伤或缺氧引起的脑损伤可以通过接受酮体进行治疗（费契，2012年）。

可以设想，无论是受伤的士兵，事故中的受害者，或是生产过程中因缺氧而受到伤害的新生儿，如果能及时得到酮体溶液的静脉注射，其大脑和其他器官受损的风险会大大降低。费契博士在其 2003 年发表的有关酮体论文中指出，生酮饮食疗法有可能通过酮体对三磷酸腺苷及主要电解质产生作用以减少癫痫症患者癫痫发作的频率。

费契博士还发现，酮体对辅酶 Q10（coenzyme Q10 或 CoQ10）可产生作用以降低自由基在产生能量的微小线粒体内造成的损害。辅酶 Q10 是人体生成三磷酸腺苷必需的另一种重要的酶，是一种抗氧化剂。酮体能通过减少细胞质（细胞内液体）中过氧化氢（hydrogen peroxide）的含量，减少细胞受到的伤害。我们经常听说水果和蔬菜中含有的抗氧化剂，也是能降低自由基对我们产生伤害的同样物质。

费契博士在其 1995 年发表的论文中提出："增加线粒体内部乙酰基的供应被认为能够逆转与老化有关的线粒体三磷酸腺苷合成缺陷。因此，使用酮体可以为老年患者或罹患线粒体氧化损伤的其他患者带来意想不到的好处。"他还在摘要小结中提出："……长期禁食或 2 型糖尿病带来的温和酮症的特征，是对急性胰岛素缺乏或与线粒体衰老（mitochondrial senescence）有关的线粒体能量转换缺陷的有益弥补。"简言之，提高酮体水平有利于治疗因线粒体受损或老化而引起的疾病。

酮酯的首次开发

1995 年酮酯开发的消息正式发布之后，费契博士在其 2006 年的一篇论文中说道：

> 我的实验室已经被关闭，工人和技术员也都遣散了。我是一个超龄公务员，他们不能"解雇"我，但我也丧失了继续支撑下去的办法。于是，我利用"休假"对我们的发现进行了思考，即酮体对线粒体氧化还原点位的非凡作用。利用长时间禁食或者高脂肪、低碳水化合物饮食疗法引发的酮症治疗顽固性癫痫症已有 100 多年的历史。随着人们对酮体代谢详细生化机理作用的深入了解，引出了酮体其他的或更加广泛的潜在应用。随着对酮体代谢作用的生物分析越来越细微，一系列疾病的表型被揭示出来，包括特别而罕见的单基因疾病（monogenetic diseases）和常见的多基因疾病（polygenic diseases）都有可能从轻微酮症中获益。我的研究很幸运，从非传统渠道获得了资金

资助，从而给了我们一个机会去了解代谢基质的改变对诸多疾病表型是否确实具有治疗效果。1966 年，克雷布斯分配给我一项任务，确定烟酰胺腺嘌呤二核苷酸磷酸（NADP：nicotinamide adenine dinucelotide phosphate）系统的氧化还原状态。当时的我绝不会想到，40 年后的我仍然在持续着这个问题的研究。这是多么漫长的历程啊！

就这样，对酮体的强烈兴趣和后来来自美国国防部的经费资助，使费契博士得以继续在美国国家卫生研究院的实验室里推进这项研究。

1994 年，费契博士、博谷义宏博士和托德·金（Todd King）在《美国心脏病学杂志》（*American Journal of Cardiology*）上共同发表了另一篇论文，对酮体的作用及其同胰岛素在大鼠工作心脏上的相似作用进行了详细说明。费契博士表示："符合生理比例的酮体可以纠正急性胰岛素缺乏引起的大多数代谢缺陷，这种能力表现出了天然基质对心脏功能受损和胰岛素抵抗所具有的治疗作用。"

就在这篇论文发表前一个星期，费契博士提交了一份专利申请书，标题很简单，就叫《治疗用组合物》（*Therapeutic Compositions*）。正是这项专利使他得以生产一种自然产生的酮体 β - 羟基丁酸。从那时到现在，这项专利申请已被多次更新。申请书的开篇摘要中表示：

　　把包含酮体和（或）其代谢前驱物的组合物用于尤其是具有下列特征的人和动物：（1）提高心脏效率，特别是使用葡萄糖的效率；（2）提供能源，特别是在糖尿病和胰岛素抵抗状态下；（3）治疗因脑细胞受损造成的各种失调症，特别是通过迟滞或防止大脑记忆相关区域——如与阿尔茨海默症和其他类似疾病患者大脑受损区域——的脑损伤的治疗方法。这些组成成分可作为运动员的营养补充剂，或用于疾病治疗，特别是那些同心脏功能问题、胰岛素抵抗和神经元损伤相关的疾病。这项发明提供的治疗方法、新脂类以及聚合物，皆属于此发明的组成部分。

对多种疾病的患者而言，把这种酮酯作为食物服用就能获得人体在饥饿状态和经典生酮饮食状态下的酮体水平。达到这样的酮体水平所服用的酮酯剂量应该很容易被人体承受，不会导致严重的并发症。不仅如此，对于那些颅脑损伤、缺氧和不能口服服药的患者，这种混合物可通过静脉注射给药。

在开发酮酯的过程中，费契博士一直坚持着对酮体作用的研究。根据他在心脏方面的研究发现，他联想到酮体或许能对帕金森病和阿尔茨海默症患者的神经元起到保护作用。为了证实这个假设，他们从这两种病患者大脑的相关区域中取出了一些神经元，分别置于培养液中培养。他们把这些细胞分别放到这两种病的已知治病物质之中，然后把酮体 β - 羟基丁酸加入细胞培养液中，其水平相当于饥饿状态下人体内自然产生的酮体水平。研究者们发现，加入的酮体极大地提高了这些神经元的存活率。此外，他们还发现细胞的躯体变大了，轴突生长更壮实（轴突和树突将一个神经元同其他神经元相连接），这表明酮体对培养液中的神经元具有生长因子的作用。

因此，酮体不仅通过向线粒体内提供更多能量保护了神经元，还促进了神经元的生长和发育。2000 年 5 月 9 日，这项研究的报告以《D - β - 羟基丁酸在阿尔茨海默症和帕金森病模型中对神经元的保护》为题，在《美国国家科学院院刊》上发表了。费契博士在报告中最后表示：

> ……阿尔茨海默症尚无治疗手段，用左旋多巴（L-dopa）治疗帕金森病又受到时间上的限制，提升体内酮体水平可以在对两种病的治疗和预防过程中提供神经保护作用。高脂肪饮食也许不适合儿童癫痫病的治疗，因为这种饮食具有导致动脉粥样硬化（atherogenic potential）的可能性。然而，利用生物技术生产的酮体替代饮食来源可以解决这个难题，既能提供现行生酮饮食的益处，又避免了其不良副作用。

2001—2004 年，费契博士一共发表了三篇有关酮体治疗和预防疾病的潜在应用的论文。

·第一篇：《酮体的潜在治疗应用》，2001 年发表于《国际生物化学与分子生物学联盟生活》（*International Union of Biochemistry and Molecular Biology*（*IUBMB*）*Life*）杂志，合著者包括布里顿·钱斯（Britton Chance）、博谷义宏、亨利·A. 拉迪（Henry A. Lardy）和小乔治·F. 卡希尔。卡希

尔医生发现了神经元能够利用酮体作为替代葡萄糖的燃料。

·第二篇：《酮酸？良药？》（*Ketoacides? Good Medicine?*），2003 年发表后不久，卡希尔博士在美国临床与气候学协会（American Clinical and Climatological Association）做了专题报告，费契博士是合著者。这篇论文强调了，相较于其他生物，酮体在人类中具有更高的重要性。

·第三篇：《酮体治疗的影响：酮体在病理学条件下的作用》（*The Therapeutic Implications of Ketone Bodies: The Effects of Ketone Bodies in Pathological Conditions*），2004 年发表于《前列腺素，白细胞三烯和必需脂肪酸》（*Prostaglandins, Leukotrienes and Essential Fatty Acids*）杂志，费契博士是唯一的作者。这篇论文详细解释了酮体的代谢作用：酮体如何在细胞和线粒体中发挥燃料功能以及酮体如何为细胞提供比葡萄糖更强力的燃料；酮体如何在饥饿状态下替代胰岛素，发挥出与胰岛素同样的作用且方式更为原始；以及酮体如何减少氧自由基对人体的伤害。

同行研究的支持

另一篇重要论文题为《酮体：新陈代谢之丑小鸭》，2003 年 10 月发表在《营养评论》杂志上，作者是西奥多·瓦尼塔利博士。他与托马斯·H.努弗特都是费契博士多年的同事。瓦尼塔利博士参与了对中链甘油三脂油的研究，证实了脂肪酸的一部分是在肝脏中被转化为酮体的。他还发现，经典生酮饮食似乎对帕金森病有益。这篇文章对酮体如何发挥作用以及酮体治疗特定神经退行性疾病尤其是阿尔茨海默症和帕金森病的基础进行了精彩的探讨。

有关酮体可能逆转神经退行性疾病的研究，2003 年 4 月发表在《柳叶刀》（*Lancet*）医学杂志上的一篇论文最让我感到激动。论文标题为《D，L-3-羟基丁酸治疗多乙酰辅酶 A 脱氢酶缺乏症》（*D, L-3-Hydroxybutyrate Treatment of Multiple Acyl-Coa Dehydrogenase Deficiency*）。约翰·范霍夫（Johan van Hove）医学博士和他的同事在论文中披露了他们用酮体 β-羟基丁酸的一种钠盐治疗三个儿童患者的成功病例。这三个孩子都患有一种非常罕见的酶缺乏症——"多乙酰辅酶 A 脱氢酶缺乏症"（MADD：multiple acyl-CoA dehydrogenase deficiency）。患有这种缺乏症的人一旦用完了体内的葡萄糖储备，就不能利用脂肪产生能量。三个孩子中的一个年仅两岁，已经瘫痪且濒临死亡边缘。但在接受了19个月的酮体治疗之后，这个孩子的病情几乎逆转，走路和说话都正常了。其他两个孩子在接受了酮体混合物的治疗之后，病情也得到了相似的改善。这项研究为人们提供了一个重要的证据：酮体可用于治疗危及生命的疾病，甚至逆转病情且不带来任何副作用。我们必须注意到，有些改善在治疗的最初几天就显现出来了，而另一些改善可能会在数月之后才显现出来。另一个激动人心之处在于，这项研究中达到的酮体水平相对较低——0.3毫摩尔/升——同史蒂夫服用椰子油和中链甘油三脂油之后测得的水平相似。

酮酯的多种用途

概括起来讲，就如同费契博士在他生产酮酯的专利申请书（世界知识产权组织/1998年/041200）中所说的那样，酮体可通过以下方式用于疾病的治疗：

· 作为胰岛素的替代物用于诸如胰岛素缺乏和胰岛素抵抗等正常胰岛素通路紊乱的疾病。（阿尔茨海默症也称3型糖尿病，也可通过这种治疗而获益。）

· 阿尔茨海默症和许多其他疾病患者的大脑中形成了不利于利用葡萄糖的障碍，酮体可以绕开这些障碍，作为替代能源提供给大脑使用，故而防止了脑细胞的死亡。（延缓了失忆和失智的进程。）

· 部分类型的心力衰竭是因为心肌细胞丧失了所需的能量，因而不能发挥出正常功能。对这一类患者，酮体可增加心脏的能量生产。（人们已经发现，酮体可提升心脏效率达25%，同时减少心脏所需供氧量。）

· 通过增加线粒体中的乙酰辅酶A，增加阿尔茨海默症患者大脑中的乙酰胆碱的供给。（安理申和艾斯能等药物是通过阻止酶分解乙酰胆碱，而不是增加乙酰胆碱的数量来发挥作用。）

· 增加流向大脑的血流量。

· 减少因缺氧、脑损伤或大脑某区域缺血而造成的脑水肿并改善大脑功能。

· 提高细胞生存率，改善细胞功能，促进新细胞生长及其彼此之间的联系。

· 激发神经生长因子和其他可导致神经元和神经的生长并改善其功能的物质的生产。

费契博士还建议，当一个人确诊为具有罹患阿尔茨海默症倾向时，比如已发现其体内发生了具有阿尔茨海默症高风险的某种基因突变，即可开始用酮酯对其进行预防性治疗。

利用酮酯提升酮体水平可治疗的疾病

酮体的特性决定了它不仅可以治疗阿尔茨海默症，还可以用于治疗其他一些疾病。

阿尔茨海默症

根据最新统计，美国目前的阿尔茨海默症患者大约有 540 万人，每年用于药物、医疗补助和私人保险的费用高达 2 000 亿美元。一些药物治疗可以增加患者大脑中的特定化学物质，但并不能将其治愈，只能延缓疾病的发展。在世界范围内，人们已经花费了数十亿美元研究这种病的确切致病原因并试图找到一种有效的治疗方法，但研究者们至今也未能找到答案。除非我们能够及时找到一种预防和治疗这种病的方法，否则到 2050 年，美国生育高峰期或将会出现 1 500 万人患上这种可怕的疾病。β - 羟基丁酸酮酯也许正是我们在黑暗隧道尽头的那一缕光亮。

概括起来讲，阿尔茨海默症的一个显著特征就是大脑中的渐进式胰岛素缺乏和胰岛素抵抗。酮体可以作为葡萄糖的替代燃料供所有脑细胞使用，因此也可以使胰岛素抵抗的脑细胞发挥出正常功能并幸存下来。酮体能够绕开使用葡萄糖作燃料时所必须经过的几个步骤，直接进入产生乙酰辅酶 A 和最终生成三磷酸腺苷的一连串化学反应。除此之外，酮体还具有与大脑中的胰岛素相同的作用。酮体能为线粒体提供燃料，从而增加各种制造三磷酸腺苷的代谢物的生成。酮体还能够减少自由基对线粒体的伤害。

Alzheimer's Disease

根据费契博士 2000 年在《美国国家科学院院刊》上发表的论文，酮体能够促进大脑海马体神经轴突的生长，所以增加体内酮体水平完全可能修复和逆转阿尔茨海默症。酮体很可能激发神经元及其轴突和树突的生长，促进它们的生存，从而增强大脑细胞（突触）之间的相互联系。突触密度减小也许正是阿尔茨海默症的主要病理缺陷。

把含有酮体 β - 羟基丁酸的酮酯用于阿尔茨海默症的高危人群，可以预防阿尔茨海默症。而对于已经罹患阿尔茨海默症的人，酮酯具有延缓疾病发展速度甚至逆转疾病造成的某些伤害的潜力。就像胰岛素能治疗 1 型糖尿病一样，酮酯很可能为阿尔茨海默症患者提供了一种有效的治疗方式，乃至治愈方式。

其他失智症

费契博士在其酮酯专利申请书中列举了一系列也许能用酮体治疗的其他常见和罕见的失智症，如：

· 牛海绵状脑病 [bovine spongiform encephalopathy，或称 "疯牛病"（mad cow disease）]
· 皮质基底核退化症（Corticobasal degeneration）
· 克雅氏病（Creutzfeldt-Jakob Disease）
· 皮克病（Pick's disease）相关失智症
· 带有额叶萎缩的帕金森病失智症
· 与阿尔茨海默症相关的唐氏综合症（Down syndrome）
· 额颞叶（Frontal temporal lobe）疾病
· 路易体失智症（Lewy body dementia）
· 后大脑皮质萎缩症（PCA：Posterior cortical atrophy）
· 渐进性核上性麻痹（Progressive supranuclear palsy）
· 血管型失智症

此外，我听说过一位后大脑皮质萎缩症患者的故事，他在服用含有中链甘油三脂油的油脂后，病情大为改善。时至今日，他依然受益。

帕金森病

全美国大约有 50 万帕金森病患者，这是另一种被归为运动障碍类疾病的渐进性神经退行性疾病。罹患帕金森病的人会逐渐出现运动迟缓（bradykinesia）、肢体僵硬和震颤症状。大约 30% 的帕金森病最终会发展成为失智症。在这种病患者大脑的黑质（substantia nigra）部分，产生多巴胺（dopamine）的神经元会出现问题。多巴胺是一种荷尔蒙和神经递质，这种化学物质能让神经元通过突触相互交流。多巴胺在我们的行为、认知、行为运动、睡眠、情绪、注意力、工作记忆和学习等方面都起着重要作用。

帕金森病与阿尔茨海默症类似，其疾病过程涉及线粒体功能紊乱。在大多数患者身上，导致这种功能紊乱的确切原因尚不清楚。但人们相信，这或许与氧自由基的损害有关。产生多巴胺的神经元内部含有高浓度的铁，这使它们极易受到氧自由基的损害。同时，与阿尔茨海默症类似地，我们对帕金森病患者的大脑受影响区域进行氟脱氧葡萄糖 - 正电子发射计算机断层扫描（FDG-PET scans），检查发现，葡萄糖摄取量大大低于正常人。

多巴胺不能突破血脑屏障，但多巴胺的前导物左旋多巴却可以。所以，帕金森病患者可通过服用左旋多巴缓解病情。随着疾病的发展，这些神经元会逐步死亡，这种治疗方法终将失去疗效，或者不良副作用大于疗效作用。

生酮饮食已经被证实能够为帕金森病患者带来帮助。2005 年，西奥多·瓦尼塔利博士报告了一项可行性研究的成果。他在 7 位特发性（idiopathic）帕金森病患者自愿者身上进行了高生酮饮食治疗试验（瓦尼塔利，2005 年）。在试验之前和结束时，都对参试者进行了"帕金森病统一评分量表（UPDRS：Unified Parkinson's Disease Rating Scale）"的测试，其中 5 位患者完成了全部 28 天的研究，测试成绩分别提高了 21%—81% 不等，患者的平均改善程度为 43.4%。

其他胰岛素缺乏和（或）胰岛素抵抗疾病

除了有时被称为"3 型糖尿病"的阿尔茨海默症外，还有其他许多疾病与胰岛素缺乏和（或）胰岛素抵抗有关。酮体能够为替代燃料提供给除肝脏外的所有人体组织，并且能够防止多种器官长时间使用的渐进式损害。

除了阿尔茨海默症之外，其他一些胰岛素缺乏和胰岛素抵抗疾病也可能从酮体治疗中获益，如：

- 滥用酒精
- 慢性压力症（chronic stress）
- 需要使用类固醇的疾病
- 库欣病（Cushing's disease）
- 1 型和 2 型糖尿病
- 带有慢性炎症的疾病
- 妖精综合征（leprechaunism），亦称"多诺霍综合症"（Donohue syndrome，对胰岛素受体造成影响的罕见基因变异）。
- 代谢综合征（腹部肥胖、胆固醇升高及高血压）。
- 多囊卵巢综合征（polycystic ovarian syndrome）
- 前驱糖尿病（prediabetes，胰岛素抵抗）
- 黑棘皮病（Rabson – Mendenhall syndrome，影响胰岛素受体的罕见基因变异）

涉及大脑葡萄糖摄取减少的其他疾病

经正电子发射计算机断层扫描证实的葡萄糖摄取减少问题，也存在于其他一些疾病中，所以酮酯治疗也能使这些病的患者受益。比如：

- 与老化相关的记忆障碍
- 肌萎缩性脊髓侧索硬化症（Amyotrophic lateral sclerosis）
- 新生儿窒息（birth asphyxia）

· 库欣病

· 亨丁顿病（亦称"亨丁顿舞蹈病"）

· 轻度认知障碍（阿尔茨海默症的前兆）

· 多发性硬化症（multiple sclerosis）

· 部分类型的自闭症［无麸质饮食（gluten-free diet）或特殊碳水化合物饮食（carbohydrate-specific diet）对许多儿童患者有效］

· 中风

· 突发缺氧

· 颅脑损伤

葡萄糖转运及丙酮酸脱氢酶活性遗传缺陷

一些罕见的遗传缺陷疾病表现为对葡萄糖转运进入细胞或葡萄糖代谢的障碍，酮酯治疗可使患者获益。如：

· 葡萄糖转运蛋白－1缺陷综合症（GLUT-1 deficiency syndrome，目前采用生酮饮食疗法）及其他葡萄糖转运蛋白疾病

· 糖原贮积症

· 利氏综合症（Leigh's dyndrome）

· 丙酮酸脱氢酶缺乏症

其他线粒体功能障碍相关疾病

涉及线粒体功能障碍的相关疾病也可以接受酮酯治疗。比如：

· 弗里德希共济失调（Friedreich's ataxia）

· 线粒体肌病（mitochondrial myopathie）

· 多发性硬化症

· 肌肉萎缩症（muscular dystrophy）

· 重症肌无力（myasthenia gravis）

· 涉及其他器官的线粒体疾病

脂肪酸代谢问题疾病

酮酯在对以下这种罕见的酶缺乏症的治疗上显示出了极大的前景，但椰子油、中链甘油三脂油和高脂肪生酮饮食疗法却没有这样的效果：

·乙酰辅酶 A 脱氢酶缺乏症

难治性癫痫症

经典生酮饮食疗法和这种疗法的几种改进疗法已被人类成功使用了近100 年，主要用于治疗和减少儿童癫痫发作，有时也用于那些对抗痉挛药物没有反应的成年患者。严格执行这类饮食疗法时，酮体水平可达到 2—5 毫摩/升，相当于人体在饥饿状态下的水平。然而，一旦饮食稍有误差，比如某一顿饭摄入了过多的碳水化合物，体内的酮酯水平就会降低，导致癫痫再次发作。到目前为止，人们还不能确切地知道到底是高水平的酮体还是饮食中的极低碳水化合物能够控制癫痫的发作。如果高水平酮体是控制癫痫发作的重要因素，那么就可以用酮酯治疗代替生酮饮食疗法来保持体内酮体的高水平，这对许多遭受癫痫病困扰的家庭来说是一种极大的解脱。

在酮酯最终面世之前，在生酮饮食中加入中链甘油三脂油可使治疗过程更为容易。

低血糖症相关疾病

·1 型和 2 型糖尿病（尽管高血糖是这两种病的特征，但是如果糖尿病患者体内的胰岛素相对于所摄取的糖分过多，就容易出现低血糖症。例如，患者对所需胰岛素的剂量估计过高时。）
·新生儿低血糖症（大约 10% 的新生儿患有此症）
·糖尿病母亲综合症（diabetic mother syndrome）婴儿患者
·罗素 - 希尔弗综合症（Russell Silver syndrome）

神经元缺陷相关眼科疾病

·青光眼（glaucoma）
·视神经萎缩（optic atrophy）
·视神经病（optic neuropathy）

癌症

生酮饮食疗法已经证明对那些只能以葡萄糖而不能以酮体为能量的癌性肿瘤产生疗效。在动物和人身上进行的几项研究表明，通过生酮饮食疗法提高酮体水平可致使大脑星型细胞肿瘤（astrocytomic tumors）萎缩，在一个小鼠试验中萎缩幅度达到了80%（塞弗里德，Seyfried，2005年）。

2012年，癌症研究者托马斯·塞弗里德（Thomas Seyfried）博士出版了一部名为《癌症是一种代谢性疾病》（*Cancer as a Metabolic Disease*）的书。书中提出了一种治疗癌症的新饮食疗法，这种饮食疗法是基于多年前就已经发现却一直未被重视的原理开发出来的。这个原理叫"瓦伯格效应"（Warburg effect），早在20世纪30年代，德国生理学家、诺贝尔奖获得者奥拓·瓦伯格（Otto Warburg，1956年）就对其进行了首次阐述。瓦伯格博士注意到，癌细胞利用葡萄糖生产能量分子三磷酸腺苷的方式不同于其他细胞（将葡萄糖充分发酵）。这种缺陷看来是由有缺陷的线粒体和癌细胞内的基因突变带来的结果。癌细胞能利用氨基酸中的谷氨酰胺作为燃料，但却不能用酮体作为燃料。

鉴于此，塞弗里德博士提出了饮食疗法。首先让癌症患者禁食，接着实施严格的生酮饮食疗法（把酮体水平提高到饥饿状态下的水平），大幅度减少碳水化合物的摄入量（尽可能降低葡萄糖的水平）。在这种情况下，肿瘤细胞会因为得不到葡萄糖的供给而功能失常并逐步死亡，致使肿瘤在数周之内萎缩。健康细胞因为有酮体为其提供燃料而幸存下来。在这个过程中，转移性肿瘤（扩散到其他器官的癌症）也可能同时萎缩或死亡。

位于坦帕市的南佛罗里达大学的多米尼克·达戈斯蒂诺（Dominic D'Agostino）博士和其他人，目前正同塞弗里德博士一起合作，研究如何

在这一营养战略的基础上增加其他的治疗方法，如高压氧、减少葡萄糖的
药剂以及各种酮酯，以此达到更好的治疗效果。

这种以营养为基础的特殊治疗法，如果同传统癌症治疗方法结合起来
使用，就有可能免除或减少放疗和化疗的痛苦。通过数周严格的生酮饮食
疗法将肿瘤的体积大大缩小，这样多种癌症就可以变得更加适合手术移
除，并且手术对周围组织的伤害也大大减少。

《坎廷生酮饮食法》（*The Cantin Ketogenic Diet*）一书的作者伊莱恩·
坎廷（Elaine Cantin），讲述的就是自己通过严格生酮饮食疗法获益的故
事。坎廷曾因乳腺癌做过手术，术后癌症在原处复发，长出了一个小鸡蛋
大小的肿瘤。在为时几个星期的生酮饮食治疗期间，她将葡萄糖降到了尽
可能低的水平，结果肿瘤逐步缩小到了一粒杏仁的大小。最后通过手术摘
除了这个肿瘤，癌细胞从此再也没有出现过。

其他疾病

达戈斯蒂诺博士和他的同事除了研究利用生酮饮食疗法和酮酯治疗癌
症之外，还探索利用这些疗法治疗阿尔茨海默症、肌萎缩侧索硬化症
（ALS）、颅脑损伤、创伤愈合、癫痫症、持续癫痫及与氧中毒相关的癫痫
发作等疾病的可能性。

以上列举的疾病远没有囊括可以通过酮体治疗获益的所有疾病和状
况。任何涉及胰岛素抵抗、输入神经元或其他细胞的葡萄糖减少、因低血
糖症引起的细胞中的糖原异常释放、线粒体功能障碍以及特定罕见遗传缺
陷等症，都可以考虑用酮体治疗。

非常重要的一点是：实施这种疗法应事先同患者的医生进行详细探
讨，确定其是否适合患者的病情，以防对患者造成伤害或加重患者的
病情。

酮酯研制现状

自20世纪90年代中期以来，费契博士和他的同事们一直在美国国家
卫生研究院不知疲倦地工作，研究酮体和寻找有效的酮酯化学配方。他们

夜以继日地努力，每周生产出大约 9—10 磅的酮酯。因为生产酮酯的有些成分非常昂贵，费契博士致力于研究更经济的生产方法且已取得了较大进展。他目前已非常接近达成自己的目标——生产出价格实惠、可供所有需要的人使用的酮酯。然而，费契博士的实验室能够生产出的酮酯数量，仅够 4—5 位患者的不间断使用。因此，酮酯的批量生产必须依靠更大型的生产设施，这需要大量的资金投入。费契博士已提出了一个可行的办法：将某个即将倒闭的乙醇工厂改造为酮酯生产厂，因为这两者的生产过程具有相似性。在美国，这样的乙醇工厂非常多。

2009 年夏天，54 位健康成年人参加了为期几个月的酮酯毒性试验。酮酯的服用剂量逐步增加，直至其达到饥饿状态下和经典生酮饮食疗法产生的水平。其试验结果未发现任何不良反应（克拉克，Clarke，2012 年）。费契博士和他的同事们计划在英格兰的牛津开展一项针对帕金森病患者的探索性研究。他解释，酮酯治疗帕金森病是否有效，在 28 天之内就能清楚地表现出来。而用这种混合物治疗阿尔茨海默症则需要一年或者更长的时间才能知其是否有效，这是由阿尔茨海默症的发展特性决定的。在牛津大学，酮酯用于正常人、糖尿病患者和优秀运动员的试验目前正在费契博士的长期合作者基蓝·克拉克（Keiran Clark）教授的指导下积极开展，目的是研究酮酯在生理和认知功能方面的效果。

与此同时，美国国家卫生研究院的博谷义宏博士和他的同事们在费契博士的指导下，开展了在阿尔茨海默症小鼠模型上使用酮酯的开创性研究，成果发表于 2012 年 1 月 4 日《衰老神经生物学》的网络版（博谷，2012 年）。这项研究中使用的小鼠是"三转基因"阿尔茨海默症小鼠（"triple-transgenic" Alzheimer's disease mice），也就是说它们是通过三重基因变异后获得的 β 淀粉样蛋白积沉、tau 蛋白（缠结）和行为异常。这项研究显示，同正常控制饮食的动物相比较，阿尔茨海默症模型小鼠在服用这种特殊的酮酯（D-β-羟基丁酸-〔R〕-1，3-丁二醇，D-beta-hydroxybutyrate-〔R〕-1，3-butanediol）后，生成阿尔茨海默症斑块和缠结的淀粉样蛋白和 tau 蛋白大为减少。不仅如此，受试小鼠服用酮酯后焦虑程度减轻；同服用控制饮食的小鼠相比较，学习和记忆能力测试结果都有细微的改善。这项研究的成果让人鼓舞，必将极大地增加为开展酮酯治疗阿尔茨海默症的临床试验获得资金资助的可能性。

眼下，我们有些人的亲人已经罹患阿尔茨海默症，我们应该鼓励那些有能力做出资助决定的人充分认识到酮酯的潜在治疗价值，为立即开展酮酯治疗阿尔茨海默症的研究提供所需资金。毕竟留给我们和我们亲人的时间不多了。

Part Ⅲ

Making the Transition to a Healthy Diet
That Includes Medium-Chain Fatty Acids

第三部分

向含有中链脂肪酸的健康饮食转变

20　饮食指南：起步

就在我那篇《如果阿尔茨海默症能治却无人知晓?》的文章刚传播开后，我就接到了许多人打来的电话和发来的电子邮件。他们希望知道这个办法是否能帮助他们的亲人，以及如何将这一饮食干预法纳入他们的日常饮食中。因为很多人都提出了相同的问题，所以我将其归纳为一组饮食指南原则，至今这个指南已进行了多次修订。在网址"www. coconutketonges. com"上可以看到这个指南的简略版。现在，我们将在本书的第三部分探讨如何向包括椰子油和其他富含中链脂肪酸的食物构成的健康饮食转变的问题，同时还要回答人们向我提出的一系列问题。耐心、持之以恒和一致性，是实施饮食干预疗法的关键。

耐心

当我买回第一罐椰子油的时候，我也不知道如何在膳食中使用这种相对坚硬的白色"物质"。于是，我找来一本关于椰子油的书从零学起，结果发现椰子油会在76华氏度（24.4摄氏度）时融化。所以，我们第一次使用椰子油的时候，我把两汤勺多一点的椰子油放入了燕麦粥，发现它一接触到热粥就变成了一种清亮的液体。于是，在后来的几个月里，我们继续把椰子油放进早餐的燕麦粥里服用，直到史蒂夫抱怨自己吃腻了！与此同时，我们学到了许多种食用椰子油的其他方法，并把这些方法用在三餐中。

我知道，有不少人习惯用调羹直接舀取椰子油食用。这种方法虽然简便，但会很快感觉到腻味，毕竟每天需要服用多次。椰子油基本无味，入口很快融化，所以大多数人感觉吞咽椰子油并不困难。但从另一方面看，椰子油既然是一种食物，将其作为其他脂肪和食用油的替代品放入膳食中食用，似乎是更符合逻辑的方法。

如何使用这种坚硬的白色"物质"

在我们开始使用椰子油的最初的几个星期里，我从网上椰子油供应商网站搜集到了一些不错的椰子油食谱，这些网站还提供了大量有关椰子油的综合信息。我购买了几本椰子油食谱的书进行研究，其中我最喜欢的一本是《椰子迷的菜谱》（*Coconut Lover's Cookbook*，2008 年版），作者是北达科他州的布鲁斯·法夫（Bruce Fife）。书中归纳了椰子油烹调的基本要领，多种在膳食中使用椰子油的奇思妙想和方法，以及在饮料、沙拉、沙拉酱、调味酱和肉汁、汤、面包、蛋糕和其他甜点、纯亚洲风味餐和传统美国餐中添加椰子油产品的方法。在许多情况下，只需要简单地用椰子油替换原食谱中的其他常用油、奶油或黄油即可。

椰子油具有一个非常有趣的特征：它能够提升各种不同食物的滋味。以红薯为例，只需加入 1—2 调羹的椰子油，就能取得较好的效果，完全没必要再使用焦糖和奶油。我们通常每周要吃 1—2 次鲑鱼，将鱼片放入 1 汤勺椰子油里裹一下，烤出来后多汁而鲜美。我们的小女儿乔安娜为史蒂夫和我做过巧克力酱的生日蛋糕（史蒂夫和我的生日仅相差 7 天）。她用椰子油替换了蛋糕原配方里的其他油脂。当时，大女儿朱莉还未接受椰子油，所以乔安娜并未告诉她真相。结果，朱莉兴致勃勃地吃下了一大块，然后评论非常棒。那也是我吃过的最好吃的蛋糕之一。（见后文"菜谱"。）

在坚持使用椰子油 3 年后，它已经成为了我们的主要食物之一。现在，我们使用椰子油就像过去使用橄榄油和奶油一样正常。当然，我们也依然在继续使用橄榄油和奶油，只是不像过去那般频繁。

常见问题

人们在使用椰子油时遇到的最常见的问题，就是肠胃不适。初期，我们每餐的服用量都超过了 2 汤勺，史蒂夫竟未出现肠胃不适，非常幸运。我就没那么幸运了，由于我胆囊切除过，所以在初次食用椰子油时出现了消化不良的问题，但几天后渐渐好转。有些人哪怕仅食用了 1 调羹椰子油也会腹泻，通常在食用后 1—2 小时内发作，且来得急迫并凶猛。我的建议是：初次服用时一定要慢，且要找一个几小时都不出门的日子，以免在外出现尴尬。随着食用量的增加，达到一个特定的水平时，几乎所有人都会出现腹泻症状。一些减少腹泻发生的方法，我将在第 24 章中予以讨论。

海阿尔茨默 持之以恒

我听一些人说，他们的亲人开始使用这种饮食干预疗法之后，并未收到立竿见影的效果，故而感到气馁。出现这种情况也许存在多种原因。

细胞损伤的程度

阿尔茨海默症患者、其他不常见失智症患者，和其他神经退行性疾病患者，因神经元内部出现了胰岛素抵抗问题，所以葡萄糖不能被输送到细胞中。由于葡萄糖是细胞的主要燃料，燃料出现短缺或供应量不足，细胞则会丧失正常功能并最终死亡。有证据显示，早在阿尔茨海默症的明显症状出现很多年之前，甚至 10 年之前，其病程就已在大脑中开始了。一些带有特定基因构成的人，其病程或许从婴儿时期就开始了。

既然阿尔茨海默症影响大脑的过程相当漫长，使用药物或者饮食疗法消除这种影响自然也不可能一蹴而就。当脑细胞受到严重损害时，已死亡的神经元和神经元通路将不能复活。而因胰岛素抵抗造成能量缺失而导致功能失常的神经元，则有可能得到改善。这些神经元也许还缺乏把酮体送入细胞并最终生成三磷酸腺苷能量分子的其他物质。给患者提供这些物质，则能改善这些神经元的功能（下文讨论）。

混合记忆病症

另一个问题是，许多阿尔茨海默症患者并非单纯的阿尔茨海默症患者。一些人还可能患有路易体疾病，这种疾病表现为神经元内的蛋白质异常积聚，通常与帕金森病和路易体失智症相关。

血管异常性疾病与血管问题有关，诸如炎症和血栓。有些缺陷非常微小，即使在显微镜下也无法看到，它们通常会导致少量脑细胞的损失。在极端情况下，有些缺陷甚至能导致严重中风以及大脑大面积萎缩。以下但不仅限于这些问题也能导致记忆问题：甲状腺功能减退（hypothyroidism）、睡眠呼吸暂停（sleep apnea）、颅脑损伤、脑瘤、维生素 B12 缺乏、铅或者水银中毒（或其他重金属中毒）、低压性脑积水（low pressure hydrocephalus）、抑郁症（尽管抑郁症有可能是阿尔茨海默症的症状之一）等。甚至某些药物带来的副作用也能导致记忆问题，比如他汀类降脂药物（lipid-lowering statins）。因为这些疾病并不是因胰岛素抵抗或大脑摄取葡萄糖减少而引起的，所以在膳食中添加中链脂肪酸不能对受影响的细胞产生直接影响。

我们还需要记住的是，酮体在大脑中的作用非常复杂，并不仅限于作为细胞的能源那么简单。它们还能促进新神经元的生长，并通过增加大脑内某些能促进这种生长的蛋白质的数量来增强神经元之间的联系。因为大脑是由上万亿个神经元组成，所以这一修复过程通常需要花费相当长的时间。通常情况下，用饮食疗法治疗或逆转疾病——比如自闭症——可能需要数年甚至更长的时间。在本书第 19 章探讨的范霍夫的研究中，研究人员使用酮体钠盐治疗一种罕见的酶缺乏症——儿童乙酰辅酶 A 脱氢酶缺乏症，花费了数月的时间病情才得到了逆转。

发病年龄

阿尔茨海默症患者的年龄、大脑受损部位和受损程度的差异，无疑会直接影响病情改善的速度和进程。有些人指望一夜之间病情就得到逆转，这是不现实的，我们必须正确看待这个问题。任何改善都是相对的。史蒂夫罹患失智症的年龄比大多数人要小，早发性阿尔茨海默症病情发展过程中的那些因素，在迟发性阿尔茨海默症的病程中可能存在也可能不存在。这也许正是史蒂夫为什么会在治疗的第一天就取得明显改善的原因，他在满分为30分的"心理状态小测试"中从前一天的 14 分提高到了 18 分。在服用椰子油的前两周，他画钟的水平也明显进步了，从看不出为何物的"涂鸦"变得越来越逼真。当然，与未患上失智症的正常人相比，史蒂夫还是存在差距，正常人能画出指针指示时间的情况而史蒂夫不能。在长达数月的过程中，史蒂夫逐渐取得了其他很多进步。

有些患者病情的改善相对缓慢，需要 2—3 个月的时间才能显现出来，或者表现为病情未进一步恶化。所以，在饮食中添加椰子油的战略，即便初期疗效不明显，也要持之以恒地坚持下去。到某一天，当你想放弃的时候，不妨想一想这个战略至少有概率稳定或延缓你亲人疾病发展的进程。

在阿克拉公司的研究成果中，病情的改善是以认知能力测试——"阿尔茨海默症认知评估量表"的结果为标准的。但我从众多看护者有关他们亲人病情改善的报告中获得的信息分析，很多改善难以通过一个统一的标准测试去衡量。比如：精力增强、交往能力提高、对曾经忘记的人恢复记忆、个性和幽默感的回归，以及曾经失去的做事能力又得到恢复等。这些事情都是很难量化的，但它们无疑对阿尔茨海默症患者及其亲人们却是重要而可喜的改变。

膳食性缺陷

我们希望能够知道，为什么有些人改善的速度比别人更快，而另一些人却毫无改善。2009 年 10 月，我参加了美国营养学院大会（American College of Nutrition Conference），对这个问题有了更深入的了解。出现这个问题的原因可能是：有些人缺乏线粒体制造能量所需的各种不同物质的情况已过于严重，所以仅靠提供酮体已不足以使他们得到恢复了。

从心脏病专家史蒂芬·西奈特（Stephen Sinatra）的报告中，我学到了更多有关线粒体内能量生产问题的其他疾病的知识。一种燃料——如葡萄糖或者酮体——进入线粒体后，会触发一系列的反应，涉及到多种酶和其他物质并最终生成三磷酸腺苷。不断和快速生成的三磷酸腺苷接着被分解，被细胞用于发挥其正常功能。这个生成三磷酸腺苷的连锁反应中所需的部分物质，如辅酶 Q10、左卡尼汀、镁和 D－核糖（D-ribose）会因各种不同原因而缺失，所以生成三磷酸腺苷的量也变得越来越少。如果能够以食物或补充剂的形式将这些物质提供给细胞，就有可能再次提升三磷酸腺苷的产量。西奈特医生已经撰写了几部有关这个专题的论著，详细解释了这些物质是如何被细胞利用以及补充剂如何增加细胞中三磷酸腺苷的供给。

阿尔茨海默 一致性

　　另一个可能影响中链脂肪酸效果的问题，是如何保持同这种饮食干预疗法的一致性。膳食中包含的中链脂肪酸越多，肝脏生成的酮体就越多。经过反复的试验，史蒂夫服用中链甘油三脂油后体内血液循环中的酮体只能持续3个小时，服用椰子油后能持续7—8个小时。毫无疑问，这些情况也因人而异。目前人们还不知道，酮体生成后多长时间才会被神经元使用——它们是立刻被使用？还是被储存在细胞中供以后使用？我认为，酮体被送达到大脑后也许是被立即使用的，因为目前并无驳斥它的论据。

时机和剂量

　　我们的大脑需要非常高水平的能量才能有效工作。为了保证大脑随时都能获得充足的酮体供应，史蒂夫一日三餐都要服用特定剂量的中链甘油三脂油和椰子油。我们还在膳食中加入了其他含有中链脂肪酸的食物，如山羊奶、山羊奶酪和其他椰子产品。（详见表23.1。）

　　如果服用中链脂肪酸无法坚持，就像人们所说的"三天打鱼两天晒网"，那么这种饮食干预疗法或许不会给患者带来任何帮助。保持一致性是非常重要的。我们不妨把它看做"坦克的燃油"。如果坦克没有燃油，它就不能行驶。问题就是这么简单。

　　除此之外，要取得疗效还必须保持服用中链脂肪酸的剂量较高，否则难以为大脑提供足够的燃料。可以从每天服用一调羹椰子油开始，这样能避免腹泻等副作用，但对已经产生胰岛素抵抗和无法使用葡萄糖的大脑神经元来说，这个剂量依然不够。所以，我建议人们循序渐进，在自己能够把控不出现腹泻的情况下逐步增加服用剂量，采取一天三次每餐服用的方式。我听一些看护者说过，他们采取的是一天一次的方式，虽然服用后患者在上午的警觉状态和其他症状明显改善，但到了下午疗效则会大打折扣。

　　为了获得最好的效果，我建议把中链脂肪酸纳入一日三餐中，做到均衡服用。其实，在世界上的有些地方，椰子或椰子油是每顿饭不可或缺的食物之一。在菲律宾、亚洲其他地方、非洲、夏威夷以及加勒比海诸岛，它们一直是许多人膳食中的主食。

在坚持这种饮食干预疗法数月之后，如果看护者感觉患者病情还是毫无改善，不想继续尝试，我建议他们缓慢而谨慎地停止。当我们的细胞长时间接受某种物质之后，会产生更多使用这种物质所需要的酶。这种倾向就像一个"增速传动"过程。人体和大脑就是以这种方式进行自我适应性调节的。如果你的亲人服用的剂量较大，我建议停止时可用一周甚至更长的时间逐渐减少剂量。一些人曾经告诉过我，他们直到停止服用中链脂肪酸之后才意识到它给患者带来的帮助，因为停止之后，亲人们的病情立刻加重了。在这种情况下，千万不要犹豫，应该立刻恢复服用中链脂肪酸，并对病情恢复所需要的较长时间做好思想准备。

记日记

记日记会有助于你看清楚使用中链脂肪酸是否有效。就在我们发现史蒂夫取得明显成效后不久，妹妹安吉拉建议我记日记，这个办法后来令我获益匪浅。在史蒂夫开始服用第一剂椰子油的两周之后，我突然想到，我可能会渐渐忘记他服用椰子油之前的病情。于是，我将自己观察到的他的症状如实记录，写了满满的好几页。这些症状不仅涉及他的记忆和认知能力，也涉及各种感觉能力、体征、我们之间的互动，以及他做的那些古怪的事情。一开始，我每天都会记录他服用了多少椰子油、我们如何添加到食物中食用、一些有趣的菜谱，当然还有他的总体和具体反应。（第5章中引用了一部分我早期的日记。）

我还利用日记记录下我传播椰子油信息的相关情况和我的问题，我同哪些人谈论过椰子油、有关阿尔茨海默症的思考和想法、使用中链脂肪酸的情况，以及在实践中学到的任何有助于治疗阿尔茨海默症的其他事情。4年过去了，我仍然保持着周记的习惯，我会将史蒂夫的状况、变化和重要事情都摘要记录下来。

对于尝试使用这种饮食干预疗法的人而言，记日记可以帮助他们准确判断出患者经过一段时间治疗后的反应。我建议你们，至少要记录以下问题：

· 日记的具体日期
· 在患者膳食中加入中链脂肪酸之前他的总体病情和具体症状
· 初始剂量，包括数量和使用次数
· 每次增加剂量的详情
· 是否出现诸如腹泻、消化不良等副作用和任何对患者而言不正常的情况
· 具体使用方法，如用椰子油烹调和具体食物的名称
· 你观察到的患者病情的任何改善或恶化

此后，你能通过日记的翻阅，对亲人的病情是否得到了改善了然于心。同样，如果病情仍在继续加重，你也能一目了然。无论有没有正式的科学测试，记日记都将帮助你了解这种饮食干预疗法的成效。

21　饱和脂肪与胆固醇问题

一般而言，当你的生活发生重大改变的时候（比如在膳食中添加椰子油等），应该及时与你的医生沟通，以防止出现可能的禁忌症。我非常希望世界各地的医生都能对中链脂肪酸在治疗特定疾病上的潜力有充分的认识，从而彻底摈弃椰子油是一种不健康脂肪的错误观念。

在对椰子油进行深入了解之前，我曾在天然食品店里看到过它，也不经意地想过这种东西为什么会在市场上销售。同许多其他人以及医生们的经历一样，不知何时何地有人曾经告诉过我椰子油是一种"堵塞动脉的脂肪"。生物化学家、国际知名脂肪研究权威玛丽·艾尼格（Mary Enig）博士曾写过一篇名为《美国人食用的油脂》（*The Oiling of America*）的文章。这篇文章介绍了高脂肪和高胆固醇饮食会增加心脏病患发概率并带来死亡风险的理论，并阐述了美国食用油工业如何在 20 世纪策划了从奶油、猪油和椰子油等天然油脂向高度加工的植物油脂饮食习惯的转变。尽管也有许多研究得出了完全相反的结论，但饱和脂肪还是被人们视为了有害脂肪，而多不饱和脂肪（polyunsaturated）则被视为了健康脂肪。

不错，椰子油确实含有大量的饱和脂肪，但这仅是问题的一个方面。是不是所有饱和脂肪和胆固醇对我们都是有害的呢？为了探讨这个问题，我们必须先简单介绍一下椰子油和脂肪。

阿尔茨海默 椰子油基础知识

椰子的营养很丰富，它们是铁、磷、锌和其他矿物质及维生素的绝好来源。椰子还含有丰富的蛋白质、纤维素和少量天然糖。在非洲、亚洲和太平洋沿岸国家，食用椰子的历史已经超过了千年。据估计，世界上三分之一的人口以椰子为食物。椰子油、椰奶、椰子汁和椰肉都是他们的常用饮食。

椰子油是从新鲜椰肉压榨而来，其中86%为饱和脂肪，6%为单不饱和脂肪（monounsaturated fat）、2%为多不饱和脂肪（polyunsaturated fat）和少量植物固醇（phytosterols）。这些脂肪都是他汀类降胆固醇药物的成分之一。椰子油中不含胆固醇，但含有少量必需脂肪酸——欧米茄－6脂肪酸。

在20世纪50年代的美国，人们在当地的杂货店里就能买到椰子油。许多人用椰子油烹调，同时使用奶油、猪油和椰子油煎炸食品，烘焙食品中也经常使用椰子油。天然椰子油同多数其他油脂不同，在室温下是固体状态。由于它含有相对高的饱和脂肪酸而不宜腐坏，所以它的保质期通常不低于2年。

部分氢化技术的运用可使其他液态植物油固态化，从而大大延长它们的保质期和多样性。随着这种技术的日渐盛行，类似科瑞起酥油（Crisco，亦称"酥油"、"白油"、"固体菜油"）的产品在市场上得到大力推广，而椰子油被视为新兴固体油脂的重要竞争对手。

脂肪酸基础知识

脂肪是我们饮食中的三大宏量营养素（macronutrients）之一，其他两种是蛋白质和碳水化合物。几乎所有食物都含有一种或几种基本营养素。但是，脂肪却是这三种营养素中能量最高的一种。不仅如此，脂肪还是我们多个内部器官的缓冲物和抵御寒冷的保温层。

脂肪酸的化学结构

脂肪分子是由三种不同类型的原子构成的：碳、氢和氧。这些原子经化学方式结合起来构成脂肪酸分子。脂肪酸分子根据链上碳原子数量的多少，可分为短链脂肪酸、中链脂肪酸、长链脂肪酸和非常长链脂肪酸。

·短链脂肪酸的碳原子数量为 6 个以下。

·中链脂肪酸的碳原子数量为 6—12 个。

·长链脂肪酸的碳原子数量为 12—22 个。

·非常长链脂肪酸的碳原子数量为 22 个以上。

在所有脂肪酸链中，每个碳原子都有两处供氢原子附着的地方。在脂肪酸链其中一端尽头的碳原子，又额外增加了一处供氢原子附着的地方；在脂肪酸链的另一端，碳原子还与一个氧原子和另一个氢原子相连。所有脂肪酸碳链的一端都连接着一个羟基外加一个氧原子（参见图 21.1）。

不同脂肪酸在被转化为酮体时会在生成的数量上略有不同，它们在人体内的功能不太一样。同长链和非常长链脂肪酸相比，短链和中链脂肪酸更容易被消化且被消化的速度更快。

中链脂肪酸同其他脂肪酸不同，它们不能在人体内生成。唯一的例外是哺乳期的妇女，乳腺能够产生中链脂肪酸作为乳汁的成分之一。中链脂肪酸易于被婴儿吸收并用作能量，人奶中大约 60% 的热量是脂肪。这种脂肪中约 35% 是饱和脂肪。因此，我们获取中链脂肪酸的唯一途径，就是食取含有这种脂肪酸的食物。我们知道，含丰富中链脂肪酸的食物主要是椰子油、棕榈核油及牛奶和山羊奶制品中的脂肪。当我学到了有关中链脂肪酸能够改善失智症和其他神经退行性疾病患者病情的知识后，我得出的结论是：这些脂肪至少对一些人而言是必需的。（参见表 23.1 中含有中链脂肪酸的其他食物名单。）

大多数脂肪都是由长链和非常长链脂肪酸构成，包括目前美国市场上最常见的植物油大豆油、菜籽油。这些脂肪不像短链和中链脂肪酸那样容易消化。不仅如此，中链脂肪酸不能储存，只能被立即用作能量，而碳链更长的脂肪酸在每餐摄入热量过多时就会被以脂肪的形式储存起来。

除了脂肪链长度的区别外，脂肪酸还有饱和与不饱和之分，这取决于脂肪分子中包含的氢原子数量和碳原子之间的键的数量。

短链和中链脂肪酸都是饱和脂肪，也就是说，这种脂肪中的氢离子已经"饱和"了。因此，其他种类的原子或分子已不可能再与其结合。长链和非常长链脂肪酸中，有些是饱和的有些是单不饱和（monounsaturated）的。它指的是，它们的分子中有一对碳原子各自缺少了一个氢离子，即整

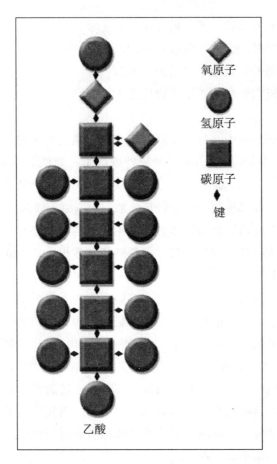

图 21.1 　一个中链脂肪酸分子的结构。这种脂肪酸是乙酸，
　　　　亦称"C：6"，它的碳链上有 6 个碳原子。乔安娜·
　　　　纽波特图。

个脂肪链上缺少了两个氢离子。当这种情况发生时，受影响的两个碳原子
之间会形成双键（double bond）。一个双键会带有双倍负电荷离子（电
子），使其比单键结合更短且更强。一些长链脂肪酸属于多不饱和脂肪酸，
即它们有多个结合点未被氢原子占据，从而形成一个以上的碳原子之间的
双键。这些双键的脂肪酸分子非常活跃，其未被占据的结合点很容易招致
存在潜在损害风险的氧自由基附着其上（参见图 21.2）。

就像脂肪酸分子链的长度决定了脂肪酸在人体内的作用和功能一样，

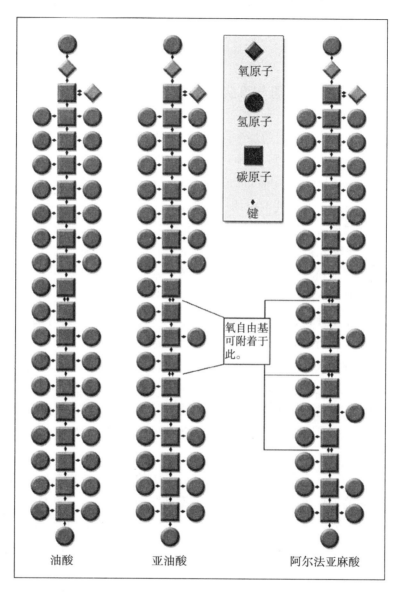

图21.2　单不饱和脂肪酸和多不饱和脂肪酸图解。油酸（oleic acid）是一种单不饱和欧米茄−9脂肪酸（omega-9 fatty acid）；亚油酸（linoleic acid）则是欧米茄−6多不饱和脂肪酸；亚麻酸（alpha-linolenic acid）是欧米茄−3多不饱和脂肪酸。乔安娜·纽波特图。

每一种饱和脂肪酸、单不饱和脂肪酸和多不饱和脂肪酸的作用和功能，均由其各自的化学结构所决定。

海阿尔茨默 饱和脂肪酸：迷思与事实

人们一直有一种错误的观念，认为常见于肉类和乳制品中的饱和脂肪酸都是坏脂肪酸，要不顾一切地避免食用。其实，人体本身会天然产生饱和脂肪酸，如棕榈酸（palmcitic aid）就是一种最常见的长链饱和脂肪酸。棕榈酸是正常肺表面活性剂中的主要脂肪酸，是保持肺泡（alveoli）扩张能力的重要物质。一旦失去这些肺表面活性物质，肺就会萎缩，我们也会很快死亡。非常长链饱和脂肪酸是构成细胞膜的重要成分，尤其是大脑里的细胞。有些饱和脂肪酸对白血球功能的正常发挥具有重要意义，而白血球的功能又是人体应对感染的主要方式。这些脂肪酸还被人体用来维持多种蛋白质的稳定性，包括免疫系统内的蛋白质，使其能抵抗肿瘤的入侵。其他一些特定脂肪酸对发送激素信号非常重要。

另外一种错误观念则认为，诸如大豆油、橄榄油和菜籽油都不含有饱和脂肪酸。实际上，它们均含有饱和脂肪酸。虽然这些油脂不含有短链或中链脂肪酸，但它们却含有长链饱和脂肪酸。下文的表21.1列出了常用食用油和含脂肪食品中长链和非常长链饱和脂肪酸在总脂肪中所占的百分比。

饱和脂肪有一个重要的特点：因其分子中的碳原子都同氢原子结合在一起，所以它们比单不饱和脂肪和多不饱和脂肪更稳定。这就意味着，它保鲜的时间更长，不像不饱和油脂那样很快变质或氧化。在氧化过程中，脂肪在热源的影响下同氧相互作用，产生出氧自由基。氧自由基也称为"氧化剂"（oxidants）或"活性氧"（reactive oxygen species），是人体内一些化学反应中的天然副产品。但如果释放出和存在于体内的氧自由基过多，则会对细胞和组织造成损害。一些油脂含有高饱和脂肪酸，在相当长的时间内都不会变质，如椰子油在室温下就非常稳定。不仅如此，因为饱和脂肪的存在，把椰子油加热到中等温度（350华氏度，约177摄氏度）或低于这个温度，脂肪结构也不会被改变。

表 21.1　常用油脂和脂肪及其长链和非常长链饱和脂肪酸含量

油脂和脂肪	长链和非常长链饱和脂肪酸含量（％）
奶油	61.6
可可油	60.0
牛奶脂肪	48.5
多脂奶油	48.5
山羊奶脂肪	0.5
猪油	38.6
鸡蛋	37.0
人奶脂肪	35.0
鲑鱼	33.0
椰子油	27.8
棕榈核油	27.3
鱼肝油	22.6
鱼油	19.9
花生油	16.9
大豆油	15.6
人造奶油（总脂肪）	15.2
橄榄油	13.8
玉米油	12.9
葵花子油	9.9
亚麻油	9.4
核桃油	9.1
菜籽油	7.4
红花油	6.2

资料来源：美国农业部农业研究所（the United States Department of Agriculture's Agricultural Research Service）。

正如我在前文中指出的那样，所有椰子油这样的短链和中链脂肪酸都是饱和脂肪酸，它们不能以脂肪形式被储存起来，而是一部分在肝脏中被转化为了酮体另一部分被肌体组织直接用作了能量。椰子油含有高比例（86%）的饱和脂肪酸，但其饱和脂肪酸中的70%均为中链脂肪酸。另外，与人们普遍的认识相反，椰子油和棕榈核油并不含胆固醇。那些建议病人远离椰子油的医生，大多数对这些事实并不了解。

目前，美国心脏协会（American Heart Association）、美国疾病控制和预防中心和世界卫生组织（World Health Organization）等机构都要求人们把饱和脂肪酸的摄入量限制在总量的7%—10%（不同群体略有差异）。这意味着，如果一餐摄入的总热量为2 000大卡，饱和脂肪酸的量应为140—200大卡。这个建议是根据一些研究成果确定的，这些研究发现，饱和脂肪酸会增大动脉粥样硬化和心脏病发生的概率。

对饱和脂肪酸和心脏病的早期研究

20世纪上半叶，动脉粥样硬化和冠状动脉疾病（心脏病发作）引起的死亡数量大幅提升。于是，人们开展了大量研究以探究问题发生的原因。"油脂假说"（前文提到过）因安塞·基斯（Ancel Keys，1953年）医学博士1953年的研究报告而甚嚣尘上，这个研究在圣西奈医院的一次会议上被首次披露。基斯博士援引1949年联合国粮食与农业组织报告中来自6个国家的数据，说明男性死于"退行性心脏疾病"数量的增加，似乎同膳食中脂肪摄入量的增加有关（参见图21.3）。基斯的研究成果在当时的科学文献和大众报刊中被广为报道，这使他很快具有了政府制定相关政策的权威人士的影响力。接着，他又发表了一个七国研究报告，证明高饱和脂肪的摄入同心脏病导致的死亡有关（基斯，1970年）。

虽然不少人对基斯的研究表示支持和赞赏，但也有一些科学家和流行病学家在20世纪50年代后期撰文对他的理论进行了驳斥（曼恩，Mann，1959年；尤德金，Yudkin，1957年；耶鲁沙米，Yerushalmy，1957年）。他们指出，基斯撰写那篇论文的时候，联合国粮农组织实际上提供了22个国家的数据。如果他把这22个国家的数据全部用于图表，将呈现出四散杂乱分布的状况，他的结论也难以令人信服。他们指责基斯按照主观愿望挑选出了那6个国家的数据，以此证明他自己的假说。实际上，乔治·曼恩（George Mann）还指出，如果把动物蛋白而不是脂肪的数量拿来做成同样的图表，也会得出同样的结果（参见图21.4）。

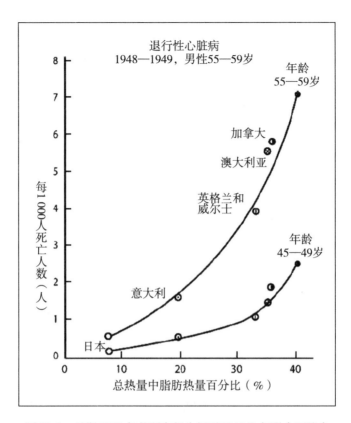

图 21.3　基斯 1953 年的研究报告援引了 1949 年联合国粮食
　　　　与农业组织报告中来自 6 个国家的数据，说明男
　　　　性死于退行性心脏疾病数量的增加，似乎同膳食
　　　　中脂肪摄入量的增加有关。乔安娜·纽波特根据
　　　　基斯数据整理。

约翰·尤德金（John Yudkin）表示，如果把肉类脂肪和乳脂一并考虑在内，那么当时的现成数据并不支持脂肪同心脏病导致的死亡之间有关的理论，也没有证据表明大量摄入乳制品和奶酪中的脂肪跟心脏病导致的死亡有关。事实上，当尤德金对蛋白质和糖的摄入量进行研究时，却发现同他们研究过的任何其他营养物质相比较，糖的摄入量同心脏病却有着"更为密切的关系"。在此，我们还应该了解另外一个非常重要的问题，那就是吸烟恶习的蔓延幅度同冠状动脉疾病致死数量的上升幅度几乎一致。

雅各布·耶鲁沙米（Jacob Yerushalmy）和赫尔曼·希勒博（Herman

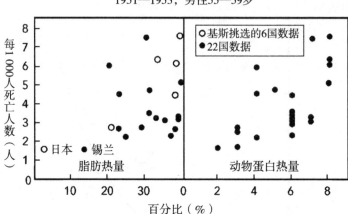

图 21.4 基斯的假说认为高脂肪膳食会导致退行性心脏病，曼恩
把 1949 年联合国粮食与农业组织报告中来自 22 个国家
的数据全部表示在一张图上。结果并没有显示出脂肪摄
入量同心脏病存在任何联系。不仅如此，曼恩还用动物
蛋白摄入量数据和心脏病死亡率制作了另一幅图，结果
显示出了同脂肪类似的杂乱结果。乔安娜·纽波特根据
曼恩 1959 年资料整理。

Hilleboe）是两位流行病学家。为了挑战基斯的假说，他们同样对那 22 个
国家的数据展开了类似的研究。同曼恩的结论一样，他们也证明了一旦把
22 个国家的数据全部纳入其中，心脏病致死的数量同膳食中脂肪的数量并
无绝对联系。他们还特地有目的地从中挑选出了 6 个国家的数据，以显示
因影响中枢神经系统的血管病变致死（中风）的人数同膳食中脂肪的百分
比之间的关系，结果却同基斯发现的倾向恰恰相反。膳食中脂肪更多的国
家死亡率反而更低（参见图 21.5）。他们指出，基斯的研究把其他大多数
国家的数据排除在外。因此，他们认为基斯的研究结果是站不住脚的。他
们同时指出，膳食较为丰富的国家通常都是高度发达的国家，它们应该更
有能力发现致死的真正原因。

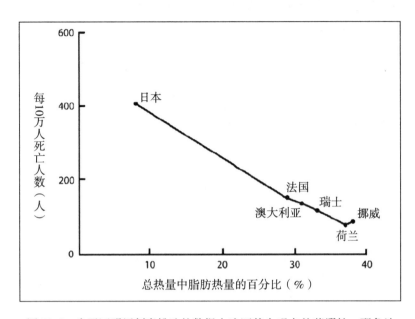

图 21.5　为了证明用刻意挑选的数据去论证某个观点的荒谬性，耶鲁沙米也从 1949 年联合国粮食与农业组织提供的 22 个国家数据中有目的地挑选出了 6 个国家的数据。结果显示，随着膳食中脂肪百分比的增加，因影响中枢神经系统（中风）的血管病变致死的人数却下降了。乔安娜·纽波特根据耶鲁沙米的资料整理。

对饱和脂肪和心脏病的最新研究

从那以后，人们为此开展过无数次的研究，得出的结论却相互矛盾。所以，一般性的高脂肪摄入量，尤其是饱和脂肪的摄入是否会增加心脏病、中风和失智症风险的争论一直延续至今。2002 年，詹姆斯·勒法努（James LeFanu）向某本教科书中所提供信息的正确性发起了挑战（布里森，Brisson，1982 年）。该信息称：根据从 20 个国家收集的数据证明，增加脂肪的摄入量具有增大心脏病发作致死率的倾向。勒法诺发现，从另一个角度来看这些数据，尽管从脂肪摄入量的百分比看都大致相同（30%—35%），但芬兰、澳大利亚和美国的死亡率却比法国高 4 倍多。在这 20 个国家中，日本的死亡率最低，仅次于日本的是法国。

在全世界范围内开展了多个大型流行病学研究项目，诸如为期50年的"弗雷明汉心脏研究"（Framingham Heart Study）、"世界卫生组织莫妮卡项目"（WHO Monica Project，监测世界范围内心血管疾病的趋势和成因），以及"多危险因素干预试验"（Multiple Risk Factor Intervention Trial，美国的一项全国性冠心病早期预防研究）等，其中尚无任何一个已经发现摄入脂肪或饱和脂肪同心脏病或中风风险的增加有任何关系。

一些针对饱和脂肪的研究，试图通过在膳食中加入不同比例的饱和脂肪来确定个别脂肪酸对高密度脂蛋白或低密度脂蛋白胆固醇水平的具体影响（索欧尔斯特普，Tholstrup，1994年；索克，Zock，1994年；克里斯-伊瑟顿，Kris-Etherton，1997年）。但是，这些研究的结果都偏离了正确的方向，不能真正反应世界饮食状况。天然脂肪和油脂中都包含多种脂肪酸，一种脂肪酸的所谓"坏"作用很可能被另一种脂肪酸的"好"作用抵消，从而保持了整体上的平衡。

人们在认识上的分歧进一步引发了一系列以饱和脂肪和低脂肪饮食的影响为主题或对象的论文和研究项目。其中发表在《美国临床营养学杂志》（*American Journal of Clinical Nutrition*）上的一项研究成果，可能为我们提供了一个可信的答案。这篇论文的作者们综合了21个研究项目的数据，从而得以对5—23年不同时期内饱和脂肪在约35万人身上的影响进行了研究，结果是：11 000人患上了心脏病、血管疾病或中风（斯理-塔里诺，Siri-Tarino，2010年）。这个分析表明，我们并没有足够的证据可以得出饱和脂肪同心脏病、中风或心血管疾病风险增加之间存在联系。

如果一定要说有什么影响的话，那么，最近几十年我们鼓励美国人采取低脂肪饮食和避免摄入饱和脂肪的努力，得到的结果却是肥胖症、糖尿病和失智症患者数量的持续上升。

对饱和脂肪与失智症的研究

人们在过去60年里开展了大量研究，试图解开脂肪和（或）饱和脂肪、单不饱和脂肪及多不饱和脂肪对心血管疾病、中风或失智症的影响。特别是针对失智症的各种研究，得出的结论同样也是相互矛盾的。例如："鹿特丹研究项目"（Rotterdam Study）在6年的时间里对将近5 400人的失智症与脂肪摄入量进行了研究，结果没有发现脂肪摄入量高、饱和脂肪摄入量高，或者单不饱和脂肪及多不饱和脂肪摄入量低，与罹患失智症有任何关联（恩格尔哈特，Engelhart，2002 年）。2009 年，文森佐·索尔弗里兹（Vincenzo Solfrizzi）和其他人进行了一系列试验，也得出了同样的结论：他们不能对避免罹患失智症和认知能力下降的风险，明确提出食用鱼和不饱和脂肪酸或者减少摄入饱和脂肪的建议（索尔弗里兹，2009 年）。

2008 年，在参加阿尔茨海默症协会在芝加哥召开的国际阿尔茨海默症大会期间，我有机会同参加现场展示的诸多科学家进行了交流，其中之一就是米夏尔·施耐德 – 贝里（Michal Schnaider-Beeri）博士。她和同事乌里·古德柏尔特（Uri Goldbourt）从 20 世纪 60 年代中期就开始了一项研究，即中年人饱和脂肪摄入量与其 30 年后罹患失智症的关系。研究对象为约一万名以色列男人，职业为文员和市政雇员，年龄在 40—65 岁之间。他们同时也是一项有关心血管疾病发生率和危险因素的长期研究项目的一部分，该研究的内容包括对食物摄取的分析。结果与他们的预期正好相反。他们把饱和脂肪的摄入量数据四等分，结果发现饱和脂肪酸的摄入量与失智症呈现出了相反的关系。那些饱和脂肪摄入量低（平均为 14%）的人，罹患老年期失智症的比例最高，而那些饱和脂肪摄入量高（平均为 23%）的人，罹患失智症的比例却最低。他们还发现，单不饱和脂肪和多不饱和脂肪的热量百分比同罹患老年期失智症没有关系（古德柏尔特，2008 年）。贝里博士对这些出乎意料的发现也无法做出解释。

单不饱和脂肪的特点

我们知道，在橄榄油、菜籽油和花生油中的单不饱和脂肪分子中，有两个碳原子由一个双键结合在一起。也正是因为这个双键的原因，单不饱和脂肪比多不饱和脂肪（后文探讨）更稳定。它们不易被氧化，同多不饱和脂肪比起来在较高温度环境中更能够抵御腐坏。

人们之所以认为橄榄油是健康油的原因之一，是因为它含有很高的多不饱和脂肪。研究显示，采用 20 世纪 90 年代曾风行一时的地中海饮食法（Mediterranean diet），有可能降低罹患失智症和（或）心脏病的风险（索菲，Sofi，2008 年；古，Gu，2010 年）。尼古拉斯·思卡尔米斯（Nicolaos

Scarmeas）博士发现，坚持地中海饮食不仅能降低罹患阿尔茨海默症的风险，还能改变阿尔茨海默症的病程，推迟死亡的到来。生活在地中海地区的人也因为冠状动脉疾病的发病率很低而闻名于世。研究人员把导致这一现象的原因归结于他们特殊的饮食，这种饮食以蔬菜、谷物、鱼和橄榄油为主要食物，而最后一项橄榄油的人均每日摄入量高达总热量的30%。然而，这些研究人员却忽视且未能提及在该地区同样广泛食用的山羊奶和山羊奶酪。山羊乳制品含有丰富的中链脂肪酸。

橄榄油含有大约73%的多不饱和脂肪，尤其是欧米茄－9油酸，流行病学研究发现，它可以降低罹患冠心病的风险。也有一些证据表明，橄榄油中的抗氧化剂可能改善胆固醇的调节、减少低密度脂蛋白胆固醇、降低血压和抵抗炎症，而后者目前已经被视为心脏病的成因之一（克瓦斯，Covas，2007年）。同样，一些研究结果支持这些理论，另一些则认为长寿与其他因素有关，比如遗传基因或日晒带来的高水平维生素 D（布朗，Brown，2007年；王，Wong，2008年）。

橄榄油、菜籽油和花生油并非唯一含有单不饱和脂肪的油脂。表21.2列出了常见脂肪和油脂及其单不饱和脂肪的含量百分比。

表21.2　常见油脂和脂肪及其单不饱和脂肪含量百分比

油脂和脂肪	单不饱和脂肪含量（％）
葵花籽油	83.7
橄榄油	73.0
菜籽油	63.3
鱼肝油	46.7
花生油	46.2
猪油	45.1（或取决于猪的食物）
人造黄油（占总脂肪的百分比）	38.9
鸡蛋（占总脂肪的百分比）	38.2
人乳脂	37.9
鲑鱼（占总脂肪的百分比）	33.1
可可油	33.0

油脂和脂肪	单不饱和脂肪含量（%）
鱼油（鲑鱼）	29.0
亚麻籽油	29.0
牛乳脂	28.9
多脂奶油（占总脂肪的百分比）	28.9
玉米油	27.5
山羊乳脂	26.8
奶油	25.9
大豆油	22.8
核桃油	22.8
鱼肝油	22.6
红花油	14.4
棕榈核油	11.4
椰子油	5.8

资料来源：美国农业部农业研究所，2010 年美国农业部"国家营养标准参考数据库"（第 23 版）。

多不饱和脂肪的特点

我们知道，多不饱和脂肪分子的碳链上未附着氢离子的点超过了一处，所以具有两个或两个以上的双链。正因如此，这种脂肪酸同饱和脂肪和单不饱和脂肪比较起来更加不稳定，容易被氧化和变质。在氧化过程中，多不饱和脂肪会吸收氧自由基。特定自由基在杀死细胞中的细菌及细胞信号传导中发挥着重要作用，但是过多自由基的出现又可能对细胞造成伤害，导致癌症、动脉粥样硬化、酒精引起的肝损伤和肺气肿。自由基对线粒体的损害亦被认为是导致帕金森病和阿尔茨海默症的元凶（参见第 14 章）。然而，人们对食用过量特定多不饱和脂肪酸的担忧却远不及对摄入过量饱和脂肪酸的担忧。

多不饱和脂肪有两种形式：顺式和反式。当脂肪的双链处于正常顺式几何结构时，即氢原子均处在碳碳双键的同一侧时，为顺式脂肪。顺式脂肪的分子碳链上有一个"弯"，融点较低，因此容易与其他分子相互作用。当氢原子位于碳键相对的两侧时，为反式脂肪。反式脂肪比顺式脂肪更稳定，易于烹调且不像天然油脂那样容易变质，所以食品生产商都喜欢使用反式脂肪。然而，反式脂肪对我们的身体却是有害的（后文探讨）。

多不饱和脂肪常见于植物源性食物和油脂中，是我们膳食中最常见的脂肪。它们同天然脂肪一样，具有其独特的益处。人体依靠多不饱和脂肪创造出一种特殊的脂肪酸，即欧米茄脂肪。特定欧米茄－3和欧米茄－6脂肪酸被视为必需脂肪酸，因为人体无法自己生成这类脂肪酸，必须从食物中获取。

这些必须脂肪是人体和大脑正常生长及发育所需要的，并对细胞膜和帮助凝血的血小板等血细胞发挥其重要功能具有关键性的作用。二十二碳六烯酸是一种欧米茄－3脂肪酸，它在神经元细胞膜的总重量中占到了50%。二十二碳六烯酸缺乏会给我们带来严重的后果。此外，欧米茄－3和欧米茄－6脂肪酸均为人体生成特定激素的原材料，如前列腺素——这种强大的物质在全身范围内对包括血压和炎症等多种功能起着调节作用。

表21.3提供了常见脂肪和油脂的名单以及它们所含多不饱和脂肪酸、欧米茄－6和欧米茄－3脂肪酸的百分比。

表21.3　常见脂肪和油脂及其含多不饱
和脂肪酸、欧米茄－6和欧米茄－3脂肪酸的百分比

油脂和脂肪	多不饱和脂肪酸(%)	欧米茄－6脂肪酸(%)	欧米茄－3脂肪酸(%)
奇亚油	77.0	19.0	58.09
红花油	74.6	74.6	0
亚麻籽油	66.0	12.7	53.3
核桃油	63.3	52.9	10.4
大豆油	57.7	51.0	6.8
玉米油	54.7	53.5	1.2
鱼油（鲑鱼）	40.3	1.5	35.3
鲑鱼(总脂肪)	40.0	2.7	31.8
花生油	32.0	32.0	0

油脂和脂肪	多不饱和脂肪酸(%)	欧米茄－6脂肪酸(%)	欧米茄－3脂肪酸(%)
人造奶油	30.1	27.6	2.4
葵花籽油	29.0	29.0	微量
菜籽油	38.1	19.0	9.1
鱼肝油	22.5	0.94	19.7
鸡蛋	13.6	11.5	7.4
人乳脂	11.3	8.5	1.2
猪油	11.2	10.2	1.0
橄榄油	10.5	9.8	0.8
牛乳脂	3.7	2.3	1.4
奶油（多脂）	3.7	2.3	1.5
奶油	3.7	3.4	0.4
山羊乳脂	3.5	2.6	1.0
可可油	3.0	2.8	0.1
椰子油	1.8	1.9	0
棕榈核油	1.6	1.6	0

资料来源：美国农业部农业研究所，2010年美国农业部"国家营养标准参考数据库"（第23版）。

从必需脂肪酸中获取最大益处的关键方法，就是适当而平衡地摄入欧米茄－6和欧米茄－3脂肪酸。家庭和餐馆里常用的多不饱和脂肪酸植物油通常是大豆油或红花油，经过氢化后，它们中欧米茄－6脂肪酸的含量比欧米茄－3脂肪酸更多，两者的比例经常可达20比1到40比1。欧米茄－6和欧米茄－3脂肪酸最理想的比例是4比1，也有一些专家认为是2比1或者1比1。

如果摄入欧米茄－6和欧米茄－3脂肪酸的比例失衡，反而会对我们造成损害。欧米茄－6脂肪酸有利于炎症、血管收缩（使动脉血管变窄而导致高血压）和血液凝结。你想一想就会发现，这些恰好是人们发生心脏病的相同原因。欧米茄－3脂肪酸有利于消炎、血管舒张（使血管扩张）和减少凝血或稀释血液。所以，只有摄入这两种脂肪酸的比例适当时，才能平衡它们之间的相反作用。部分氢化的大豆油和菜籽油因含有较高的反式脂肪酸，所以具有提高胆固醇尤其是低密度脂蛋白的作用。在部分氢化的过程中，欧米茄－3脂肪酸会先消失，然后是欧米茄－6脂肪酸，再之后是单不饱和脂肪酸。

椰子油的欧米茄－6脂肪酸的含量比大豆油或菜籽油低很多，但却不含有欧米茄－3脂肪酸。如果我们在膳食中用椰子油替代大豆油或菜籽油，就可避免摄入过多的欧米茄－6脂肪酸，同时通过每周食用1—2次鲑鱼或食用亚麻籽油、奇亚油（或称"芡欧鼠尾草油"）、鱼油或鱼肝油补充剂，就能轻易达到欧米茄－6和欧米茄－3脂肪酸的理想比例。一些含有欧米茄－3脂肪酸的其他食物有核桃、奇亚籽、亚麻籽粉等。有关这些有益脂肪的更多信息，我极力推荐威廉·兰茨（William Lands）博士的《鱼、欧米茄－3及人类健康》（*Fish, Omega－3, and Human Health*, 2005年版）一书和安德鲁·斯托尔（Andrew Stoll）博士的《欧米茄－3脂肪酸之关联》（*The Omega－3 Connection*）（2001年版），后者对这个主题进行了非常全面的阐述。

反式脂肪的问题

反式脂肪是由反式脂肪酸构成的。反式脂肪天然存在于一些食物中，特别是动物食物。但是，大多数反式脂肪则是在食物加工过程中对多不饱和脂肪进行部分氢化时产生。所以，诸多加工食品、快餐食品、多数人造黄油和许多植物油都含有反式脂肪。

美国政府提出的营养指南要求美国民众减少膳食中的饱和脂肪，这个压力反而导致了人们对反式脂肪酸摄入量的大幅度提高。因为对于使用半固体和固体脂肪生产食品的食品工业而言，它们是最合适的替代品。在氢化过程中，氢导入多不饱和油脂后，高温和高压会促使氢原子附着在一些碳键上，有时脂肪中的氢原子会达到完全饱和状态，同天然饱和脂肪完全一样。另一方面，一些脂肪中的氢原子只会达到部分饱和（生成部分氢化脂肪），这些脂肪含有反式双键。反式双键的分子更直、融点更高，且结构更具刚性。

人类的问题在于，我们的细胞和细胞膜进化至今，并不具备使用这些被改变过的脂肪的能力。在正常情况下，细胞膜上的脂质分子像微小的磁铁一样并行排列在一起，人们称之为"二重层"（lipid bilayers，参见图21.6）。无论对细胞内还是对细胞外，它们对水均有排斥作用。所以既能保持细胞内物质不外泄，又能防止细胞外物质进入细胞中。当细胞膜试图吸收一个具有不同形状的反式脂肪分子的时候，就像把一个方块放进一个圆孔一样格格不入（参见图21.7）。反式脂肪细胞膜上的脂质分子并不是正常排列起来的，因此细胞膜的流动性和正常功能发挥就会受到影响，甚至其寿命也会受到影响。

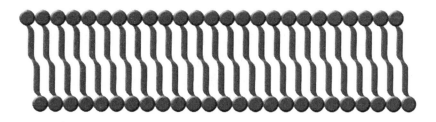

图21.6　天然脂肪酸细胞膜的脂质二重层。乔安娜·纽波特图。

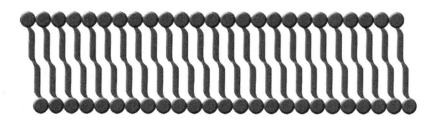

图21.7　天然脂肪酸和人造反式脂肪酸的脂质二重层。反式脂肪酸的结构更具刚性，会对细胞的流动性和正常功能发挥形成干扰。乔安娜·纽波特图。

著名的"护士健康研究"（Nurses' Health Study）项目，就证明了远离部分氢化脂肪非常重要。1993年，沃尔特·威利特（Walter Willet）博士和其他人实施了这项有关健康的多方面研究项目，内容广泛涉及饮食和其他生活方式的各种因素。他们将1980年对85 095名妇女的问卷调查获得的饮食数据汇集，当年这些人均为罹患冠心病、中风、糖尿病或高胆固醇的患者。在问卷调查之后的8年里，其中431人发生了致命和非致命心脏病。控制体重和热量摄入量之后，研究人员发现罹患心脏病的那些妇女在饮食上与其他人唯一的不同在于——她们摄入的反式脂肪更多。而她们摄入的饱和脂肪、单不饱和脂肪酸或多不饱和脂肪酸以及膳食胆固醇的多少并未改变他们罹患心脏病的风险。

在脂类生物化学家发现和报告反式脂肪问题多年后的 1999 年，美国联邦政府才开始了一项法规的制定程序，即含有反式脂肪的食品必须在标签上明确标示。2003 年，这个法规正式实施。于是，许多食品生产商和快餐食品连锁点不得不放弃部分氢化油脂，转而使用天然油脂。在那之前，在某家大型快餐食品连锁点出售的一大份炸薯条中，就含有多达 25 克反式脂肪酸。

按照规定，一份食品中反式脂肪的含量只要超过 0.5 克，就必须在食品标签上明确说明。实际上，这样的规定存在较大漏洞，因为尽管某种食品确实含有反式脂肪，但生产商可以通过减少分量来规避法规，不在食品标签上标明其含有反式脂肪。因此，我建议人们仔细阅读食品标签上"配料表"的内容，避免食用任何含有氢化或部分氢化油脂的食品。你会惊讶地发现，含有这种不健康脂肪的食品竟然如此之多。

一些医生经常告诉他们的病人不要食用椰子油，但很少告诉病人不要食用含有反式脂肪酸的部分氢化植物油。他们或许并不知晓，诸多厨房、方便食品店和快餐食品店所提供食物中的加工油脂，具有引发动脉堵塞的潜在风险。很多医生自己也长期食用部分氢化油脂。我之所以知道这个问题，是因为我曾经也是他们中的一员。

胆固醇基础知识

实际上，胆固醇本身并不是脂肪，而是一种脂肪的类固醇。所有胆固醇都是由基本能量分子乙酰辅酶 A 生成的，大多数是在人体内产生而非从膳食中摄取。饮食中的胆固醇主要来源于各种动物食品，如奶酪、蛋黄、牛肉、猪肉、家禽和虾。有关胆固醇水平升高可能导致心脏病的观点最早起源于 1910 年，德国化学家阿道夫·温道斯（Adolf Windaus，1876—1959年）报告，在参加试验的心脏病患者主动脉上的动脉粥样硬化斑块（atherosclerotic plaques）中，胆固醇的含量比正常主动脉高出 20—26 倍

（戈德斯坦，Goldstein，2003 年）。

关于胆固醇是否会形成斑块并因此导致心血管疾病、中风和失智症的问题，人们一直争论不休，而我们接下来要讨论的却是胆固醇扮演的一个完全不同的角色。

胆固醇：迷雾与事实

所谓胆固醇问题通常是指血液中的胆固醇水平过高。但是，胆固醇水平过低也会致病。例如，胆固醇水平低不仅与癌症的高死亡率相关，且同一般疾病的高死亡率同样相关（沙茨，Schatz，2001 年）。高胆固醇水平甚至可能帮助我们防止罹患阿尔茨海默症（瑟内夫，Seneff，2011 年）。

胆固醇在人体中到底扮演了什么样的角色，还是一个需要我们努力探究的问题，这其中也包括"所有胆固醇都是坏东西"的悲观而错误的观念。事实上，胆固醇对我们至关重要，所以人体的每一个细胞中都含有胆固醇，它所发挥的有益功能可以列出一个很长的清单。人体利用胆固醇生成肾上腺素和性激素，促进消化脂肪所需的胆汁酸的产生，帮助保持皮肤健康，以及提供钙吸收必不可少的维生素 D 的来源。

婴儿大脑的正常发育离不开胆固醇（人奶中存在大量胆固醇）。构成细胞膜的物质中胆固醇占 30%—40%，它的作用是帮助细胞成型并保护其不被弯折或变形。胆固醇还是一些细胞受体的关键成分，同特定化学物质结合后可使特定物质进入细胞之内，它还能为大脑神经髓鞘和神经系统形成保护层。胆固醇还具有保护细胞免受自由基损害的功能，因此它还具有抗氧化剂的作用。

我们的身体每天都需要一定量的胆固醇来实现其必需的多种功能。按照艾尼格博士（前文提到过）的观点，一个 150 磅（68 公斤）平均体重的男性，全身胆固醇的总量相当于 145 000 毫克（0.15 公斤）。大约 10 000 至 14 000 毫克胆固醇时刻在我们的血液中循环。除了从食物中摄取之外，人体所需的胆固醇大部分由肝脏和肠道产生，我们的几乎所有功能正常的细胞都能生成胆固醇。如果摄入了过量的胆固醇，肝脏就会减少胆固醇的生成量；如果我们摄入的胆固醇不足，肝脏就会增加胆固醇的生成量。这就是为什么减少从膳食中摄入的胆固醇数量，对降低胆固醇的整体水平帮助不大的原因所在。根据人们研究的结果，肝脏每天会生成大约 5 克

（5 000毫克）的胆固醇。如果一个人按照目前的专家建议，每天摄入300毫克胆固醇，而其中只有一半被肠吸收，那么摄入的这些少量胆固醇对这个人的整体胆固醇水平的影响甚微。

直到几年前，人们还未区分高密度脂蛋白胆固醇和低密度脂蛋白胆固醇，笼统地认为高胆固醇是不利于健康的。高密度脂蛋白胆固醇能够清除动脉血管壁上的胆固醇，从而防止其在血管中聚积，所以被视为好胆固醇；低密度脂蛋白胆固醇恰好相反，是构成动脉血管壁上斑块的成分之一，斑块可能最终导致血流量减少和动脉堵塞，所以被认为是有害的胆固醇。

被氧化后的胆固醇叫羟胆固醇，也是有害人体健康的，因为它会对动脉造成极大伤害并形成动脉斑块。羟胆固醇是食品生产过程中胆固醇接触到氧而产生的天然胆固醇的一种变形，蛋粉和奶粉是包装食品中常见的成分，它们在生产过程中会产生羟胆固醇。但是，在食品标签上的"配料表"中，它们通常都被写成"鸡蛋"和"牛奶"，而不是"蛋粉"和"奶粉"，迫使人们难以分辨该食品是否含有羟胆固醇。奶油在长时间加温后，其中的天然健康胆固醇也会发生同样的变化，酥油（澄清奶油）的生产过程也一样。所有含胆固醇的食物在经油炸烹制时都会产生羟胆固醇。有关氧化胆固醇的更多信息，读者可参见基尔默·S. 麦卡利（Kilmer S. McCully）博士的专著《心脏革命》（*The Heart Revolution*，2000 年版）。

其实，低密度脂蛋白胆固醇也并非一无是处，它是人体应对感染和炎症而做出反应的一部分，有助于修复受损的动脉血管壁。低密度脂蛋白胆固醇同白细胞一起杀死侵入和损害动脉血管壁的细菌，然后成为斑块的一部分，像一块伤口敷料一样覆盖在动脉血管壁的创面上。除此之外，研究人员还发现，高血压会损害动脉血管，它的危害可能比总胆固醇水平升高更大。总胆固醇水平包括了高密度脂蛋白胆固醇和低密度脂蛋白胆固醇。

根据（美国）"国家胆固醇教育计划10年风险评估计算"（National Cholesterol Education Program 10 - Year Risk Assessment Calculator）的标准，低密度脂蛋白胆固醇水平不足40毫克每分升，通常被视为导致心脏病的主要危险因素。这项评估依据的信息来自于"弗雷明汉心脏研究"[Framingham Heart Study，《成人治疗第三组》（*Adult Treatment Panel III*），2004 年新版]。然而，这个评估工具并未把低密度脂蛋白胆固醇作为风险因素纳入其中。"弗雷明汉心脏研究"最初的计划是探索心脏病发展过程中的危险因素，计划发现了肥胖症、不活动症和 A 型行为［type A behavior，高度紧张（high－strung）］均会增加罹患心脏病的风险，但却并未发现高胆固醇饮食同心脏病之间的任何关联。不仅如此，被调查者中大约一半罹患心脏病的人的总胆固醇水平都处于低于 200 毫克每分升的正常值之内。

最近，人们正在对胆固醇的微小颗粒"超低密度脂蛋白"（VLDL）展开研究，这种物质还未作为风险因素之一纳入标准血脂指标（任，Ren，2010 年）。此外，研究人员还发现 C 反应蛋白超过正常水平的人罹患心脏病的风险更大（里德克，Ridker，2002 年），这种蛋白常常是人体存在隐蔽炎症的标志。胆固醇是否是心脏病的真正元凶，抑或只是碰巧出现在犯罪现场的"旁人"？人们至今还不能完全理解这一疑问；科学家们对胆固醇及其在疾病中所扮演的角色并不完全了解。我们到底应该降低胆固醇水平？还是应把注意力更多地放在炎症和炎症触发物等据称能提高坏胆固醇水平的深层次问题上？但愿我们能在不久的将来得到所有问题的答案。

胆固醇在失智症中扮演的角色

在失智症的形成过程中，胆固醇是否扮演或者扮演了什么样的角色，是问题的核心。同样，各种研究亦得出了截然不同的结果。胆固醇在大脑中发挥着至关重要的作用，它是细胞受体的重要成分。它通过同特定化学物质结合，允许特定物质进入细胞之中；它还能为大脑神经髓鞘形成保护层以保护我们的神经；它是促使神经元突触释放出神经传导物质的"膜融合"（membrane fusion）所必需的物质，且能影响到大脑的数据处理和记忆功能（童，2009 年）。考虑到胆固醇在细胞的基本结构中的重要性，我们应该自问：通过服用诸如他汀类药物以清除我们大脑中的胆固醇是正确的吗？也许，我们应该更加深入地了解降低大脑中的胆固醇到底会带来什么样的影响，到底应该清除多少胆固醇以及服用他汀类药物到底会给我们的大脑带来什么样的改变。

大脑的重量仅占人体总重量的 2%。然而，人体中总胆固醇的 25% 都在大脑中（瑟内夫，2011 年）。胆固醇不能突破血脑屏障，只有少量低密度脂蛋白胆固醇通过特殊转运蛋白载入，因此大脑必须生成自己所需的几乎全部胆固醇。按照斯蒂芬妮·瑟内夫博士的话说，"大脑所有部位都需要胆固醇，它是一种抗氧化剂（为防止离子渗出）和电绝缘体，它还是神经元网络的结构支架和所有细胞膜的功能组成部分。"

胆固醇在人体内的输送依靠的是载脂蛋白，而携带载脂蛋白 E4 基因变体的人通常胆固醇水平较高。有证据显示，大脑中胆固醇的代谢缺陷可能在阿尔茨海默症的发展中扮演着某种角色。人们还发现，阿尔茨海默症患者大脑和脊髓的脑脊液中缺少了脂蛋白、胆固醇、甘油三脂和脂肪酸，这些物质在正常人的脑脊液中均普遍存在。实际上，患者脑脊液中的脂肪酸水平仅为常人的六分之一（马尔德，Mulder，1998 年）。瑟内夫博士还对大量摄入碳水化合物问题进行了研究，她得出的结论是："只需稍微改变饮食习惯，减少加工碳水化合物的摄入量，并相对增加脂肪和胆固醇的摄入量，或许有很大可能预防我们不受阿尔茨海默症的侵扰。"

另一个有趣的问题是，很多患有孤独症的儿童体内胆固醇的水平均低于正常值。史－李－欧综合征（SLOS：Smith－Lemli－Opitz syndrome）是一种罕见的遗传病，患者体内缺乏一种用来生成胆固醇的酶。一出生就患有这种疾病的孩子通常体格较正常孩子娇小；他们的头小（大脑相对小）、长有蹼指或多指、有智力障碍且经常同时患有孤独症。对于这种病的治疗方法，就是在患者的膳食中添加胆固醇。在一项对患有孤独症而非史－李－欧综合征患儿开展的研究中，研究人员发现 100 个孩子中的 19 人胆固醇水平非常低，甚至不到 100 毫克每分升，远低于没有孤独症的正常儿童的胆固醇水平。这一发现强有力地证明了一个事实：胆固醇不足，很可能是孤独症的重要成因（蒂尔尼，Tierney，2006 年）。

圣地亚哥加利福尼亚大学的比阿特丽斯·哥伦布（Beatrice Golomb）医学博士是研究他汀类药物不良反应的专家。她的论文对我们极具启发意义（哥伦布，2005 年；埃文斯，Evans，2009 年）。她在对有关文献进行了广泛研究之后表示，唯一能够从他汀类药物中获益的人群似乎是中年至 65 岁的男性，这种药物可降低他们的心脏病发病率和死亡率。她表示，任何年龄段的女性都难以从他汀类药物中获益，同时，75 岁以上的人无论男女皆不受益。即使他们患有心脏病，服用他汀类药物也不会降低他们的死亡率。哥伦布博士还认为，服用他汀类药物的副作用发生率为 45%，一些人会出现记忆和认知问题（瓦格斯塔夫，Wagstaff，2003 年；埃文斯，2009 年）；另一些人甚至会患上帕金森病。

美国食品和药物管理局最近对使用他汀类药物可能导致认知问题的副

作用提出了新的警告，并要求在这些药物包装盒中的药品使用说明书上必须注明警告信息。美国食品和药物管理局在其官方网站上表示，他们"已经接收到了记录药物不良反应和他汀类药物临床试验报告的数据库，其中包括对他汀类药物引发认知功能障碍不良反应的评估。有关失忆、健忘和困惑等不良反应的报告涉及到所有他汀类药物和所有年龄段的人群……少数患者表示，他们服药后感到'模糊'或思想无法集中。总之，这些症状都不严重，且在停止用药数周后皆可以逆转。一些患者服用他汀类药物仅一天就产生了这些副作用，其他人则已服用数年"。（美国食品和药物管理局，2012 年。）

此外，美国食品和药物管理局还要求在这类药物的说明书上注明如下警告信息："使用他汀类药物的患者可能面临血糖水平升高和罹患 2 型糖尿病的更大风险。"

相关他汀类药物包括：

- 洛伐他汀缓释剂（Altoprev，lovastatin extended – release）
- 匹伐他汀（Livalo，利维乐，pitavastatin）
- 洛伐他汀（Mevacor，美降脂，lovastatin）
- 瑞舒伐他汀（Crestor，冠脂妥，rosuvastatin）
- 普伐他汀（Pravachol，普拉固，pravastatin）
- 氟伐他汀（Lescol，来适可，fluvastatin）
- 辛戈他汀（Zocor，辛可，simvastatin）
- 阿托伐他汀（Lipitor，立普妥，atorvastatin）

含有他汀类药物成分的复方产品包括；

- 洛伐他汀（Advicor，烟酸缓释剂，lovastatin/niacin extended – release）
- 辛伐他汀（Simcor，烟酸缓释剂，simvastatin/niacin extended – release）
- 辛伐他汀（Vytorin，维妥立，simvastatin/ezetimibe）

他汀类药物带来记忆障碍副作用的一个极端例子，发生在原美国宇航员，后从事家庭医疗的杜安·格拉韦林（Duane Graveline）医学博士身上。当格拉韦林在美国国家航空和宇宙航行局的一次年度体检中得知自己胆固醇水平升高后，他在医生的建议下开始服用利普妥。大约 6 周后，他妻子发现他在家里的庭院里徘徊，既不知道他自己是谁也遗忘了他的妻子，对自己过去的记忆更是所剩无几。大约 6 个小时后，他在医生的办公室里清醒过来，所有记忆又恢复了正常状态。几天后，核磁共振成像扫描结果显示，他的大脑一切正常。他被诊断为患上了发作性全面性遗忘症（transient global amnesia），这种病的特征是突发性暂时记忆丧失。由于格拉韦林最近生活中唯一的变化就是服用了利普妥，所以他对利普妥引发记忆丧失的可能性进行了研究。他发现，利普妥的包装说明书上并未将这种副作用列在相关信息中，但他还是决定停止服用这种药物。

1 年后，美国国家航空和宇宙航行局的医生鼓励格拉韦林重新开始服用利普妥，他极不情愿地接受了他们的建议，同时将服用剂量减少了一半。6 周后，他再次出现了失忆症，除了他青年时期的记忆外，其后的所有记忆——他的妻子、孩子、医学院受教育以及宇航员生涯——皆丧失了。幸运的是，他的记忆在大约 12 个小时后恢复了。他彻底停用了利普妥，并开始对这个问题进行深入的研究。到今天，他已经收集了服用利普妥期间出现发作性全面性遗忘症副作用的病例报告数百个，并为提高公众对胆固醇重要性和他汀类药物潜在危害的认识撰写了一系列的专著，如《他汀类药物：副作用及被误导的对胆固醇之战》（*Statin Drugs: Side Effects and the Misguided War on Cholesterol*，2004 年版）、《利普妥：记忆大盗》（*Lipitor: Thief of Memory*，2006 年版）和《他汀类药物伤害危机》（*The Statin Damage Crisis*，2012 年版）。他的个人网站（www. spacedoc. com）还提供了更多这方面的详细信息。

2009 年，《失智症与老年认知障碍》（*Dementia and Geriatric Cognitive Disorders*）杂志发表了一篇名为《中年血清胆固醇水平与 30 年后罹患阿尔茨海默症和血管性失智症风险的增加》（*Midlife Serum Cholesterol Levels and Increased Risk of Alzheimer's and Vascular Dementia Three Decades Later*）的文章。文章认为患失智症的人在其中年期胆固醇的水平都较高（所罗门，Solomon，2009 年）。一时间，曾引起了媒体的广泛关注。阅读这篇论文，那些 30 年后，未患上失智症的人在中年期间的平均总胆固醇水平为 224 毫克每分升，患上阿尔茨海默症的人在中年期间的平均总胆固醇水平为 228

毫克每分升，而患上血管性失智症的人在中年期间的平均总胆固醇水平为226 毫克每分升。（血管性失智症是因大脑血流受损导致的脑损伤带来的推理、计划、判断、记忆和其他思维过程问题的统称。）由于研究对象的数量较大（9 884 人），尽管上述平均值的差别微小，不少学者还是认为从统计学角度上具有意义。

如果我们按照总胆固醇水平的高低把这些人分为三个组——200 毫克每分升以下为第一组（视为正常水平），200—239 毫克每分升为第二组（视为临界水平），240 毫克每分升及以上为第三组（视为高水平）。那么，组与组之间则存在相当多的重叠情况。在阿尔茨海默症患者中，23% 的人属于"正常"组，40% 的人属于"临界"组，37% 的人属于"高水平"组；在血管性失智症患者中，23% 的人属于"正常"组，46% 的人属于"临界"组，31% 的人属于"高水平"组；在没有患上失智症的人中，27% 的人属于"正常"组，41% 的人属于"临界"组，32% 的人属于"高水平"组。

有趣的是，患有血管性失智症的人和未患失智症的人的总胆固醇水平并没有实质上的差别。这项研究没有涉及高密度脂蛋白或低密度脂蛋白的水平，也没有涉及研究对象是否服用（他汀类）降脂药物。我怀疑，就胆固醇水平上仅仅四个百分点的差异而言，常人每天的波动幅度都能达到，难道对 30 年后是否罹患阿尔茨海默症还会产生决定性的作用？我认为，如果这项研究证明了什么的话，那就是高胆固醇水平对罹患阿尔茨海默症并无影响，或者对罹患血管性失智症并无影响，除非某人具有相对罕见的对高胆固醇水平的遗传易感性，也就是人们熟知的"家族性高胆固醇血症"（familial hypercholesterolemia）。

其实，当他汀类药物最初用于治疗高胆固醇的时候，当时的"高胆固醇"比我们现在普遍认定的标准要高很多。经过这些年的逐渐演变，需要治疗的胆固醇水平逐步下降到了 200 毫克每分升，很多医生以此作为给患者开出他汀类药物处方的起始标准，根本不考虑高密度脂蛋白和低密度脂蛋白的数值、高密度脂蛋白和低密度脂蛋白的比值、低密度脂蛋白和总胆固醇的比值，而这些因素很可能非常重要。除此之外，在做出是否使用他汀类药物的决定时，可能引起心脏病的其他危险因素也应该考虑在内，比如：高血压和肥胖症病史、中年突发心脏病等显著的心脏疾病家族史、男性还是女性，以及是否具有 C 反应蛋白增高等炎症现象等。我们一旦使用他汀类药物阻断了胆固醇的生成，不仅会影响到胆固醇水平（主要是低密度脂蛋白胆固醇），还会影响到性激素和类固醇激素水平以及在同一通道上的其他物质的生成，比如酮体。服用他汀类药物的人还可能出现辅酶Q10缺乏，而这种酶是人体制造能量的重要物质。在实施中链脂肪酸饮食干预疗法的时候，服用他汀类药物的人很可能无法获得像未服用他汀类药物的人那样好的疗效。当然，这一点还有待进一步确认。

从史蒂夫开始使用椰子油的时候起，我就一直阅读我能找到的所有有关胆固醇的科研文献。仔细权衡已知的风险和好处之后，我们于2009年夏天决定让史蒂夫停止服用辛伐他汀（辛可），已知这种药的作用是减少胆固醇的产生并去除大脑中的胆固醇。做出这个决定很难，因为我们并不确切地知道继续或停止服用这种药的长期后果会是什么。

我并非建议人们都停止服用他汀类药物或他们正在使用的其他药物。但是，我建议每种药物都要经过医生的仔细判断，充分考虑到该药物是否确实必要以及益处是否确实大于风险。任何一种治疗方式和任何一种药物，都有其风险和益处。对晚期失智症患者而言，他们死于失智症的可能性要远大于因饮食上的新变化引发的心脏病。

椰子油对胆固醇有何影响？

无论是饱和脂肪还是胆固醇，它们对疾病的形成和发展是否具有影响，现在看来仍然让人迷惑。而椰子油对胆固醇的高低是否会产生影响的问题，更是不得而知。多年来，椰子油一直因饱和脂肪含量高而被称为"堵塞血管的脂肪"，但前文已经说过，椰子油的饱和脂肪中70%为中链脂肪酸，它们同长链饱和脂肪酸的作用截然不同。

20世纪50—60年代，随着人们对胆固醇对人类健康的影响的兴趣不断增长，研究者们开展了无数动物试验和小规模人体研究，试图探知各种油脂单独使用以及彼此结合使用对人类健康的影响。可可油、棕榈油（含有相当高的饱和脂肪但只有极少量的中链脂肪酸）、椰子油或棕榈核油（不同于棕榈油）经常成为人们研究的对象，用以比较饱和脂肪酸、单不饱和脂肪酸或多不饱和脂肪酸各自的特性。在一些研究中，人们按照不同的比例把饱和脂肪与红花油或大豆油等多不饱和脂肪混合使用，试图以此找出各种脂肪酸对胆固醇水平的影响。也有一些研究使用氢化或部分氢化油脂。在其中一项研究中，研究人员让参试者都采用氢化油饮食，一些人的饮食中含有必需脂肪酸，另一些人的饮食中则不含。结果发现，氢化饱和脂肪引起的总胆固醇和甘油三脂升高及高密度脂蛋白胆固醇降低，似乎是因为一种必需脂肪酸的缺乏而导致的，而非饮食中的饱和脂肪（威廉姆斯，Williams，1989 年）。

早期的人体研究通常规模不大（2—20 人），大多数参试者皆为年轻而健康的大学生，但有时也有患高胆固醇血症（hypercholesterolemia）和冠状动脉疾病（coronary artery disease）的老年人（凯特，Cater，1997 年）、囚犯（埃里克森，Erickson，1964 年），或精神病院里的精神分裂症患者（基斯，1957 年；海格斯戴，Hegsted，1965 年）。参试者的饮食通常包含定量的冻肉和（或）液体配方，每一位参试者在为期 3—5 周的时间里连续食用几种不同膳食，从而形成自我对照。在研究开始时和研究过程中，不同膳食经过一段时间后进行交替，均对参试者的胆固醇和甘油三脂水平进行检测并详细记录。

当大型计算机问世之后，研究人员试图创建某种能够根据膳食中饱和脂肪的量和脂肪酸分子碳链上碳的数量来预知胆固醇水平的方程式，后来发现这些方程式均存在缺陷（基斯，1957 年、1966 年；格兰德，Grande，1961 年；海格斯戴，1965 年）。随着技术的发展，人们可以从油脂中提取出某种特定的脂肪酸，于是，研究某一种脂肪酸摄入量过高对血脂浓度的影响也就成为了可能（索欧尔斯特普，1994 年）。

由于不同研究项目采用的饮食配方不同，它们得出的结论也彼此矛盾。由于参试者接受的是严格控制的配方饮食且需在限制的环境中连续待上数周，所以他们的饮食也并不能代表真实世界中一般人的饮食状况。到 2003 年，类似的研究已经完成了数百个，罗纳德·门辛克（Ronald Mensink）和其他人对研究成果进行了荟萃分析（相关研究的统计综合）。按照严格的标准筛选出了 1970—1998 年间的 60 项研究，涉及 1 600 多名参试者，把它们的研究数据结合起来，其他的大量的不够严谨的研究项目统统排除在外。他们把重点放在饱和脂肪、单不饱和脂肪、多不饱和脂肪、各种单一脂肪酸、部分氢化油脂及反式脂肪，对高密度脂蛋白胆固醇、总胆固醇同高密度脂蛋白胆固醇比例（较低比值更好）的影响上。

在对椰子油的研究中，人们发现月桂酸（lauric acid，一种中链脂肪酸，占椰子油所含脂肪总量的50%）会增加总胆固醇的水平，它以提高高密度脂蛋白胆固醇为主。相对于其他饱和脂肪酸或不饱和脂肪酸，如橄榄油中的主要脂肪酸单不饱和欧米茄-9油酸（monounsaturate omega-9 oleic acid），月桂酸对保持总胆固醇与高密度脂蛋白胆固醇之间的合理比例能起到更好的作用（门辛克，2003年）。研究人员还发现，在包括饱和脂肪酸在内的所有脂肪酸中，反式单不饱和脂肪酸（因部分氢化造成仅有一个双键的反式脂肪酸）对高密度脂蛋白胆固醇及总胆固醇同高密度脂蛋白胆固醇的比例造成的负面影响最大。这项研究还发现了一个有趣的现象：用同等热量的碳水化合物替代膳食中的任何一种脂肪，对高密度脂蛋白胆固醇及总胆固醇同高密度脂蛋白胆固醇的比例产生的负面影响极大，其影响力达到了负面影响最大的脂肪酸的两倍以上。

生活在菲律宾、斯里兰卡、泰国和太平洋岛屿等地区的人们，通常把椰子和椰子油作为他们膳食的主食。同世界上其他地区不食用椰子油的人们相比较，他们罹患心血管疾病的风险更低（戴立特，Dayrit，2003年；林德博格，Lindeberg，1993年；肖兰德，Shorland，1969年）。在印度也有一个地区的人大量食用椰子和椰子油，研究者在对那里一所教学医院收治的124名带有失智症病症的患者进行分析后，发现其中阿尔茨海默症患者所占的比例仅有5%（杰哈，2004年）。

1981年，伊恩·普里奥尔（Ian Prior）和其他人开展的一项群体研究让人感到震惊。他们的研究对象是居住在普卡普卡岛（Pukapuka，库克群岛）和托克劳群岛（Tokelao，新西兰）环礁上的波利尼西亚人。椰子是那些人的主食，每餐都有这种或那种形式的椰子食物。研究囊括了所有年龄在50—64岁的男性和女性，其中普卡普卡的岛民436名，托克劳的岛民948名。研究人员连续8个星期收集数据，以确定岛民们饮食结构中不同食物的平均数量。在这两个群体中，总胆固醇和甘油三脂的水平均随年龄的增加而升高。普卡普卡人饮食中总热量的34%来自椰子，最年轻男性的平均胆固醇水平为149毫克每分升，最年长男性为180毫克每分升；女性则分别为170毫克每分升和194毫克每分升。托克劳人食用椰子的量几乎达到普卡普卡人的两倍，椰子食物在饮食中占据的比例高达惊人的63%，胆固醇水平也更高。他们十几岁的青少年男性的胆固醇水平最低为184毫克每分升，最年长男性为217毫克每分升；青少年女性为197毫克每分升，55—64岁女性为245毫克每分升。这些岛民中没有一个人的甘油三脂水平过高，开展这项研究时，人群中患有冠状动脉性心脏病的人也非常罕见

（普里奥尔，1981 年）。

到 2004 年，在美国胆固醇水平达到 240 毫克每分升则被视为可采取他汀类药物治疗的起始点，且仅限于那些具有心脏病风险的人。在托克劳群岛上，就算我们假定那里的人具有其他风险因素，也只有最年长的女性才有可能符合这样的治疗标准。有趣的是，人们可能会以为椰子使用量占膳食总量63%的人，一定都是彻头彻尾的大胖子，但最重的托克劳中年男性的体重也仅有173 磅（78 公斤）。在这两地的岛民中，主食中除了椰子之外，还有另一些他们喜欢的食物，比如猪肉和鸡肉。这些脂肪食用后都会进入动物或人类的脂肪组织，进一步增加这些人的饱和脂肪的摄入量。

普里奥尔还注意到，托克劳人移居新西兰之后饮食习惯也发生了变化，热量摄入总量中的饱和脂肪所占比例下降到了41%。但按照美国政府提出的标准，这个比例也非常高。他们的膳食胆固醇、碳水化合物和糖的摄入量也增加了，导致总胆固醇水平升高、低密度脂蛋白胆固醇和甘油三脂水平升高、高密度脂蛋白胆固醇水平降低。

另一项类似研究规模较小，为期 5 年，研究对象为 100 名年龄在20—50 岁的患有冠心病、平均胆固醇水平在235—250 毫克每分升的男性患者（比尔伦鲍姆，Bierenbaum，1967 年）。研究者要求参试者不食用某些乳制品（如冰激凌）、甜点、点心、油炸食品和肥肉，每周为他们提供 5 次速冻餐。所以，除受到上诉特定饮食限制外，他们的生活和工作一切照旧。他们的膳食中均包含28%的脂肪。他们被分为两组，一组食用玉米油和红花油的混合油（饱和脂肪含量约为 11%），另一组食用椰子油和花生油的混合油（饱和脂肪含量约为 21%且多不饱和脂肪的含量较低）。这项研究有一个重要之处，即持续的时间。研究者对参试者进行了为期 12 个月的研究之后，又持续研究了 5 年。虽然在最初的几个月里，一些参试者的胆固醇水平下降了多达 10%，但在 12 个月结束时他们的胆固醇水平都返回了基线。研究者们发现，在 12 个月和 5 年这 2 个时间点上，两组参试者的胆固醇水平并无任何不同，尽管第二组摄入的饱和脂肪酸比第一组更多且主要从椰子油中获得。

中链甘油三脂油对胆固醇有何影响？

人们还就中链甘油三脂油对胆固醇水平的影响展开了一系列的研究。

其中一项小型研究的结果显示，胆固醇水平的升高同中链甘油三脂油有关（凯特，1997 年）。9 名年龄在 55—75 岁，患有冠状动脉疾病的男性参试者被分为三组，分别给予他们三种油脂（棕榈油、葵花籽油或中链甘油三脂油）之一作为饮食中唯一的油脂来源，连续三周对他们进行代谢监测。然后，相互调换各自食用的油脂继续监测。结果显示，当参试者食用中链甘油三脂油或棕榈油的时候，他们的胆固醇水平会升高，这主要是因低密度脂蛋白的水平升高而引起的。但是，这项研究存在一个重大问题，即无论是中链甘油三脂油还是棕榈油都不含有欧米茄－3 必需脂肪酸，且中链甘油三脂油还不含有欧米茄－6 必需脂肪酸。正如我们在本章前面讨论过的那样，必需脂肪酸缺乏通常都会导致这样的结果。其他对中链甘油三脂油进行的研究显示，只要在饮食中加入了必需脂肪酸，它对胆固醇水平的影响就是中性的，甚至可能是有益的（贝弗里奇，Beveridge，1959 年；布尔克，Bourque，2003 年；圣翁奇，St-Onge，2008 年）。

运用常识和防护措施

无论是支持还是反对椰子油的人，都能够拿出一些小规模研究的成果来证明自己的观点，而这些研究其实并未客观反映出现实世界中人们的饮食规律。要一劳永逸地回答这个有争议的问题，还必须对椰子油的作用展开一次长期的大规模的研究，研究对象必须囊括所有年龄段的男人和女人，尤其是老年人。这个研究还必须对人们常见的饮食习惯纳入考虑，还必须小心地避免使用氢化椰子油并在饮食中加入适当平衡的欧米茄－3 脂肪酸。要开展这样的一项研究并非易事，因为人与人的饮食习惯从总体上讲存在着巨大的差异。

在人类最终确切认识到椰子油和胆固醇之间的真正关系之前，我建议医生们保持对血脂状况的密切监测。当发现患者出现总胆固醇水平升高而高密度脂蛋白胆固醇水平降低的问题时，必须对患者饮食中可能引起这个问题的其他因素进行深入的探究，尤其是患者食用部分氢化油和脂肪的情况，以及摄入高糖、高碳水化合物及高热量的情况。人们已经发现，低碳水化合物饮食能通过增加高密度脂蛋白使甘油三脂和低密度脂蛋白等血脂状况趋于正常。甘油三脂由一个甘油分子和三个脂肪酸分子结合而成，是人体血液中常见的物质。研究证明，甘油三脂水平过高同动脉粥样硬化有关，而动脉粥样硬化又会提高罹患心脏病和中风的危险。

有一种错误的观点认为甘油三脂水平升高是因为食用了过多脂肪。其实，总的来讲，它们同典型美国饮食中含有的过多热量尤其是过多碳水化合物（糖）密切相关。对那些甘油三脂升高的患者，医生或营养师应该仔细询问他们的饮食中包含哪种类型的高碳水化合物食物和实际食用量。例如，让人惊讶的是很多人每天都要消耗掉半加仑（1.9 升）或更多的苏打水，而市场上一罐 12 盎司（0.35 升）的主要品牌的可乐产品就含有 40 克碳水化合物，相当于 8 调羹的糖；半加仑苏打水含有 213 克碳水化合物，相当于 43 调羹的糖。可以想象，你每喝下一罐苏打水，血糖和胰岛素水平就会随即升高。这个恶性循环很可能就是导致胰岛素抵抗的产生并最终导致 2 型糖尿病的罪魁祸首，而糖尿病会损害我们的大脑、眼睛、肾脏和其他器官。在本书第 14 章中已经讲过，糖尿病患者罹患失智症的风险比正常人的平均水平要高。

所有氢化油或半氢化油，包括氢化椰子油，都会提高低密度脂蛋白胆固醇的水平，所以当我们在饮食中添加椰子油的时候，使用非氢化的椰子油非常重要。按照美国政府的要求，所有含有氢化油或部分氢化油的食品都必须在标签上明确注明，因此只要食品标签上没有"氢化油"或"部分氢化油"的字样，就肯定是非氢化油食品。如果你还需要进一步核实，大多数标签上都有一个免费电话号码，你可以打这个电话询问该产品的各种问题。此外，椰子油加工过程越简单，它含有的健康营养成分就越多，所以我们最好食用有机的初榨椰子油。

许多人在自己的饮食中加入椰子油之后，都会欣喜地看到自己的高密度脂蛋白胆固醇水平升高了、甘油三脂水平降低了，特别是在用椰子油替换了膳食中的其他油脂而不是仅仅在膳食中增加了椰子油的情况下。此外，如果你还同时在膳食中杜绝了氢化油，椰子油带来的正面效果会更加显著。获得最佳效果的最好办法是密切注意食品包装上的标签，减少食用某些快餐食品。

阿尔茨海默 关于脂肪酸的更多思考

在过去的 50 年里，西方的饮食已大大偏离了我们祖先的饮食特征。同祖辈们的饮食比较，其中一个重大的不同就是脂肪类别的改变。由于食用含有反式脂肪和过多欧米茄－6脂肪酸的油脂，我们无论作为一个社会还是个人，都在为高血压、心脏病、糖尿病和神经退行性疾病等本可避免的疾病付出沉重的代价。

　　每一种脂肪酸在人体中尤其是在大脑中到底扮演着什么样角色的问题，我们还需要进行大量的研究才能知晓。如果你希望更深入地了解有关脂肪和脂肪酸的问题，我向你强烈推荐艾尼格博士撰写的《认识你的脂肪》（*Know Your Fats*，2009年版）一书。当时为了帮助史蒂夫，我开始在因特网上疯狂查找有关椰子油的资料，就在那之后不久我从头至尾读完了这部书。目前，这本书也是我书架上摆放位置最显著且因不断翻看而折痕最多的书。对于那些希望更多了解椰子油的人，北达科他州的布鲁斯·法夫（Bruce Fife）撰写的一系列精彩图书皆值得推荐。他的书对椰子油进行了透彻的研究和阐述。我最喜欢的一部叫《椰子治疗》（*Coconut Cures*，2005年版），其中对有关椰子油的各种研究、饱和脂肪酸－胆固醇问题及心脏病等进行了广泛的探讨。法夫博士还写过另一本与我们这本书所关注的疾病相关的书，名为《立即阻止阿尔茨海默症》（*Stop Alzheimer's Now*，2011年）。

22 为何饮食会带来不同结果？

饮食是我们能自己控制的事物。除了在婴儿时期和一些非常特殊的情况下，我们吃下的每口食物以及分量，均由自己决定。在过去的很多年里，我一直超重且自认为那是我生命中只能任由命运摆布的一个方面（至少在史蒂夫患上失智症之前是这样）。我生下来就胖——这是遗传所致。我最终还是改掉了不健康的饮食习惯，开始在忙碌的生活中挤出时间锻炼，最终摆脱了思想上的桎梏和身体上多余的体重。

2005年，我已严重超重，不仅已到了罹患2型糖尿病的边缘，且心脏增大并伴随出现了骨质疏松的症状。因为我一直坚持每天食用3—4份乳制品，甚至还服用了钙补充剂，所以我对自己患上骨质疏松症感到困惑。直到最近，我才从马里兰大学的脂类生物化学家比弗利·泰特（Beverly Teter）博士那里得知，乳制品中的短链脂肪酸确实具有优化肠道对钙的吸收和将其输入血液循环的作用。如果你食用的不是全脂乳制品，就缺少了这些短链脂肪酸，乳制品中的钙则无法充分吸收。几十年来，我一直食用脱脂的乳制品，还自以为这样对我的健康有益！脱脂牛奶并未让我免除超重的烦恼，结果恰恰相反。

我们有一个谚语叫"人如其食"，虽然说起来显得俗套，但却是事实。每当我们吃东西的时候，都应该想一想这个谚语。

新鲜全食品与包装、加工食品的差别

对人而言，无论食物的种类如何千差万别，说到底我们放进嘴里的几乎任何食物都会被迅速分解，并立即被我们的身体使用或存储起来供将来使用。人体的细胞极为复杂且充满活力。我们时刻都在产生新的细胞以替换老细胞。我们吃进肚里的东西将无一例外地影响我们制造出的新细胞的质量（发挥正常功能的能力）和寿命。

我们食用的大多数东西都会立即或在将来被用作身体细胞的燃料。而食物的重要成分是碳水化合物、蛋白质和脂肪——它们都可以用作燃料。正因为这些宏量营养素和其他数以千计的微量营养素为我们提供了能量和"建筑砖块"，我们的身体才得以制造出新细胞。这些营养素包括我们大家熟知的无数维生素和矿物质，也包括众多我们并不熟悉的其他物质，比如植物营养素（phytonutrients）。

植物营养素是存在于植物中的各种化合物，它们对人体健康有益。最近这些年来，人们已经发现了数百种不同的植物营养素，我们几乎每天都能学到一些它们对我们有何意义的新知识。人体内不断发生的许多事情，均由各种植物营养素与维生素和矿物质合作完成。一些植物营养素防止细胞受损，另一些则通过减少感染或特定癌症的发生来保持我们的健康。我们之所以要食用各种不同的、新鲜的或鲜冻的水果和蔬菜，就是因为我们每天都需要摄入尽可能多的这类营养素，因为罐装食品或者加工食品均不具备这些营养素。

全食物饮食（whole food diet）能带来巨大的变化，这方面最完美的例证就是特里·威尔斯（Terry Wahls）医学博士的病例。威尔斯医生患有多发性硬化症（multiple sclerosis），这是一种影响大脑和脊髓（中枢神经系统）的自身免疫疾病（auto immune disease）。尽管她尝试了各种最好的药物治疗办法，但她的病情却每况愈下，以至于给他人看病时从一个房间走到另一个房间也必须使用双拐。她在对自己的病进行了深入研究后，得知多发性硬化症的主要问题是线粒体受损。于是，她决定采用饮食疗法。一开始，她通过服用补充剂为细胞提供各种维生素和其他营养来修复受损的线粒体，后来她意识到直接从食物中获取这些重要物质比服用补充剂更加有益。

威尔斯把这些物质全部纳入饮食之中，创造出了她自己特有的饮食计划。她每天食用9杯（"杯"是美国的烹饪计量单位，1杯的量约等于237毫升）蔬菜和水果——绿叶蔬菜、富硫蔬菜（芦笋、西蓝花、球芽甘蓝、卷心菜、花椰菜、甘蓝、洋葱）、颜色鲜艳的蔬菜和水果各3杯；每周食用3杯食草动物的肉，并在其中加入内脏肉（如肝）和海草。她建议在吃

其他食物之前先吃这些东西。采取这种饮食法几个月之后，她居然甩掉了
拐杖且能正常行走了。9个月之后，她已经恢复到可以骑上自行车长驱18
英里（30公里）。她把她的故事和饮食计划写成了《关注我的线粒体：我
是如何战胜渐进型多发性硬化症和摆脱轮椅的》[Minding My Mitochondria：
How I Overcame Secondary Progressive Multiple Sclerosis (MS) and Got Out of My
Wheelchair，2010年版] 一书。

当我们得知她的成功经验后，史蒂夫和我开始增加我们食用各种不同
果蔬的量。我发现，每当我把西蓝花、花椰菜和甜椒切成块放进盘子里，
再加上一些圣女果和草莓，史蒂夫就会时不时地拿起几块放进嘴里，整天
不停地吃。

食物中的外来异物

当我们吃下加工食品的时候，我们的身体不仅丧失了获取其发挥最大
功能所需的那些天然物质，还摄入了大量为增添颜色和味道、防止细菌滋
生和延长食品保质期而添加的各种化学物质。加工食品的产生源于近代世
界人口的急剧膨胀，为了填饱这么多人的胃，技术的进步使我们能够批量
生产加工食品并及时把它们输送到任何一个需要的地方。随着时间的推
移，我们食物中的一大部分都变成了加工食品，它带给我们的最大问题即
其中的人造添加物对我们的健康具有巨大的潜在危害。

对我们的身体而言，现代食品中的许多物质原本都是异物。在上个世
纪之前，人类这个物种在其整个历史中所食用的都是天然和非加工食品，
没有任何人造物质。按照人类身体的"设计"，我们并不适合使用这些化
学物质，但它们却被我们的身体通过这样或那样的方式使用了。其中的部
分氢化油、反式脂肪和高果糖玉米糖浆（high-fructose corn syrup）等一些
物质，被食用后给我们带来了巨大的伤害。例如，历史上人类一直饮用新
鲜的牛奶，没有经过什么巴氏消毒法和均质化（pasteurization and
homogenization）方法的处理。现在呢，为了延长保质期和满足大众之需，
我们喝下的大多数牛奶都已被做了手脚——脂肪被分离出来，经过均质化
处理使其充分均匀，乳脂不再分离并漂浮在表面。然后，人们再按照不同
的百分比将这些加工后的脂肪放回到牛奶中，制作出了脱脂、低脂或全脂
牛奶。牛奶中的脂肪经过这样的加工后，它们还能具有原来那样的正常功

能吗？根据泰特博士和其他人的研究结果，答案是否定的。

同加工牛奶相比，未加工的新鲜牛奶具有完全不同的功效。由于牛奶必须经过储存和运输才能送到每个人的餐桌上，人们害怕它会在这个过程中受到细菌的感染，于是美国的多个州明令禁止出售生鲜奶。在我们居住的佛罗里达州，生鲜奶不能出售给人们饮用，且必须标明"仅供宠物食用"的字样！（如果你们有条件从某个高质量的奶牛场拿到生鲜牛奶，建议食用生鲜奶。在有些地方还能买到生鲜的山羊奶，这种奶含有大量中链脂肪酸。）吃生鲜奶的做法虽然看似过激，但我们不妨想一想，不到100年之前以及在那之前的数千年里，我们的祖先一直享用着它。其实，发生在我们食品上的变化才是真正的过激事情。不仅如此，今天的我们还不得不担心杀虫剂、激素以及抗生素的危害，这些有害物质被家禽家畜大量摄入，又通过这些家禽家畜的产品最终进入了我们的体内。

阿尔茨海默 全食物饮食

避免摄入这些有害物质最简单的办法，就是尽可能远离包装的曲奇、饼干、点心。即零食等各种加工食品，采用有机的全食物饮食。全食物饮食包括各种不同颜色的新鲜水果和蔬菜，坚果、豆类、全谷类、天然非加工油脂、野生而非饲养的鱼、全脂牛奶或山羊奶，以及鸡蛋、家禽及自由放养的食草家畜肉。在理想的世界，我们接触到的所有食物都应该是符合这样的质量要求的。只有当这样的食物随时触手可及的时候，我们才能生活得更好。如果你们有关系能从当地农村买到新鲜的水果和蔬菜，尽管它们个头显得更小，但也许更有益于你的健康，因为那些加工产品早已丧失了它们原有的营养成分。

人们经常问我，实行全食物饮食应该吃哪些东西？以我们一天的典型饮食为例，早餐时史蒂夫会吃1—2个煮鸡蛋和椰奶做的思慕雪，用活性菌做的克菲尔，定量椰子油和中链甘油三脂油混合油——我还在其中加入了一些液体或粉剂补充剂（辅酶 Q10、左旋肉碱、鱼油、二十二碳六烯酸和各种维生素）。我吃的是用甜叶菊增甜的希腊式酸奶，撒上一些不加糖的椰蓉和坚果碎粒，加了1.5汤勺椰子油和中链甘油三脂油混合油的少量椰奶。我们每周还会吃2—3次炒鸡蛋，鸡蛋里加入椰奶再用椰子油煎炒。

至于午餐和晚餐，我们通常吃的都是绿叶蔬菜和其他蔬菜，鸡肉、火鸡肉或者鱼，每 2—3 周吃 1 次牛肉。椰子油和中链甘油三脂油可作为沙拉油同其他沙拉酱混合在一起使用。每周吃面包、土豆、米饭或意大利面食不超过一次。

我们的零食一般是坚果、奶酪和椰奶，偶尔有水果，主要是蓝莓或草莓。我们从不吃炸薯条或椒盐脆饼干。我们有时吃一些黑巧克力（可可含量为 85%）作为饭后甜点。在一些特别的时刻，我们也会去餐馆分享甜点、高级冰激凌或者生日蛋糕。

史蒂夫通常是直接把椰子油和中链甘油三脂油混合油喝下去，我则会把它们放进沙拉、思慕雪或 1 盎司左右的椰奶中食用，这样味道更佳。

我们目前的饮食同 7 年前相比已截然不同，摄入的脂肪更多碳水化合物更少，新鲜食品更多包装食品更少。如果你想了解如何把这些食物、椰子油和中链甘油三脂油纳入你的饮食中，可参见本书后面我列出的菜谱。

蛋白质、脂肪和碳水化合物

不久前，美国农业部刚刚把其推荐饮食的形象化食物金字塔改为了食物餐盘（参见图 22.1）。多年来，食物金字塔代表的一直是高碳水化合物和低脂肪的饮食，而在这个"金字塔"存续期间糖尿病和肥胖症的蔓延一直持续恶化。同食物金字塔相比，食物餐盘已有了明智的改进，它将食物大致分为四类，分别是蛋白质、蔬菜、谷物和水果，餐盘旁边放了 1 杯牛奶代表乳制品。然而，这个餐盘的四分之三以上都被碳水化合物占据，根本没有脂肪的一席之地，这让人感到失望！我们的大脑至少 60% 的部分为脂肪，人体的每一个细胞膜也均由脂肪构成。

这个图标说明，美国农业部仍然坚持认为高碳水化合物、低脂肪食物就是健康饮食，并未意识到让大众了解健康脂肪的重要性。哈佛大学公共卫生学院和哈佛医学院（Harvard School of Public Health and Harvard Medical School）的专家们设计了另一个食物餐盘，其中就包括了健康脂肪，为人们正确选择放进自己餐盘中的食物提供了更为准确的信息（参见图 22.2）。对于这个"哈佛餐盘"，我只想做出一个改动：把其中的菜籽油改为椰子油。

《阿尔茨海默症杂志》（*Journal of Alzheimer's Disease*）发表过一篇梅奥

图 22.1　资料来源：脂肪在哪里？华盛顿特区美国农业部"我的餐盘"，来源：www. chosemyplate. gov.

诊所的研究成果，证明饮食中的脂肪对阿尔茨海默症的高危人群具有重要意义（罗伯茨，Roberts，2012 年）。该诊所的研究人员对 1 233 名年龄在 70—89 岁的老年人进行了为期 4 年的跟踪调查，以确定每天从宏量营养素（脂肪、蛋白质、碳水化合物）中获得的热量百分比同罹患轻微认知障碍或失智症之间的联系。

在这项研究开始时，参试者均填写了一份共 128 项的食物食用频率问卷调查。此外，还对他们进行了"临床失智评定"量表（Clinical Dementia Rating scale）的测试、神经学和神经心理学检查，以确定他们在认知能力上是属于正常、轻微障碍还是失智症。结果发现，其中只有 937 人拥有正常的认知能力。他们被要求每 15 个月回诊所进行一次复查。在这项研究开展 4 年之后，937 名正常人中已有 200 人表现出了轻微认知障碍的迹象，症状为语言、记忆、思维过程和判断能力出现问题。

研究人员根据参试者从饮食中获取碳水化合物的量将他们四等分，结果发现处于最高四分位数的人摄入碳水化合物（面包、谷物、意大利面、米饭、乳品、水果）的量也最高，同处于最低四分位数的人相比较，他们罹患轻度认知障碍的风险几乎高出一倍。研究人员按照蛋白质和脂肪的摄

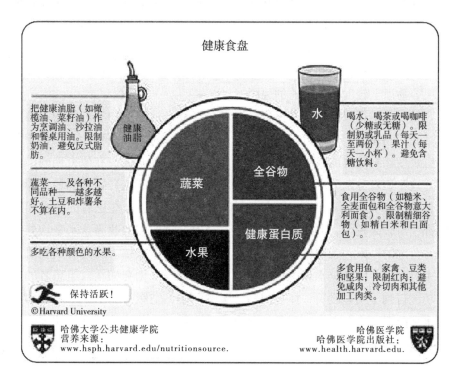

图22.2　"健康食盘"代表了我们应该食用的食物，这是更为健康的食盘。来源：www. hsph. harvard. edu/nutritionsource/healthy–eating–plate.

入量把参试者四等分，发现蛋白质饮食（鸡肉、鱼）摄入量最高的人罹患轻度认知障碍的风险比摄入量最低的人低21%。同样，高脂肪饮食（健康油脂、坚果）的人罹患轻度失智症的风险比脂肪饮食水平最低的人低42%。

　　有趣的是，碳水化合物摄入量最高的人（每日热量的63%）同时也是糖和水果摄入量最高、蛋白质和脂肪摄入量最低的人。研究人员认为，高碳水化合物饮食对葡萄糖和胰岛素代谢的影响可能导致了这样的结果，这个结果很可能反过来对大脑血管造成了影响，促进了β淀粉样蛋白斑块的形成。他们进一步解释，神经元的细胞膜可能需要摄入充足的蛋白质和脂肪才能维持其正常的完整性，尤其需要脂肪来维护神经髓鞘的正常结构。

　　我还要为此增加一条：一些碳水化合物比另一些碳水化合物要好得多。我们今天食用的绝大多数碳水化合物都来自于经过高度加工的食物，比如饮料、零食、甜点、糖果和糖，以及用含有亚硝酸盐、硝酸盐或者两者均有的氮肥种出来的水果和蔬菜（有关亚硝胺的问题可参见第 15 章）。根据布朗大学的研究者们的研究成果，这些类型的碳水化合物很可能在大脑中引起胰岛素缺陷和胰岛素抵抗，这也正是为什么高碳水化合物饮食的人更容易患上轻度认知障碍的原因。

另一个值得一提的研究报告是发表在《衰老神经生物学》上的一篇论文（克里科里安，Krikorian，2012 年）。辛辛那提大学的研究人员对 23 名患有轻度认知障碍的成年人进行了为期 6 个星期的研究。在研究期间，他们让这些患者分别采用高碳水化合物（每天平均 197 克）饮食和极低碳水化合物（每天平均 34 克）饮食。在研究开始之前，这些患者的体重和腰围都相对较高较大，空腹血糖水平正常。但是，他们的胰岛素水平均处于正常范围的高限，表明已出现了一定程度的胰岛素抵抗。研究者们在研究结束时发现，同高碳水化合物饮食组相比，低碳水化合物饮食组患者的记忆功能得到了明显改善，体重减轻、腰围缩小、空腹血糖水平下降且胰岛素水平降低。人们经常也问我是否应该采取低碳水化合物饮食，这项研究无可置疑地证明了它的益处。

仔细阅读食品标签

我们应该知道，并非所有包装食品都不健康。一些食品生产商正在努力为人们提供没有各种化学物质的产品。你只需看一看标签上的配料表就能做出正确的取舍。如果配料表中有一些你并不熟悉的化学物质，最好把这种产品放回去——不要购买。尽可能寻找含有全谷物的产品，比如全谷物大米和全麦面粉，不要买"精制"或"强化"的面粉。以精制面粉为例，它是一种经过反复加工的面粉，其中原有我们身体所需的微量营养素基本上都被去除了。然后，人们又用几种必需维生素将它"强化"，试图以此弥补加工造成的营养损失。

包装也会欺骗我们。你可能会在包装上看到"含全谷物"的字样，但在配料表中列在最前面的却是漂白强化面粉。你还会在一些沙拉酱的正面标签上看到"100% 初榨橄榄油"字样，虽然其中确实含有初榨橄榄油，但按照各种配料的量来看，它实际上含有的大豆油（多不饱和脂肪油）比橄榄油（单不饱和脂肪油）多得多。我敢打赌，大多数人并不知道杂货店里出售的花生酱绝大多数都含有部分的氢化大豆油。我们很可能在几十年来一直食用同一品牌的食品，却从未想到过它也许存在问题。仔细看看标签上的配料表吧！你会非常惊讶地发现，竟然有如此多的食品含有不健康的脂肪和非食品的异物。[注：现在已有几家主要的食品生产商提供了几个天然花生酱的品牌，这些花生酱没有经过可怕的搅拌，且不再使用高果糖玉米糖浆和部分氢化油，以食糖和棕榈油取而代之——向正确的方向迈出了一大步。"地球平衡"（Earth Balance）品牌的食品就为人们提供了一种很好的用龙舌兰糖浆增甜的椰子油花生酱。]

由于人们生活的地方和条件不同，你也许无法彻底避免所有的加工食品，但只要你尽量向那个方向努力，就必然会有益于你的健康。

健康饮食能防止阿尔茨海默症吗？

史蒂夫和我都属于大半生依靠"方便饮食"生活的第一代人。20 世纪 70 年代，我还在医学院读书时，我们就成为了双方家族中第一个购买微波炉的家庭，拥有了食用包装食品和快速烹调食品的便利。我当时认为，我没有那么多的时间可以用来像我们的母亲们那般烹调，所以只能采纳任何能够为我节省在厨房里的时间的方法。现在，我们恐怕正在为那时的做法付出代价。我在医学院生物化学课上学到了食物被我们的身体代谢的知识，却没有学到应该如何为食物加热，更没有学到如何指导他人选择健康食品。

在过去的 7 年，我在对史蒂夫的病进行研究的过程中所学到的有关营养学的知识，已远超过去 30 年我学医和行医过程中所学。从 2005 年开始，我们就彻底改善了饮食习惯。如果有人在 2004 年的时候告诉我，我应该到全食物和天然食品店买东西，吃新鲜水果和蔬菜，一日三餐都要吃健康食品，我肯定会茫然地瞪大了双眼。那么，我们现在是否不能食用任何包装食品或加工食品呢？如果我回答"是的"，显然不事实。事实上，现在在我们的食品清单上，这类食品仅属于最后的选择而非首选，它们在我们食物中所占的比列不到5%。当我在商店里选择包装食品的时候，我一定会仔细阅读标签上的配料表，如果发现我不想看到的东西，绝不购买。

食用方便食品时，我们不仅会摄入大量我们并不需要的物质，还无法得到足够身体需要的重要营养。既然"人如其食"，那么很可能正是因为我们吃下的或者没有吃的那些东西引起和（或）促进了阿尔茨海默症及其他神经退行性疾病的产生。如果你或你的亲人正在同某种神经退行性疾病作斗争，或者希望避免罹患这种疾病，请认真考虑改用更为健康的全食物饮食，将椰子油和山羊奶及山羊奶酪等富含中链脂肪酸的食物纳入你的膳食。

补充剂与饮食

我知道许多人为了防范阿尔茨海默症和其他疾病的危害而大量服用了各种补充剂，而他们在生活中却继续食用着那些毫无营养、含有添加剂和部分氢化油脂的过度加工食品。食用我们的身体能够识别的食物，并以进化过程中早已设定的方式来食用这些食物，才是合乎情理的做法。虽然欧米茄-3脂肪酸等补充剂能帮助我们抵御疾病，但如果我们继续食用方便食品仅依靠补充剂是不能杜绝身体受到伤害的。我同很多看护人有过交流，他们中的很多人都给患病的亲人提供了大量的不同的补充剂，但却对他们的饮食毫不在意。我甚至很难说服他们相信苏打水或其他高度加工的含糖食品会引起胰岛素抵抗，停止食用这些东西对他们的健康具有重要意义。

很多重要的营养素必须在脂肪的帮助下才能被身体吸收。比如维生素A、维生素D和维生素E，它们都是脂溶性维生素。也即，它们只能在油基物质中或者至少要乳化并与水混合在一起才能被我们吸收。我们不能完全指望一粒小小的药片就能为我们提供每日所需的各种维生素，获取这些营养物质更有益的办法是食用油基食品。而食用天然食物则更为有效，因为这些食物中的维生素是自然产生的，比如鱼肝油、全脂乳品和蛋。

现在，人们获得的大量证据已证明，维生素并不能单独发挥作用。天然食物中不仅含有维生素还含有数百种植物营养素，它们的作用正是帮助人体吸收和利用维生素。所以，说到底最好的方式还是要以自然的方式获取维生素。以维生素D为例，只要稍微晒一晒太阳，我们就能获得它，而其他维生素则应通过食用自然产生它们的那些食物来获取。

请记住：欲获得最佳水平的营养，就要食用无添加和未去除任何成分的非加工食品。多吃牛肉、鱼、家禽和这些畜禽的其他产品，比如乳制品和禽蛋，这些畜禽也应吃属于它们自己的天然饮食，而不是在自然环境中无法接触到的大量谷物饲料。要食用各种不同颜色的新鲜食物，以确保你能摄入各种不同的抗氧化剂、维生素，以及其他营养素。要喝全脂牛奶，如果有条件喝生鲜牛奶则更好。

当然，膳食补充剂是能够在我们同阿尔茨海默症和其他类似疾病的斗争中发挥有益作用的。然而，无论是药物还是营养补充剂，都不可能消除不健康饮食带给我们的伤害，也同样不能取代健康饮食的重要地位。作为膳食补充剂，其主要作用是对健康饮食的一种"补充"，只能作为确保获得特定重要营养素的次要保障手段。

23　椰子油专题问答

在商业酮酯问世之前，我们能够采取的最佳战略就是在饮食中添加中链脂肪酸。中链脂肪酸被肠道吸收后直接送往肝脏，在肝脏中被转变为酮体。接着，这些酮体立即被包括大脑细胞在内的能够使用酮体的所有细胞使用，酮体可以作为那些不能有效使用葡萄糖的细胞的替代燃料。除此之外，中链脂肪酸还可以被线粒体直接用作燃料，而三磷酸腺苷正是由细胞中微小的细胞器线粒体生产出来的。

在饮食中添加中链脂肪酸有几种方法：食用椰子油、中链甘油三脂油和富含中链脂肪酸的食物及产品。这一章将主要回答人们经常提出的有关椰子油和在食物中使用椰子油的问题，下一章将回答有关中链甘油三脂油和含有中链甘油三脂油的产品的问题。

阿尔茨海默　椰子油

哪些人可采用椰子油饮食干预疗法？

因神经元摄取葡萄糖能力低下而引起的神经退行性疾病患者，可通过服用大剂量的椰子油和（或）中链甘油三脂油获取它们产生的酮体而获益，因为大脑和其他器官的细胞可以利用酮体作为能量。这一类疾病包括阿尔茨海默症、帕金森病、多发性硬化症（multiple sclerosis）、杜氏肌营养不良（Duchenne muscular dystrophy）、唐氏综合症以及亨丁顿舞蹈病。其他一些涉及大脑或其他器官葡萄糖摄取减少的疾病（参见第 19 章"涉及大脑葡萄糖摄取减少的其他疾病"下所列疾病）的患者，也可能从椰子油中获益。你的医生应该有义务帮助你了解这种饮食干预疗法是否适合你或你的亲人。

如果你因为家族病史而具有罹患上述某种疾病的高风险，那么，你可以考虑采用这种饮食改变来预防或者至少推迟疾病的发生和减轻它对你的危害。

有些疾病涉及了脂肪代谢问题，椰子油和（或）中链甘油三脂油饮食疗法则不适宜使用甚至会导致病情恶化。因此，事先向医生咨询非常重要。

椰子油有哪些益处？

椰子油不仅容易被身体吸收，还能促进身体对一些维生素、矿物质和其他重要营养素的吸收。椰奶和椰肉也一样，无论是新鲜的椰肉还是干的椰肉片或椰蓉，均具有同样的功效。对克罗恩病（Crohn's disease），其他炎症性肠病或其他吸收障碍综合症患者，以及因服用椰子油或中链甘油三脂油产生腹泻的人而言，椰肉中的纤维素对他们非常有益。

所有细胞的细胞膜和人类大脑的约60%—70%均由脂肪构成。细胞的很多功能都是在细胞膜内发生的。我们大多数人目前食用的脂肪主要来自植物油，最常见的是大豆油和菜籽油。这些油脂通常都含有氢化和部分氢化多不饱和脂肪及反式脂肪，而这些脂肪会携带对细胞膜构成潜在伤害的氧自由基。即便是非氢化的多不饱和脂肪酸也可能被氧化，从而吸收大量自由基。如果你用椰子油和橄榄油甚至奶油等天然油脂替代不健康的油脂，同时在膳食中添加欧米茄－3脂肪酸，就能消除部分伤害。人体中的绝大多数细胞都会在3—6个月的时间里更新一次，所以你很快就会发现自己皮肤的纹理变得更好，酵母菌和真菌感染等问题明显减少。

椰子油还是绝好的润肤霜，经常被用于防晒霜和其他护肤品。在热带地区和椰子油产区，人们通常会先把椰子油作为防晒霜涂抹在皮肤上再出门。还有一些人将椰子油作为护发素使用。椰子油给人一种柔和的感觉，不油腻，极易被皮肤吸收。对皮肤干燥的人来说，可在沐浴后身体未干之时涂抹椰子油，再用毛巾蘸除皮肤上的水分。

如果你们希望详细了解椰子油的诸多其他好处，我极力推荐由布鲁斯·法夫撰写的《椰子油治疗》一书。

携带载脂蛋白 E4 基因变体的阿尔茨海默症患者还能采用这种疗法吗？

当然可以！在阿克拉公司开展的研究中，虽然携带载脂蛋白 E4 基因变体那一组受试者的病情并未获得显著的改善，但他们中的许多人在认知能力测试中的成绩却大大改善了。这一点并没有写进正式发表的研究报告之中，我是在同该报告作者之一的交流中获知这一信息的。除此之外，我的丈夫史蒂夫就是载脂蛋白 E4 基因变体的携带者，中链脂肪酸疗法在他身上同样取得了很好的疗效。

服用椰子油的剂量多少为好？

如果你服用椰子油过多或剂量增加速度过快，也许会出现消化不良或腹泻。为了避免这些不良症状，最好将椰子油放入食物中服用。开始时每餐 1 调羹（5 毫升），在随后更长的时间里随着身体耐受度的增加而缓慢增加。

一旦出现腹泻状况，可退回到前次的剂量水平，至少维持该水平几天之后再增加剂量。在下一章中，我将进一步探讨减少腹泻问题的方法。

对大多数人而言，根据患者体格大小的不同，椰子油的最终服用剂量可逐步提高到每天 4—6 汤勺（59—89 毫升），分 2—4 餐服用，并不是每人都能承受这么大剂量的油脂。

将中链甘油三脂油和椰子油混合服用，可使我们获得更高且更稳定的酮体水平。一种比例是在 1 夸脱（946 毫升）容器中把 16 液量盎司（473 毫升）的中链甘油三脂油同 12 液量盎司（355 毫升）的椰子油混合。从 1 调羹开始，随着身体耐受度的增加而增加。两种油的合剂在室温下会保持液体状态。有关中链甘油三脂油的更多信息可参见第 24 章。

史蒂夫在 12 个月的时间里把椰子油和中链甘油三脂油混合油的服用剂量逐步增加到了 9—11 汤勺。他除了每餐服用 3 汤勺之外，每晚睡觉前还要再次服用 2 汤勺。这个剂量产生的热量相当于他全天饮食总热量的一半。我们的目的是确保他的大脑 24 小时都能不间断地获得酮体。一位患有肌萎缩侧索硬化症的男人每天服用 9 汤勺椰子油，不仅成功地使自己的病情得到了改善，还保持病情稳定长达 3 年之久。从那之后，他一直在帮助这个病的其他患者实施椰子油干预疗法，并指导他们正确判断治疗效果和对病情变化做出详细记录（参见第 13 章中的内容）。

他和我都认为，许多人初期都能严格实施这一饮食干预疗法，但最终却逐渐变得懈怠或者放弃，有的人甚至是在治疗已取得明显效果的情况下放弃，从而断送了遏制疾病的大好局面。他不久前告诉我，他连续几个月大剂量服用椰子油之后，病情开始稳定下来，又过了几个月才明显看到了病情的改善。病情的改善是好兆头，说明酮体已绕开了胰岛素抵抗和胰岛素缺乏的问题，成功发挥出了它们的作用，但身体中的疾病依然存在。要想使椰子油饮食干预疗法取得最大的疗效，最关键的一点是要制定出逐步增加椰子油和中链甘油三脂油混合油剂量的可行计划，且坚持实施下去。对那些已取得显著疗效的人而言，这样的饮食改变将保持终身。

如何将椰子油用于膳食之中？

椰子油可以替代任何固态或液态油、猪油、奶油或人造黄油，用于烘焙和烹制食品，也可以将其直接放入烹制好的食物中。有些人直接用勺子舀着吃，多数人会感觉这样难以下咽，更愿将其放入食物中服用。

椰子油可以用来替代奶油，放入全谷物品种的吐司、英式松饼、百吉饼、粗燕麦粉、煮玉米棒、土豆、红薯、大米、蔬菜，面食之中食用。如果用于火上煎炒的菜肴，当温度上升到 350 华氏度（177 摄氏度）时，椰子油会冒烟。事先加入少量橄榄油或花生油即可避免这种情况。如果把椰子油同食物混合在一起放进烤箱烘烤，则不会出现上述现象。也可以将椰子油放进你喜欢的汤、辣椒酱或其他调味酱中。还可以把椰子油涂抹在鱼等烘烤食物的表面，不过烤箱的温度建议设置在 350 华氏度以下。

椰子油遇到冷凉的食物会变为固态。比如，把它放进直接从冰箱中拿出来的蔬菜沙拉中，它会变为坚硬的白色块状物。当然，也有人喜欢这种特别的效果，称其为"嘎嘣脆"。如果不喜欢这样，可将等量椰子油加入略微加热的某种沙拉酱中。此外，中链甘油三脂油和椰子油的混合油始终保持液态，不仅适合用作沙拉油，还可以将其加入思慕雪、酸奶或克菲尔中食用。

对那些不能食用椰子油、椰肉片或椰蓉的人来说，椰奶和新鲜椰子可以成为极好的替代品，不过消化起来更缓慢。在后面的章节中，我们将探讨将这些椰子食物用于日常饮食之中的各种方法。实际上，看护者们已在实践中为自己患病的亲人们创造出了许多在膳食中使用椰子油的方法，尤其是针对那些喜欢甜食的患者，他们通常不喜欢放有椰子油的其他食物。椰子蛋白杏仁饼干和椰子软糖就是两种很受欢迎的吃法。你们还可参考各种菜谱和烹饪书，从中学到更多的高招。

椰子油的营养成分如何？

每汤勺椰子油的热量为117—120大卡，同其他油脂大致相同。其中57%—60%为中链脂肪酸，无需消化酶的参与即可被肠道直接吸收。椰子油中的中链脂肪酸不会以脂肪的形式储存在人体内。椰子油的饱和脂肪约占86%，它们大多数都是中链脂肪，代谢方式不同于动物饱和脂肪。椰子油不含胆固醇，非氢化椰子油也不含反式脂肪。饱和脂肪的一个优势就是它的分子没有可供自由基或氧化剂附着其上的地方。椰子油的6%为单不饱和脂肪，2%为多不饱和脂肪。椰子油还含有少量植物固醇，即用来降低胆固醇的他汀类药物的成分之一。

椰子油含有少量欧米茄－6脂肪酸，但不含欧米茄－3脂肪酸，所以服用椰子油的同时必须补充欧米茄－3脂肪酸。我们只需服用椰子油和欧米茄－3脂肪酸，就能获得所有的必需脂肪酸。所以，如果你把椰子油作为主要膳食用油，那么你唯一还需要的另一种油就是含有欧米茄－3脂肪酸的油。每周吃两次鲑鱼也能获得这种脂肪酸，亦可同时服用含有丰富维生素A、D、E的液体鱼油或鱼肝油，或者服用鱼油或亚麻油胶囊，每天至少2—3粒。含有欧米茄－3脂肪酸的其他食物还有亚麻籽粉、齐亚粉、奇亚油、核桃和核桃油、越橘和马齿苋。大豆、大豆油和菜籽油含有少量欧米茄－3脂肪酸。值得我们注意的是，蔬菜中的基本欧米茄－3脂肪酸为阿尔法亚麻酸（ALA：alpha-linolenic acid），不能转变为同样重要的二十二碳六烯酸（DHA：docosahexaenoic acid）和二十碳五烯酸（EPA：eicosapentaenoic acid）两种欧米茄－3脂肪酸。二十二碳六烯酸占神经元细胞膜构成物质的50%，二十二碳六烯酸水平过低已被证实同阿尔茨海默症和诸多其他疾病有关。鉴于二十二碳六烯酸的重要性，我们必须注重直接从海产品中获取这种脂肪酸的办法。

几乎占椰子油50%的月桂酸也是中链脂肪酸和饱和脂肪酸。科学研究显示，月桂酸具有抗菌活性，能抑制某些细菌、真菌/酵母菌、病毒和原生动物的生长。月桂酸是人奶中的重要成分之一，可防止新生儿感染。椰子油和（或）棕榈核油具有类似的脂肪构成，所以它们被添加到几乎所有的婴儿配方奶中。让人迷惑的是，人们都认为椰子油对新生儿非常重要且非常安全，但同时，许多人又认为它对成年人很危险。这种矛盾的观念让人难以理解。

我该使用哪种椰子油？

购买椰子油的时候，一定要仔细阅读容器后面的标签。我们应该购买的是不含反式脂肪的非氢化椰子油，避免购买部分氢化或超高温加工的椰子油，因为那样的加工会改变脂肪的化学结构。在美国，法律规定食品生产商必须在产品标签上注明是否含有氢化油、部分氢化油及反式脂肪。我们需要注意的是，如果该食品的"一份"所含反式脂肪不足 0.5 克，这些生产商通常会在标签上宣称该食品不含反式脂肪。因为生产商常常会通过调整"一份"的大小以作规避手段，从而对消费者形成误导。

市场上通常有两种椰子油：非精炼椰子油和精炼椰子油。非精炼椰子油的标签通常印有"初榨"或"特级初榨"字样，也可能是"原生"字样，且大多数还会印有"有机"字样。非精炼椰子油一般是用新鲜椰子压榨而来，未经过高温处理。因此，非精炼椰子油比精炼椰子油更有滋味和营养，价格通常也更高，主要是因为从椰肉中榨取椰子油的设备和工艺的成本更高。

生产初榨椰子油的方法超过 6 种，不同方法生产出来的产品在质量上会有所差异。总体上讲，生产过程中不能使用化学物质，而使用机械方式把椰子油从椰肉中分离出来，比如使用压榨机或离心机。其中的一种生产方式称为"直接微压榨法"（DME：direct micro－expelling），由澳大利亚太平洋椰子私人有限公司（Kokonut Pacific Pty Ltd）的创始人丹·埃塞林顿博士发明。直接微压榨法是在椰子被打开后 1 小时之内，用一种冷（低温）压榨方法将椰子油从新鲜椰肉中榨取出来。

精炼椰子油是用干椰子肉生产的，在椰肉的干燥和运往椰子油工厂的过程中经常会接触到霉菌和异味，所以必须经过精炼才能食用。精炼椰子油的标签上通常印有"普通"、"全天然"或"RBD"（refined，bleached， and deodorized，精炼、漂脱色和脱臭）字样。把干椰子放入漂白剂中脱色，然后用溶剂将椰肉中油脂提取出来，再在高温下进一步纯化并液态化。说到底，精炼椰子油实际上已完全丧失了椰子的滋味和芳香。

在各地的健康食品店和天然食品店、亚洲的大多数市场上、某些传统杂货店里以及带有杂货部的大型百货商店里，都能买到椰子油。你也可以利用因特网找到你们当地零售店里没有的其他品牌的高质量椰子油。价格繁多，品种质量差异较大，千万不要以为低价能买到高质量的椰子油。

服用椰子油胶囊可行吗？

由于椰子油胶囊相对昂贵且几乎所有品牌的胶囊每粒的椰子油含量只有 1 克，而 1 汤勺椰子油有 14 克，所以服用椰子油胶囊并不是最有效的方法。有些椰子油胶囊产品声称其"一份"含有 4 克椰子油，其实这个"一份"就是 4 粒胶囊。也即，服用 14 粒胶囊才等于 1 调羹椰子油的剂量，服用椰子油胶囊既不实际还很昂贵。但从另一方面看，对那些不愿服用液态椰子油而吞服胶囊又毫无问题的人而言，椰子油胶囊不失为一种可行的选择。

为什么椰子油有时候看上去有些浑浊？

椰子油在 76 华氏度（24 摄氏度）以上时为清亮或微黄色的液体，但在等于和低于 76 华氏度的时候则会变成固体。如果你家的温度刚好保持在略高于 76 华氏度的水平，你会看到椰子油呈现出部分片状固体油漂浮在液体油表面的状况，看似浑浊。如果你家的温度始终保持在等于或低于 75 华氏度的水平，椰子油会呈现出白色或微黄色、柔软至半固体的状态。

含有椰子油的其他椰子产品有哪些？

·椰奶是用椰子中的椰子油和椰子水混合而成的，它的热量大多数来自椰子油。最好购买每 2 液量盎司（59 毫升）中脂肪含量为 10—13 克的椰奶品牌。椰奶还含有一些蛋白质和少量碳水化合物，所以它喝起来味道微甜。椰奶通常可在天然食品店、亚洲商店、传统杂货店的亚洲和（或）

西班牙产品区买到。请仔细查看标签上的脂肪含量，因为有些价格低廉的椰奶是用水大量稀释后的产品。你可以自己用水稀释浓缩椰奶，如果有条件用椰子水稀释更好，因为椰子水富含维生素和其他营养素。市场上还可以买到有机椰奶产品，有些椰奶的标签上还标有"清"或"淡"的字样，这种椰奶中的大部分油脂均被去除了，因此使用这种低脂椰奶违背了我们在饮食中添加椰子油的目的。椰奶放入思慕雪可充分混合，既可替代牛奶放入谷物中食用，也可直接饮用。椰奶可以用来替代多种菜谱中的部分或全部牛奶。

·用椰奶作为首要配料制作出来的各种风味的冰激凌都很棒。这种冰激凌在亚洲市场、诸多天然食品店和一些传统杂货店都能买到。有些冰激凌产品甚至标有"无麸质"字样。对喜欢甜食或不愿服用椰子油的患者而言，让他们吃椰子冰激凌是摄入椰子油的好办法。

·椰子奶油的主要成分是椰奶，通常在其中添加了食糖，有液体和粉剂两种形态。

·椰肉片或椰蓉都有加糖和不加糖两种产品，都是摄取椰子油和纤维素的不错来源。四分之一杯（60 毫升）椰蓉中含有约 15 克椰子油和 3 克纤维素。实际上，其碳水化合物成分的大约 70% 为纤维素。椰蓉中的椰子油能够帮助人体吸收某些特定的维生素和其他营养素。在美国，椰肉片和椰蓉在许多天然食品店有售，通常为散装，1 磅（0.45 公斤）的价格不到3 美元。椰肉片和椰蓉可放入冷热谷物、思慕雪、汤、乳清干酪或农家干酪中食用，也可作为果仁碎撒在冰激凌的表面食用。什锦干果中通常也有椰肉片，有些人喜欢把不加糖的椰肉片当零食吃。自制或商店出售的蛋白杏仁饼干也含有不少的椰子成分。

·冷冻或罐装椰肉通常添加了大量食糖，椰子油含量已经所剩无几。椰肉产品还有罐装的椰肉球和"泡椰丝"，都是丝状的椰子肉。这些产品特别适合放入水果沙拉中食用。

·新鲜椰子可以切成块直接食用。一块 2 平方英寸（13 平方厘米）椰肉含有热量为 160 大卡的 15 克椰子油（相当于 1 汤勺椰子油）和 4 克纤维素。不过，把椰肉从椰子壳中弄出来并不容易。布鲁斯·法夫在《椰子迷的菜谱》一书中建议：先将两个椰眼戳开，把椰子水倒出来，再将整个椰子放入烤炉，以 400 华氏度（204 摄氏度）的温度加热 20 分钟。椰子水也含有很多营养素，所以我喜欢把椰子水倒出来同史蒂夫一起分享。等整个椰子冷却下来后，就可以用榔头或者你能想到的其他工具将其打开。为了不损坏家里的物品，我们总是把它拿到屋外的车库里操作并在地上垫上废报纸，在地上将它砸开。椰肉通常可用一把钝刀一块块地撬下来。这个活儿很费劲，会花去不少时间。椰肉块可在冰箱里存放一周或更长的时间。

·椰子水一般不含椰子油，但却含有很多其他营养素，对身体有益。它的电解质成分同人类的血浆相似，有助于防止或治疗脱水。在亚洲，椰子水一直被用作静脉注射液，美国军队在标准静脉输液短缺的紧急情况下也这样用。今天，椰子水本身还是一种运动饮料。

·中链甘油三脂油是椰子油的一部分，在一些天然食品店或因特网上都能买到。这种油可能对出门在外和没有时间做饭的人很适合。中链甘油三脂油也可以同椰子油混合使用，我将在下一章中详细介绍这方面的情况。中链甘油三脂油会被人体作为能量使用，不会作为脂肪储存起来，所以它对希望减肥的人很有帮助，可以用它替代饮食中的其他油脂。

不同椰子食品的椰子油含量

以下数量的椰子食品含有相当于 1 汤勺的椰子油：
·椰奶（未稀释）：4.5 汤勺（67 毫升）
·椰肉块：2 英寸×2 英寸×0.5 英寸（5.1 厘米×5.1 厘米×1.3 厘米）
·椰肉片：三分之一杯（79 毫升）
·椰子油胶囊（1 克）：14 粒

椰子产品如何保存？

由于椰子油的分子结构极为稳定，所以即使在室温下它的保质期也可长达 2 年，产品容器上都应标有具体的过期时间。如果把椰子油放进冰箱保存，它会变得非常坚硬，使用时会给你带来不便。如果你确实希望把它放进冰箱保存，不妨先按照 1—2 汤勺的服用剂量按照份数分出，分别放入方形制冰塑料盘的每个方格中。这样，每次服用时可非常方便地从中整块取出。其实，放进冰箱冷藏保存并非必需，只是有些人感觉这样可使他们更放心。

椰奶的主要成分也是椰子油，很多时候都可以作为椰子油的替代品食用。椰奶包装一旦打开，就必须冷藏保存，并应在几天之内食用完，否则就只能扔掉。

椰肉片或椰蓉可在室温下保存，但放进冰箱可保存更长的时间。

刚打开的新鲜椰子可在冰箱中冷藏保存几天，如果放入冷冻室则可保存长达数周的时间。

其他哪些食物含有短链和中链脂肪酸？

值得一提的其他一些含有短链和中链脂肪酸的食物包括：全牛奶、山羊奶和奶酪。表23.1列出了含有短链和中链脂肪酸食物的具体含量（克/盎司）。短链脂肪酸的作用同中链脂肪酸类似，也会在人体的肝脏中被转变为酮体。总体而言，这些食物中短链和中链脂肪酸的含量均远不如椰子油丰富，但食用这些食物有助于提高酮体生成的总体水平。表23.1中列出的某些油脂也许在美国并不多见，但在世界的其他一些地方则很容易买到。

市场上能否买到同时含有椰子油和中链甘油三脂油的产品？

前文讲过，椰子油在室温下的自然状态通常为固体。因此，无论是量取时还是与其他食物混合时都有一定的难度。现在，市场上已出现了一些椰子油新产品，把这些新产品用在膳食中会更加容易。

其中一种新产品是"同源营养品有限公司"（Cognate Nutritionals, Inc.）生产的，被称为"思想燃料"（Fuel for Thought）。我曾担任过该公司的顾问，不取报酬。这是一种液体营养补充剂，定量服用很方便，也可同其他液体或食物混合服用。"思想燃料"同时含有椰子油和中链甘油三脂油，所以能提供大量中链脂肪酸。"思想燃料"不仅味道可口、服用方便、配方搭配合理，钠和乳糖的含量还非常低且不含任何人造甜味剂。这种产品的所有配料都被美国食品和药物管理局和美国农业部认定为"一般认为安全的"食品。因为"思想燃料"具有服用方便的显著特点，所以它尤其适合那些需要他人帮助以及希望通过一种简单方式服用椰子油和中链甘油三脂油的人使用。更多相关信息可参见该公司的官网：www. cognatenutritionals. com.

表 23.1　含短链和中链脂肪酸的食物

脂肪和油脂	克/0.5 盎司（约 3 调羹/15 毫升）
椰子油	8.3
巴巴苏油（Babassuoil）	7.7
棕榈核油	7.5
山羊奶油	2.4
乌库胡牛脂（Ucuhubabutter）	1.8
牛奶油	1.6
肉豆蔻脂（Nutmegbutter）	0.4
乳油木果脂（Sheanutbutter）	0.24
猪油	0.04

奶油和奶酪	克/盎司（约 6 调羹/30 毫升）
山羊乳酪	2.0
羊乳酪	1.4
鲜奶油	1.3
牛奶干酪	1.0
美国干酪	0.85
马苏里拉奶酪（Mozzarella）	0.78

奶和农家干酪	克/8 盎司（约 1 杯/240 毫升）
山羊奶	1.8
婴儿配方奶	1.0
牛奶（全脂）	0.9
人奶	0.78
农家干酪	0.78

注：以下脂肪和油脂不含短链和中链脂肪酸：菜籽油、鱼肝油、玉米油、鱼油、亚麻籽油、橄榄油、花生油、红花油、大豆油、葵花籽油和人造黄油。资料来源：美国农业部农业研究所，2010 年美国农业部国家营养标准参考数据库，第 23 版。

位于加拿大的"阿尔法保健品有限责任公司"（Alpha Health Products Ltd）已经开发出另一种新产品，名为"中链甘油三脂美食沙拉油"（MCT Gourmet Salad Oil），这是一种按照4∶3的比例将中链甘油三脂油同直接微压榨法生产的初榨椰子油混合起来的沙拉油。史蒂夫和我一直都在使用。其中还加入了非精炼的奇亚籽油，以增加欧米茄－3脂肪酸和维生素E。这种混合油为液态油，由于中链甘油三脂油的含量高，所以在室温下非常稳定，也很容易同柠檬汁或醋等混合制成沙拉酱。它有一种果仁的味道，是非常健康的日常生活用油。更多信息可参见：www. alphahealth. ca.

居住在辅助生活设施中的老人可以食用椰子油吗？

如果你的亲人居住在辅助生活设施里，他的医生会很乐意建议他或她每餐适当食用一些椰子油，随着身体耐受度的增加而逐步加大食用剂量。不少人已经这样做了并获得了成功。"思想燃料"的包装是单次剂量的独立瓶装，所以对采用辅助生活方式的人而言非常方便。

我认识一位在某辅助生活设施中当厨师的女士，她每天都要用椰子油为居住在那里的老人们做饭。她告诉我，那些患有阿尔茨海默症的老人食用椰子油后表现得更健谈、精力也更充沛。我希望，假以时日其他这种设施的负责人也能同意用椰子油为他们那里的老人做饭。

如果以上方式行不通，另一种选择就是请医生在处方中增加艾克桑那（参见www. about-axona . com）。这是一种中链甘油三脂油的粉剂，由阿克拉制药公司生产。还有一家名叫"真蛋白"（True Protein）的公司推出了一种非处方药——中链甘油三脂油和碳水化合物结合的一种粉剂，可放入液体食物中服用。

另一种名叫"辛酸三"（CapTri）的补充剂来自"帕里罗效能——健美和运动营养补充剂公司"（Parrillo Performance—Bodybuilding and Sports Nutrition Supplements）。它的成分几乎是100%的三辛酸（C∶8），这也是艾克桑那的有效成分。4调羹（20克）这种中链甘油三脂油相当于一剂艾克桑那。该公司还生产了一种奶油味的中链甘油三脂油以及含有中链甘油三脂油的其他产品。

肝病患者可以食用椰子油吗？

椰子油饮食干预疗法可能不适合严重肝病患者。健康的肝脏才能将中链脂肪酸转变为酮体。

包括部分氢化的椰子油在内的所有氢化油脂均会导致脂肪肝。因此，食用非氢化的椰子油和其他油脂则显得非常重要。

椰子油带来的多余脂肪是否会增加体重？

既会也不会！一些研究显示，因为中链脂肪酸被直接转变为能量而不会被以脂肪的形式储存起来，所以用椰子油替代饮食中的其他油脂的人在一年的时间里体重可减轻10—12磅（4.5—5.4公斤）。然而，如果仅是把椰子油添加到饮食之中，而并未替代原有的任何油脂，你的体重或许确会增加。总之，如果你摄入的热量超过了每天身体可燃烧掉的热量，多余的热量就会变为你的体重。

防止体重增加的最好小法，即用椰子油替代饮食中的大部分其他脂肪和油脂。如果这样做还不够，则要杜绝或减少碳水化合物的摄入量，比如面包、米饭、土豆和各种谷物。总之，食用全乳食品是个好办法。如果你有超重的问题，为了防止从饮食中摄入过多脂肪，你可把全脂乳制品改为低脂乳制品，比如牛奶、奶油、农家奶酪和酸奶，以及低脂或脱脂沙拉酱。然后，将椰子油加入这些乳制品食用。同样，如果你决定食用低脂乳制品，不要忘了你可能无法通过肠道获得足够的钙和维生素D，只有食用全脂乳制品才不会出现这个问题。

此外，有些人用普通汤勺舀取椰子油时会对取用的实际剂量估计过高。为了避免这个问题，可使用量匙舀取椰子油，并用餐刀把多余的部分刮去。这样可有效防止摄入热量过多或不足的问题。

带有表示调羹、汤勺和毫升刻度的小量杯在普通的杂货店里就能买到，当你把沙拉酱和椰子油混合在一起的时候，这种小量杯则非常适用，它也同样适用于量取液体中链甘油三脂油和椰子油的混合油。

儿童可以食用椰子油吗？

可以！人奶中的脂肪就含有10%—17%的中链甘油三脂。一个10磅（4.5公斤）重的母乳喂养的婴儿从1夸脱（1 100毫升）母乳中能得到3.12克中链脂肪酸。由此可见中链脂肪酸对人类的重要性。按照这个标准推算，一个体重为150磅（68公斤）的成年人需要47克中链脂肪酸。也即，需要服用5.5汤勺（82.5毫升）的椰子油。

为模仿人奶的成分，美国生产的所有婴儿配方奶都含有中链甘油三脂油以及椰子油和（或）棕榈核油。据我所知，只有肝功能衰竭的儿童和成年人以及患有某些罕见酶缺乏症（有关导致脂类代谢缺陷的疾病，参见第17章）者不能食用椰子油或中链甘油三脂油。在美国，儿童断奶和停止喝婴儿配方奶后，通常会改喝牛奶。最近几年来，一些人鼓励用低脂或脱脂牛奶喂养婴儿，实际上这种做法剥夺了普通孩子饮食中的所有中链脂肪酸来源。

很多患有孤独症和唐氏综合症的孩子的父母都问过我这个问题。有些父母报告，他们患有孤独症的孩子服用椰子油之后病情得到了改善，如生长改善、伴发癫痫次数减少和（或）行为改善。实际上，孤独症是一组疾病，统称为"孤独症谱系障碍（autism spectrum disorders）"。致病因素具有多样性，目前人们对它的了解还非常有限。患有唐氏综合症的儿童额外多了一条染色体（正常人有46条染色体，他们有47条），而这条多出来的染色体（第21号染色体）中含有的一些基因与阿尔茨海默症的发生有关。因此，唐氏综合症患者进入中年后，容易出现阿尔茨海默症型，他们在生命早期大脑中就出现了典型的淀粉样蛋白斑块和缠结。

人们通过正电子扫描发现，有些孤独症患儿大脑某些区域的葡萄糖摄取量显著减少，在唐氏综合症患儿、一些注意力缺乏症和躁郁症患儿的大脑中，也存在同样的问题。因此，对患有这些疾病的儿童来说，酮体可为他们的大脑提供替代燃料。

2012年秋天，在芝加哥的查理基金会主办的"癫痫及其他神经疾病饮食疗法第三次国际研讨会"（Third International Symposium：Dietary Therapy for Epilepsy and Other Neurologic Disorders）上，儿科医生朱莉·巴克利（Julie Buckley）发表了有关用中链甘油三脂油饮食治疗儿童孤独症的报告。她自己的女儿 4 岁之前一直正常，后来，在几个月的时间里出现了严重的孤独症症状，语言能力退回到了 1 岁半时的水平且出现了严重的行为问题和伴随癫痫发作。经过主要热量为中链甘油三脂油的酮体饮食疗法治疗后，她女儿的病情大为改善，在大约 6 个月的时间里智商恢复了 50 分。巴克利医生还出版了一本书，名为《治疗我们的孤独症孩子》（*Healing Our Autistic Children*，2010 年版）。目前，她在佛罗里达州杰克逊维尔附近专门从事儿童孤独症的治疗。

儿童服用椰子油的剂量按体重计算，每 10 磅（4.5 公斤）约四分之一调羹（1.2 毫升），每日需服用 2—3 次（加入食物、配方奶或牛奶中服用）。碰到喜欢椰奶味的孩子，椰子油也可单独服用或加入其他饮料中服用。至于椰奶，我建议按照体重每 10 磅 1 调羹或 1.5—2 调羹的量，加入到膳食中，每天 2—3 次。如果让幼儿服用椰奶，一定要冷藏存放且不得超过 48 小时。不要在 1 岁以下婴儿服用的椰奶中加蜂蜜。听装椰奶稀释后用于膳食的方法，请参见本书"菜谱"中的"椰奶"配方。

癫痫或孤独症患儿的父母如果想尝试中链甘油三脂油方式的酮体饮食疗法，我建议他们主动与查理基金会（www. charliefoundation. org）或"马修的朋友"（www. matthewsfriends. org）联系，得到那里具有丰富生酮饮食营养专家的指导和帮助。

动物可以服用椰子油吗?

我收到过的最让我意外的电子邮件之一，来自一位养宠物的女士，她向我询问椰子油是否能够改善她那条威尔士梗犬的认知能力。我完全能理解人们不愿看到自己心爱的老年宠物遭受痴呆症的折磨，就像他们不愿意看到自己的亲人遭受失智症的折磨一样。其实，阿克拉公司在对中链甘油三脂油展开的研究中就包括了老年宠物狗，研究结果显示服用中链甘油三脂油后它们的认知能力均得到了不同程度的改善（斯图津斯基，Studzinski，2008 年；塔哈，Taha，2009 年）。我把这一信息转告给她，同时建议她按照儿童的方法去做。她那只梗犬的体重正好 20 磅，所以她决定在每次的狗粮中加入半调羹椰子油，每天 2 次。几周后，她告诉我，她的狗已能站立行走，还能自己找到食盘，这真是个奇迹。

狗服用椰子油后也可能出现腹泻问题。那位女士曾告诉过我，她的一个朋友曾让她的狗服用了两倍于建议剂量的椰子油，结果狗出现了腹泻症状。很显然，宠物服用椰子油与人相似，初期同样需要谨慎和逐步加大剂量。

覆盆子酮的疗效如何？

很多人问过我，覆盆子酮胶囊是否具有与酮酯或服用椰子油和中链甘油三脂油产生的酮体相同的功效。覆盆子酮（raspberry ketones，亦称"覆盆子莓烯酮素"、"悬钩子酮"、"对羟基苯丁酮"）是人工合成的，有股果香味，能够燃烧脂肪。它的分子与我们体内自然生成的三种酮体的分子不同，所以它不具有作为替代燃料供给大脑的功能。即便覆盆子酮具有同样的功能，每天也需要服用几十粒胶囊才能得到与其他酮体等量的能量。

在外就餐时如何携带椰子油？

出门就餐之前，可事先量出一次服用的剂量，将其融化后放入一个小瓶中。比如人们存放调味品的那种小瓶；也可以使用人们经常用来分装洗发香波的那种3液量盎司（85毫升）的分装瓶。在大多数情况下，融化后的椰子油在1—2个小时或更长的时间里不会固化。即便固化了，也可用热水冲或将瓶子放入热水中的办法使其融化，餐馆服务员通常会乐意为你提供这样的帮助。我经常把史蒂夫服用1—2次的剂量装入一个三明治包装袋中，然后再将其放入我的手袋里带出门。

旅行时如何坚持这种饮食干预疗法？

这确实是一种挑战，我自己也曾碰到过几次，尤其是在我们前往希腊和苏格兰的两次长途旅行的时候。我很担心在海外难以买到椰子油和中链甘油三脂油，还担心史蒂夫会因此断药。

因为乘坐飞机的随身行李中只允许携带几个3液体盎司的瓶装胶质物和液体，所以我购买了一批人们常用以分装洗发香波的小瓶，行前将椰子油和中链甘油三脂油的混合油装入其中（在室温下这种合剂可保持液体状态）。为了避免解释的尴尬，我在所有瓶子上都贴上了"阿尔茨海默症患者用椰子油和中链甘油三脂油混合油"的标签。每个瓶子装入史蒂夫服用两次的剂量，然后把瓶子装进一个个独立的可封口的三明治袋中，再把途中所需剂量的所有瓶子装进一个包装袋里。这样，即使某个瓶子中的混合油渗漏，也不会沾染到手提行李中的其他物品。我会把旅行途中史蒂夫需要的整个剂量都这样装瓶带上，通常还要再额外多带点以备不时之需。到达目的地后，服用的大量椰子油和中链甘油三脂油混合油也按照同样的方法分瓶包装。作为进一步的防御措施，我会把我们的衣物用一个可封口的2X 或 3X 的衣服包装袋收纳，这种袋子在杂货店的洗衣用品区均有出售。这样，虽然衣服和两种油的混合油均装在同一托运箱中，但绝不会相互影响。

现在还有另一个更方便的选择，即携带"思想燃料"（同源营养品有限公司生产的含有中链甘油三脂油的椰子油）在旅行期间使用。"思想燃料"为一剂一包装，我建议最好再用一个可封口的包装袋把它们封装起来。

携带纯椰子油乘坐飞机比较麻烦，因为椰子油在较低的室温下呈固态，装瓶和取出时还需先将其融化。我建议：向空乘人员要半杯热水，把药瓶浸入水中，大约 5 分钟后椰子油即会融化。在没有热水的情况下，可将药瓶握在手中一段时间，通过体温将其融化。有些椰子油产品的包装采用了坚硬的密封塑料盒，可以直接放入行李箱中相对安全的地方。

采用上述方法之后，我们多次携带椰子油和中链甘油三脂油出门旅行，至今未遇到任何问题。

作为一种预防手段服用椰子油有效吗？

很多人的父母患上了失智症、帕金森病、糖尿病和其他类似疾病，他们在照顾自己亲人的同时会很自然地联想到自己，担心自己也会遭受和父母同样的痛苦。随着年龄的增加，他们会发现自己的记忆力开始衰退，更加担心自己会走向阿尔茨海默症。每天定时定量服用椰子油和（或）中链甘油三脂油，是预防阿尔茨海默症的最佳办法。

2010 年 10 月，《营养学》（*Nutrition*）杂志发表了史蒂芬·昆南博士和其他人的一篇文章，题目为《大脑燃料代谢，老化及阿尔茨海默症》（*Brain Fuel Metabolism, Aging, and Alzheimer's Disease*），这些科学家在加拿大魁北克舍布鲁克大学的研究中心，利用一种酮体正电子扫描（ketone-PET scanning）的新技术对酮体代谢进行了深入研究。他们在这篇论文中宣布："两项观察结果均支持一个观点——阿尔茨海默症患者大脑中受影响的神经元仍然具有部分功能：1）阿尔茨海默症患者的大脑对酮体具有正常的摄取能力，至少不像对葡萄糖的摄取能力那样受损严重；2）对增加大脑燃料供给的营养补充剂有功能反映，尤其是对酮体。因此，如果大脑燃料代谢能够得到优化或者部分恢复到正常状态，认知能力进一步降低的趋势则可能减小。提高血浆酮体至 0.4—0.5 毫摩/升，即可为大脑提供其能量需求的 5%—10%，相当于具有阿尔茨海默症遗传风险的人早期皮质葡萄糖缺乏的量。服用生酮补充剂就能达到这样一个温和而安全的酮血症水平。如果在明显症状出现之前即开始服用，完全有可能减少代谢进一步恶化和出现临床认知能力下降的风险。"（昆南，2010 年）生酮补充剂可包括：椰子油、中链甘油三脂油或两者的结合物。

对那些希望通过服用椰子油预防此类疾病的人，我建议将椰子油放入食物中服用。开始时每天 2—3 次，每次 1 调羹（5 毫升）椰子油或中链甘油三脂油，逐步增加剂量至每天 3—5 汤勺（44—74 毫升）；也可以每次在食物中加入 4 调羹（20 毫升）中链甘油三脂油，每天 3—4 次。我自己每天的平均服用量相当于 4—5 汤勺，包括椰子油、中链甘油三脂油、椰奶和椰肉片。我不喝牛奶只喝山羊奶，我喜欢在沙拉中放羊乳酪或山羊乳干酪。

24 中链甘油三脂油专题问答

由于早在 20 世纪 70 年代，新生儿重症监护室就已使用中链甘油三脂油了，所以我知道它已有几十年的时间。我一直以为，只有医院里才有中链甘油三脂油，但在史蒂夫服用椰子油且病情得到改善之后不久，我就得知原来它可在市面上轻易买到。我很意外地在当地的几家天然食品店里发现了它，并得知中链甘油三脂油通常被健美运动者用以提高瘦体重。以下是人们向我提出的有关中链甘油三脂油常见的一些问题。

海默 中链甘油三脂油

什么是非处方中链甘油三脂油？

中链甘油三脂油是用椰子油或棕榈核油生产出来的。目前在美国市场上常见的多数产品都是辛酸（C：8）和葵酸（C：10）的合剂，其中还含有少量己酸（C：6）和月桂酸（C：12）——它们都是椰子油中含有的中链甘油三脂。椰子油的约 60% 为中链脂肪酸。椰子油中中链脂肪酸的含量占总饱和脂肪含量的 70%。帕里罗能效公司生产的"辛酸三"补充剂中三辛酸的含量几乎达到了 100%，而三辛酸正是艾克桑那的活性成分。

中链甘油三脂油可替代椰子油在人体内生成温和的酮体水平。中链甘油三脂油和椰子油的主要区别在于，前者的服用剂量较小，不含后者中原有的额外脂肪酸，形成的酮体水平还略高于后者。不过，前者会在几小时后离开血液循环，比后者的持续时间稍短。

服用中链甘油三脂油常见的副作用是腹泻，最好从小剂量开始，逐步增加到身体能够承受的较大剂量——每天 2—4 次，每次 1—2 汤勺（15—30 毫升）。大多数人体内的中链甘油三脂油的水平提高后，都会出现腹泻。出现这个问题时，你可将服用剂量减少至前一次服用的水平。

如何避免腹泻？

人们对中链甘油三脂油抱怨最多的问题就是腹泻，尤其是那些初次服用且服用剂量过大或服用剂量增速过快的人。同椰子油相比，中链甘油三脂油更容易引起腹泻，在初次服用的人中腹泻的发生率约为 25%。

一个人每天可服用的最大剂量为 6—8 汤勺（90—120 毫升），大多数人超过这个水平均会出现腹泻问题，一般在服用后的 1 小时内发作。也有少数人只服用 1 调羹就出现腹泻。

以下是一些有助于减少腹泻发生的方法：

1. 开始服用时剂量要小，如每天 2 次，1 次 1 调羹。随着身体耐受度的增加而逐步加大服用剂量。可每几天增加 1 调羹，直至达到需要的剂量，比如每天 3—4 次，每次 2 汤勺或更多。

2. 与其他食物一起服用。

3. 吃饭时单独服用中链甘油三脂油时，速度要慢，在 20—30 分钟内服完即可。如果与其他食物混合服用，会更加容易。

4. 把中链甘油三脂油同农家干酪混合服用，可降低腹泻发生的概率。所以每天一次或数次将其与农家干酪混合服用是一个可行的好办法。农家干酪还是不错的蛋白质来源，其含有的碳水化合物也相对较少。

5. 如果服用小剂量仍然出现了腹泻问题，可考虑试用其他椰子产品，比如椰奶或椰子油含量较高的干椰肉片。因为椰肉片中的椰子油在消化过程中会缓慢释放，不易引起腹泻。

6. 如果有人对任何形式的椰子油或中链甘油三脂油不能忍受，可考虑通过按摩让椰子油通过皮肤进入身体，因为我们的皮肤对椰子油的吸收很快。一位看护者曾告诉我，她母亲服用椰子油后效果很好，但即使服用很小的剂量也会出现腹泻，所以不得不停止服用。后来，她开始用椰子油为她母亲做按摩，惊喜地发现病情重新得到了改善。此外，一位肌萎缩侧索硬化症（参见第 13 章的看护者报告）患者通过用椰子油按摩虚弱的肌肉，病情也得到了缓解。所以，在上述各种方法都不可行的情况下，按摩法也值得一试。

7. 对那些身体无法忍受中链甘油三脂油或对其过敏的人而言，可服用阿尔法酮戊二酸（alpha–ketoglutarate）作为大脑的替代燃料。这是一种经常被健美运动员用以改善峰值运动成绩的化合物，有片剂和粉剂两种形式。阿尔法酮戊二酸是"克雷布斯循环"中关键的媒介物之一。酮体进入血液循环后，再经过几种反应形成阿尔法酮戊二酸，最终导致能量分子三磷酸腺苷的生成。

阿尔法酮戊二酸作为一种可治疗神经退行性疾病的药物最初源自文斯·泰多内（Vince Tedone）医学博士的研究。他是佛罗里达州坦帕市的一位退休整形外科医生，他的女儿患有肌萎缩侧索硬化症并服用了阿尔法酮戊二酸进行治疗。除服用这种药物之外，她女儿还同时接受了椰子油按摩和在食物中添加椰子油。采用这些方法后，她的病情在过去的 12 个月里没有再继续恶化。在泰多内博士和他女儿的网站"www. winningthefight. net"上，你们可以了解到更多酮症和阿尔法酮戊二酸如何减少神经细胞死亡的相关信息。阿尔法酮戊二酸的有效服用剂量是多少尚无定论，但根据这个网站的建议，可每天服用 2—6 克。他们还创立了一个基金会，名为"赢得这场战斗"（Winning the Fight）。目前南佛罗里达大学正开展利用椰子油、生酮饮食和阿尔法酮戊二酸治疗肌萎缩侧索硬化症小鼠模型的研究，这也是他们资助的项目。在肌萎缩侧索硬化症患者身上进行的临床试验将在随后展开。

艾克桑那是什么药？

对那些希望按照医生的处方药来治疗的人而言，阿克拉制药公司生产的艾克桑那现已上市。这是一种中链甘油三脂油的粉剂，其中含有一些其他营养素和乳化剂，可融化在液体中作为饮料服用。按照目前的建议，通常为每天早上服用 1 次。截至今天，该公司还未对 24 小时内多次服用艾克桑那的可行度进行研究，所以按照美国食品和药物管理局的有关规定，他们只建议每天服用 1 次。如需了解更多信息，可参见"www. about-axona. com"网站。该网站提供了详细的介绍酮体作为大脑替代燃料的相关知识和视频资料。

为什么要把中链甘油三脂油和椰子油混合使用？

在史蒂夫开始服用椰子油2个月之后，我们开始试验把中链甘油三脂油和椰子油混合使用。那时，他已获得了不错的酮体水平。如果他早晨服用椰子油，体内的酮体水平通常会在3小时后达到峰值，8—9小时后消失。如果将其换为中链甘油三脂油，体内的酮体水平通常会在更短的时间内达到峰值，但3个小时后则会消失殆尽。我想，如果把中链甘油三脂油和椰子油混合使用，也许可获得更高的酮体水平且获得更长的持续时间，从而获得更好的疗效。

为何不只使用中链甘油三脂油？

如果你只服用中链甘油三脂油，那么你的酮体水平不会像服用椰子油或服用椰子油与中链甘油三脂油的混合油那般平稳，症状会出现上下波动。另外，全椰子油中含有的一些脂肪酸在中链甘油三脂油里是没有的，我认为那些脂肪酸对史蒂夫和其他患者病情的改善均具有良性作用。比如，椰子油中含有的月桂酸能杀死某些类型的病毒，引起单纯疱疹的病毒就是其中之一。至少，已有一组研究人员发现，阿尔茨海默症患者大脑中的β淀粉样（蛋白）斑块中存在导致单纯疱疹的单纯性疱疹病毒，尤其是那些像史蒂夫一样携带载脂蛋白E4基因变体的患者。史蒂夫之前总是不断出现单纯疱疹的问题，有时一次发作就能持续几个星期。但服用椰子油之后的情况大为好转，不仅发作的次数大大减少且发作的严重程度也大大减轻，几年的时间里仅发作了4次。

有研究报告显示，椰子油还有助于改善甲状腺功能，很多失智症患者都会在患病后的某个时间段上出现甲状腺功能减退症。唐氏综合症患者都会在30—40岁时罹患阿尔茨海默症，他们也有甲状腺功能减退的问题。椰子油在保护甲状腺问题上可发挥有益作用。

只用椰子油不行吗？

很多人都告诉过我，他们患有阿尔茨海默症的亲人仅在服用椰子油之后病情就得到了改善。史蒂夫一开始也只服用椰子油，前 2 个月里，他的病情同样得到了显著改善。我并不确切知道增加中链甘油三脂油是否会带来额外的疗效。我们当时之所以考虑给史蒂夫增加中链甘油三脂油，原因之一是希望获得更高的酮体水平。中链甘油三脂油只有一部分会被转化为酮体，所以其余中链脂肪酸就可以提供给神经元用作替代燃料。也就是说，你身体能承受的中链脂肪酸越多，大脑能得到的供给就越多。但是，中链脂肪酸到底是如何发挥出有益于大脑的作用的，还有待我们继续对其进行更加深入的研究。

还有另一个问题需要加以考虑：如果按照 4 比 3 的比例，把中链甘油三脂油和椰子油混合起来，总脂肪中长链饱和脂肪酸的量则降低到了 10% 左右。对那些担心饱和脂肪会带来健康问题（参见第 21 章）的人而言，这种办法可减少等量的椰子油，从而减少饱和脂肪酸的摄入量。中链甘油三脂油和椰子油混合油的制作方法，参见"菜谱"中的"中链甘油三脂油和椰子油混合油"。

25 你会有任何损失吗？

我们这个家庭同早发性阿尔茨海默症已抗争了 11 年。当年，我看到丈夫的病情每况愈下，曾绝望地认为自己会在年满 60 岁时就成为寡妇。2008年 5 月，我在因特网上偶然看到了一种针对阿尔茨海默症的饮食干预疗法，正是这个饮食干预疗法使史蒂夫病情持续恶化的势头得到了遏制。食用含有中链脂肪酸的油脂，可绕开大脑中的胰岛素抵抗和胰岛素缺乏问题，为大脑提供酮体作为一种替代葡萄糖的燃料。椰子油就含有大量这样的脂肪酸，而中链甘油三脂油也能随时在商店里买到。

需要考虑的问题

我相信，既然史蒂夫服用椰子油后病情得到了改善，其他人也同样可以。所以，我认为把这个信息传播出去是我负有的道义上的责任。人们应该获得了解这种饮食干预疗法的机会，让他们尝试以此治疗亲人们患有的阿尔茨海默症和其他涉及胰岛素抵抗和（或）胰岛素缺乏的疾病。虽然并非每个患者都能取得同样满意的疗效，但他们中的大多数人告诉我，这一饮食改变确实带来了积极的效果。耐心、持之以恒和一致性是让干预疗法真正发挥作用的关键。有些人在开始服用椰子油的前几天里就取得了明显的疗效，而另一些人的病情似乎需要更长时间才能见到疗效。为此，我建议看护者们以日记形式把亲人们的各种症状和细微改变——无论恶化还是改善——一一记录下来。

我写本书的目的，是希望引起人们对这样一个问题的关注：酮体可以作为一种替代燃料治疗阿尔茨海默症和其他神经退行性疾病，并希望对酮酯和中链甘油三酯的临床试验能尽快开展起来。自 2011 年秋天本书第 1 版出版以来,我很高兴地看到这一领域已取得了一些进步。位于坦帕的南佛罗里达大学目前正在开展一系列的试验,利用动物模型研究含有椰子油的生酮饮食疗法、热量限制饮食疗法和酮酯疗法对阿尔茨海默症、肌萎缩侧索硬化症、癫痫、氧中毒、颅脑损伤及癌症等疾病的疗效。旧金山大学"健康伯德阿尔茨海默症学会"(Health Byrd Alzheimer's Institute)即将开始一项具有首创意义的研究,即利用最新的淀粉样蛋白正电子扫描(amyloid-PET scan)技术,研究椰子油对记忆障碍患者的认知功能和 β 淀粉样(蛋白)斑块沉积的治疗作用。研究人员计划在研究中寻找到对椰子油饮食干预疗法有效和无效的人在基因档案上的不同之处。除此之外,艾克桑那的生产商阿克拉制药公司正针对其三辛酸医疗食品(tri-caprylic acid medical food)开展一个更大规模的临床试验,通过多中心病历回顾的方式对患者服用艾克桑那的效果进行研究。

没有同阿尔茨海默症患者一起生活过的人,难以体会这种疾病对家庭成员带来的不分昼夜、无时不在的恐惧,以及它给看护者(通常是配偶或孩子)造成的巨大痛苦。2002 年 5 月 2 日,斯坦福医学院的心理学家多洛莉丝·加拉格尔-汤普森(Dolores Gallagher-Thompson)博士发表研究报告,看护阿尔茨海默症和其他失智症患者的时间通常会延续 10—15 年,许多看护者不仅会因此出现身体健康问题,还会出现精神健康问题,如沮丧、焦虑,甚至滥用药物等。她还进一步表示,在阿尔茨海默症患者的看护者中,有 40% 的人在其看护的失智症患者之前死于与精神压力相关的疾病——这个数字令人震惊。不难想象,看护者死亡之后,阿尔茨海默症患者将面临多么艰难的处境。

如果那些手中掌握着金钱的人自己成了阿尔茨海默症患者的看护者,我相信,他们一定会投入大把的钱去了解这个病的致病原因并研究医治它的办法,以避免其对人类造成的巨大伤害和经济损失。前不久,我刚参加了一次记者对健康伯德阿尔茨海默症学会首席执行官大卫·摩根的采访。当被问及为什么人们会对癌症和艾滋病的治疗投入比阿尔茨海默症更多的研究经费时,他指出,那是因为癌症和艾滋病患者皆有幸存下来的病例,但患上阿尔茨海默症的人至今未有幸存者(没人可以现身说法)。在这里,我还要补充一点:大多数看护者都已身心俱疲,看护亲人的职责把他们拴在了家里,使他们很难走出家门为防治阿尔茨海默症的事业摇旗呐喊。我们需要更多人的帮助才能赢得这场战斗。

评估风险与收益

任何治疗方法都会有风险与收益，对阿尔茨海默症的治疗也一样。因此，我强烈建议病人及家庭在实施饮食干预疗法之前一定要征询医生的意见。很多人都遇到过这样的问题，即他们的医生对这一干预疗法不屑一顾。其实，这样的医生们只要重温一下他们在医学院大学一年级时的生物化学课程，就会回想起中链脂肪酸会在肝脏中被转变为酮体，而酮体可作为替代燃料提供给神经元和其他细胞。说起来似乎很简单，但这就是事实。我也认识很多对这一观念持开放态度的医生，他们现在都积极建议自己的病人服用椰子油和（或）中链甘油三酯油。

在对风险和收益进行评估的时候，医生应充分考虑阿尔茨海默症患者的大脑正在死亡这一现实，权衡使用椰子油可能带来的风险同这一重要现实的孰轻孰重。由于存在对胆固醇和饱和脂肪问题的担忧，我建议医生对病人的血脂状况进行检查和分析。更重要的是，医生应指导病人改变不良生活习惯，采取更为健康的饮食，比如食用含有抗氧化物和多种其他重要营养素的全食，避免部分氢化油脂和含高热量及高碳水化合物的饮食。由于阿尔茨海默症患者大脑中的变化同其他类型的糖尿病相似，所以医生在为病人提供咨询时不妨将他们视为糖尿病患者。

〔阿尔茨海默〕 现在的每一天都很重要

美国国家卫生研究院的理查德·费契博士开发出的一种酮酯，已通过了人体毒性研究，未见不良反应。费契博士即将开展一项期待已久的研究，用酮酯治疗帕金森病。最近发表的研究成果显示，用酮酯治疗小鼠阿尔茨海默症模型的结果让人鼓舞，而新技术已使得批量生产酮酯的成本大大降低。尽管人们已取得了这样一些进展，但直至2013年冬天，酮酯批量生产的资金来源仍然没有着落。由于阿尔茨海默症的性质决定了临床试验需要的时间较长，所以资金问题就成了开展用酮酯治疗阿尔茨海默症临床试验的最大拦路虎。

服用酮酯达到的酮体水平，要比服用大剂量椰子油或中链甘油三脂油获得的水平高得多。酮酯实现量产并普及，很可能会给相关疾病患者带来更大的改善。酮酯得到美国食品和药物管理局批准并上市也许还需要几年的时间，但现在的众多阿尔茨海默症患者已没有太多的等待时间。在这样的情况下，中链脂肪酸饮食干预疗法可延缓阿尔茨海默症和一些其他疾病患者病情的继续发展。这种疗法对有些人的效果非常好，而对另一些人则效果一般或者收效甚微。我不知道这种饮食干预疗法的疗效能持续多久，但以史蒂夫为例，我们已在同阿尔茨海默症的抗争中至少赢得了2—3年的时间。

我想问一问那些正考虑这种疗法而又犹豫不决的人：采用这种疗法你会有任何损失吗？

菜谱

以下是一些适合初期患者使用的基本菜谱，其中的 4 个我们非常喜欢。

中链甘油三脂油和椰子油混合油

分量：28 液量盎司（828 毫升）

· · · · · · · · · · · · · · · · ·

配料：
中链甘油三脂油 16 液量盎司（473 毫升）
椰子油 12 液量盎司（355 毫升）

方法：如果椰子油为固体，将整个容器放入温水中浸泡 15—20 分钟，直至融化。将椰子油和中链甘油三脂油放入一个 1 夸脱（946 毫升）容量的容器中，盖紧盖子后上下颠倒数次，使其充分混合。市场上销售的中链甘油三脂油通常都使用 1 夸脱大小的瓶子作容器，它们非常适合存放这种混合油。用一个漏斗就能轻松地将其装入瓶子里（在室温下存放）。

其他搭配：在这种混合油中加入 1—2 调羹液体大豆卵磷脂，以改善混合油同其他液体的混合度。

椰奶

分量：4 液量盎司（118 毫升，15 克椰子油）

· · · · · · · · · · · · · · · · ·

配料：

1 罐椰奶（每 2 液量盎司含 11 克脂肪）

1/2 罐水或椰子水

1—2 调羹蜂蜜或龙舌兰糖浆或等量甜叶菊等甜味剂

少许盐

方法：将配料放入容器中摇匀并放入冰箱保存，4 天后将剩下的椰奶倒掉。如果是给儿童饮用，则只能保存 2 天。

其他搭配 1：加入 1 调羹白云石粉作为膳食中的钙补充剂。

其他搭配 2：加入 2 倍的水或椰子水，做成稀释的椰奶。

橙子椰奶

分量：1 次饮用量

. . . .

配料：

4 液量盎司（118 毫升）椰奶（如前）

8 液量盎司（236 毫升）橙汁或橙汁汽水

方法：将椰奶放入一个 12 液量盎司（355 毫升）的玻璃杯中，缓慢加入橙汁或橙汁汽水，用调羹搅匀。

其他搭配：也可尝试用葡萄汽水或根汁汽水（root beer）替代橙汁。

浆果椰奶思慕雪

分量：12 液量盎司

. . . .

配料：

1/2 杯（118 毫升）碎冰

1 杯冻蓝莓或 4 个大草莓

1/3 杯（79 毫升）谷物

1 调羹蜂蜜或龙舌兰糖浆或等量甜叶菊等甜味剂

1/3 杯椰奶（如前）

2/3 杯（156 毫升）牛奶

1 个煮鸡蛋或生鸡蛋

1/2 勺香草乳清蛋白粉

亦可选择：加入个人常用剂量的椰子油（液体）或中链甘油三脂油

方法：将全部配料放入搅拌机，调至"液化"档搅拌 30 秒。如果过稠，可再按需加入更多椰奶。

其他搭配：每份加入 1/2 根香蕉和 2 个大草莓；也可用等量的苹果汁、蓝莓汁或石榴汁替换部分或全部牛奶；或者用 1/3 杯杏仁片替代谷物。

注意事项：不愿意食用生鸡蛋的人，可事先将生鸡蛋放进微波炉中加热 20 秒，即可杀灭其中的细菌，然后再将其与其他配料放到一起或者直接使用煮鸡蛋。

香蕉、花生酱、椰奶思慕雪

分量：12 液量盎司（355 毫升）

· · · · · · · · · · · · · · · ·

配料：

1/2 杯（118 毫升）碎冰

1 根冻香蕉（冷冻前分成四截）

1/3 杯（79 毫升）谷物

1 汤勺鲜磨花生酱或天然花生酱或杏仁酱

1 调羹蜂蜜或龙舌兰糖浆或等量甜叶菊等甜味剂

1/3 杯（79 毫升）椰奶（如前）

1/3 杯牛奶

1 个煮鸡蛋或生鸡蛋

1/2 勺香草乳清蛋白粉

亦可选择：加入个人常用剂量的椰子油（液体）或中链甘油三脂油

方法：将所有配料放入搅拌器，调至"液化"挡搅拌约 30 秒。如果过稠，可再按需加入更多椰奶。

其他搭配：用 1/3 杯杏仁片替换谷物和（或）坚果酱。

注意事项：不愿意食用生鸡蛋的人，可事先将生鸡蛋放进微波炉中加热 20 秒，即可杀灭其中的细菌，然后再将其同其他配料放到一起，或者直接使用煮鸡蛋。

干酪炒鸡蛋

分量：1 份或 2 份

· · · · · · · · · · · · · · · · · · · ·

配料：

1 汤勺椰子油

2 个生鸡蛋

2 汤勺椰奶

少许海盐

2 汤勺磨碎或切碎的奶酪

方法：将椰子油放入平底锅中，用小火或中火融化。用叉子或搅打器把鸡蛋打散，加入椰奶用力搅拌。再加入盐和奶油搅拌，然后倒入热锅中不断翻炒，直至鸡蛋变为固态但仍然蓬松、多汁。

其他搭配：先放入欧芹、菠菜、碎青椒或青葱，然后下锅翻炒。

烤奶酪三明治

分量：1 个三明治

· · · · · · · · · · · · · · · · · · · ·

配料：

2—3 盎司（56—85 克）自己喜欢的奶酪片

2 片全谷物面包

2 汤勺椰子油

方法：将奶酪放到两片面包之间，再在三明治上下两面抹上 1 汤勺椰子油。将三明治放入平底锅，小火加热至上下两面均呈微焦黄色且奶酪开始融化。

其他搭配：在三明治表面摆上一层薄薄的番茄片或菠菜或两者都摆。

两人鲑鱼简餐

分量：2 份

• • • • • • • • • • • • • • • •

配料：

2 个完整的新鲜红薯或山药

10—12 盎司（283—340 克）鲑鱼片，大小均可

1 把新鲜芦笋

2—3 汤勺融化的椰子油

大蒜和香草或其他喜欢的佐料

每个红薯再额外加入 0.5—1 汤勺椰子油

方法：把烤箱预热至 350 华氏度（177 摄氏度）以上。将红薯洗净、沥干，用叉子在红薯上戳出一些小孔，放进烤箱的烤架上烤 25—30 分钟。

将铝箔铺到一个大烤盘上，或在烤盘上喷一层橄榄油。在烤盘的一边放上鲑鱼片，鱼皮面向下，然后在另一边均匀地摆放上芦笋。将 2—3 汤勺椰子油融化（鱼片大则可视情况多放）后，用糕饼刷将其涂抹在鲑鱼片和芦笋上。再把佐料撒到鲑鱼片和芦笋上。

红薯在烤箱中烤 25—30 分钟，将它们移至烤架的一边，然后把盛好鲑鱼片和芦笋的烤盘放进烤箱烤 20 分钟或更长时间。鲑鱼会变得多汁，用叉子即能轻易取出。用小刀在每个红薯上切出凹槽，将 1/2 或 1 汤勺椰子油浇到每个红薯的凹槽中。

爆炒大白菜、胡萝卜和椰肉

分量：4 份

· · · · · · · · · · · · · · · ·

酱汁

配料：

2 汤勺日式烧酱

1 调羹芝麻油

适量盐和黑胡椒

重要材料

配料：

2 汤勺椰子油

1 汤勺花生油

1 汤勺蒜蓉

1 汤勺去皮生姜泥

2 杯（473 毫升）切碎的胡萝卜

1/2 杯（118 毫升）椰肉片

1 个中等大小的大白菜，切成丝

适量切碎的欧芹或香菜

方法：用小碗将各种酱汁充分混合后备用。把椰子油和花生油放入普通锅或平底锅中加热，加入蒜蓉和姜泥翻炒几秒钟。加入胡萝卜和椰肉片，翻炒约 3 分钟；再加入大白菜继续翻炒约 3 分钟至白菜变软。加入日式烧酱搅拌均匀。关火，以防烹调过度。撒上欧芹或香菜，再次搅拌均匀后上桌。

杏仁西蓝花

分量：2—3 份

· · · · · · · · · · · · · · · ·

配料：

1 朵西蓝花，切成一口大小的条

2 汤勺椰子油

1/4 调羹海盐

1/4 杯（59 毫升）杏仁片

方法：将西蓝花上锅蒸 4—5 分钟，使其变软。将热西蓝花放入碗中，加入椰子油、盐和杏仁片，充分搅拌均匀。

其他搭配：用花椰菜替代西蓝花。

抱子甘蓝

分量：3—4 份

· · · · · · · · · · · · · · · ·

配料：

2 汤勺椰子油

1 磅（453 克）小抱子甘蓝

1/2 调羹蒜盐和欧芹

方法：抱子甘蓝上锅蒸 4—5 分钟，至其变软（如使用的是大抱子甘蓝，则至其变长）。将蔬菜放进碗中，加入椰子油和蒜盐，充分搅拌均匀。

镶柿子

分量：5 份

· · · · · · · · · · · · · · · ·

配料：

2 汤勺橄榄油

5 个不同颜色的大柿子椒

3 汤勺椰子油

1 个大甜洋葱，切碎

7 瓣大蒜，捣成蒜蓉

1 磅（453 克）牛肉末或火鸡肉末

2 杯（473 毫升）番茄酱

3 杯（710 毫升）鸡汤

3/4 杯（177 毫升）全谷米

1/2 调羹海盐

1/2 调羹黑胡椒

1 汤勺加 1 调羹干薄荷

方法：将烤箱预热至 300 华氏度（149 摄氏度）。切去柿子椒顶部，再拦腰切半。在一个 9 英寸×12 英寸（23 厘米×30 厘米）的烘焙盘底部抹上橄榄油，将柿子椒口朝上摆放在盘底烤 40 分钟，其间可准备其他配料。

去除切下柿子椒顶部的蒂，余部切碎。将椰子油放入一个大平底锅用中火加热，放入切碎的柿子椒、洋葱、蒜蓉煎炒，直至变软。加入牛肉末或火鸡肉末，炒散。继续翻炒至熟透。

加入 1 杯番茄酱、2 杯鸡汤和大米。盖上盖，小火炖 30 分钟，其间不时搅动几次。

加入盐、胡椒和 1 汤勺薄荷，搅拌均匀。

将柿子椒从烤箱中取出，烤箱温度增加至 375 华氏度（190 摄氏度）。用勺子把炒好的肉末混合物逐一填入柿子椒中。然后将剩下的 1 杯番茄酱添加到每个柿子椒的混合物上，再撒上少许的盐、胡椒和剩下的薄荷。将剩下的 1 杯鸡汤倒入烘焙盘中柿子椒周围。用铝箔将烘焙盘全部封盖起来。将烘焙盘放入烤箱烤 40 分钟。

蒜味菠菜

分量：2—3 份

· · · · · · · · · · · · · · · · ·

配料：

2 汤勺椰子油

1 把新鲜菠菜

1 汤勺切碎的大蒜

1/4 调羹海盐

方法：用一个大平底锅将椰子油以中火加热，放入大蒜，用锅铲将碎蒜均匀铺在锅底。放入菠菜，用锅铲翻炒至润泽而略微萎缩但并未失色时，撒上海盐炒匀，立即出锅，以免烹调过度。

其他搭配：加入大蒜时同时加入 1 汤勺松子。

清炒大蒜时蔬

分量：2—3 份

· · · · · · · · · · · · · · · ·

配料：

2 汤勺椰子油

1 把卷心菜、红甜菜或绿甜菜或甜菜叶

1 个蒜瓣，切碎或切片

1/2 个柠檬的柠檬汁

适量盐

方法：将时蔬洗净。把茎和叶分开，将茎切成 1/2 英寸（1.2 厘米）的小段，菜叶切成小块。将椰子油放入大平底锅用中低火加热，放入大蒜煸炒至变色。加入茎段，翻炒 2 分钟或炒至基本变软。加入切小的菜叶，翻炒 3—5 分钟，可加盖（半掩）。放入柠檬汁，撒上适量盐，翻炒均匀后出锅上桌。

希腊沙拉

分量：6—8 份

· · · · · · · · · · · · · · · ·

沙拉

配料：

15 盎司（420 克）听装鹰嘴豆，沥干

1 根大黄瓜，切碎

1 个大柿子椒，切碎

1/2 个大甜洋葱，切碎

1 个番茄，切碎

25—30 个卡拉马塔橄榄或黑橄榄

每份 1—2 盎司（28—56 克）羊乳酪或山羊乳酪，磨碎

在一个大容器中将各色蔬菜混合在一起

沙拉酱

配料：

3 汤勺橄榄油

1/2 汤勺柠檬汁

1/4 调羹海盐

2 调羹希腊调味酱（盐，蒜粉，黑胡椒，牛至，鼠尾草）

每份另备一种沙拉酱：1 汤勺中链甘油三脂油和椰子油混合油

方法：将鹰嘴豆、黄瓜、柿子椒、洋葱和番茄放入一个大腕或储藏盒，加入沙拉酱搅拌均匀（中链甘油三脂油和椰子油混合油除外）。这样的沙拉可冷藏存放 2—3 天。

食用时用中号沙拉盘取出半盘，加入 2—3 大勺切碎的混合蔬菜。在蔬菜上均匀撒上 1—2 盎司碎奶酪，再放入 4—5 个橄榄。倒入中链甘油三脂油和椰子油混合油，充分搅匀。

其他搭配：把刚煮好的或罐装的（非腌制）甜菜切碎，加入沙拉再上桌。如果甜菜放入过早，会导致其他蔬菜变色。

加利福尼亚沙拉

分量：1 份

· · · · · · · · · · · · · · · · ·

沙拉

配料：

2 杯各色沙拉时蔬

1 盎司（28 克）戈尔根朱勒干酪，磨碎

10—12 粒樱桃干

2 汤勺核桃仁

沙拉酱

配料：

1 汤勺中链甘油三脂油和椰子油混合油

1/2 汤勺核桃油

1/4—1/2 调羹覆盆子香醋

方法：将沙拉时蔬放入中号沙拉盘中，撒上樱桃干、核桃仁和碎干酪。用小碗将沙拉酱配料混合在一起并浇到沙拉上，上桌前搅拌均匀。

蛋白椰子饼

分量：18 个小饼干

• • • • • • • • • • • • • • • •

配料：

2 个鸡蛋的蛋白

少许盐

1/2 调羹香草精、巧克力精或杏仁精

2/3 杯食糖

1 杯椰丝

方法：将蛋白、盐和香草精（或巧克力精、杏仁精）一起用力搅拌至发泡。逐步加入食糖（或甜叶菊）并搅拌至变硬，加入椰丝。在饼干烤盘中放入大量奶油，用圆勺将搅拌好的糊状原料倒入饼干盘中，以 325 华氏度（163 摄氏度）烘烤 20 分钟。每块饼干含有 4 克椰子油。

其他搭配：将 2/3 杯食糖减少至 1/4 杯，加入少许甜菊萃或等量甜味剂。

椰子软糖

分量：16 盎司（453 克）

· · · · · · · · · · · · · · · ·

配料：

1 杯（236 毫升）椰子油

1 杯巧克力屑或 8 盎司（227 克）70%—80% 的黑巧克力

方法： 将融化的椰子油和巧克力放入一个碗或大量杯中混合均匀。将混合的糊状物倒入塑料制冰盒的每个方格中，放入冷冻室冷冻。如果使用的是 16 格的制冰盒，那么每格中的椰子软糖含有 1 汤勺椰子油。冻好的椰子软糖很容易从制冰盒中取出，可再放入冰箱存放。

其他搭配： 另加入 1/4 杯椰肉片或坚果块。

超级巧克力夹心蛋糕

分量：10 英寸（25.4 厘米）圆形双层
此蛋糕的 1/16 ＝ 1 汤勺椰子油

· · · · · · · · · · · · · · · ·

蛋糕

配料：

3 盎司（85 克）半甜巧克力

1 杯（355 毫升）热咖啡

3 个大鸡蛋

3/4 杯（177 毫升）椰子油

1 杯白脱牛奶，经充分摇晃

3/4 调羹香草精

3 杯食糖

2 杯全麦面粉

1 杯无糖黑可可粉

2 调羹小苏打

3/4 调羹发酵粉

1 调羹海盐

方法：将烤箱预热至 300 华氏度（149 摄氏度）。将 2 个 10 英寸圆形夹心蛋糕烘烤盘喷上食用油，或用蜡纸铺底，以防蛋糕同锅底粘连。

将巧克力放入热咖啡中融化，搅动几次。取搅拌碗，将鸡蛋用力搅拌 3—5 分钟，至平滑而略微黏稠状，慢慢加入椰子油、白脱牛奶、香草精和融入了巧克力的热咖啡，不停搅动直至充分混合。

再取另一个碗，将食糖、面粉、可可粉、小苏打、发酵粉和盐一起放入，用搅打器混合均匀后，将其缓慢加入已备好的液体混合配料中，用中速搅拌至充分混合。

将混合物均分至 2 个烘烤盘中，放入烤箱正中焙烤 1 小时。将烘烤盘取出，置于架子上令其完全冷却。将蛋糕倒扣到架子上，可先用小刀沿烘烤盘内沿将蛋糕撬松。如果使用了蜡纸，则去掉蜡纸。待蛋糕完全冷却后，加入巧克力夹心。

巧克力夹心

配料：

1 杯（237 克）鲜奶油

2 调羹食糖

2 汤勺玉米糖浆

16 盎司（454 克）半甜巧克力

1/4 杯（59 毫升）椰子油

方法：取一个 $1\frac{1}{2}$ 夸脱（1652 毫升）的炖锅，放入奶油、食糖和玉米糖浆，用中低火烧煮，同时用搅拌器不停搅动，直至食糖完全融化。将炖锅从火上端下来，加入巧克力，搅拌均匀，冷却至便于涂抹时，将巧克力夹心涂抹到蛋糕夹层中。放入冰箱保存，食用时取出。

其他搭配：在切下的蛋糕块上放上草莓或覆盆子。

阿尔茨海默症绝非世界末日，其他失智症诸如帕金森病（Parkinson's disease）、亨丁顿舞蹈病（Huntington's disease）和葛雷克氏病（Lou Gehrig's disease，又译"卢伽雷氏症"，即肌萎缩侧索硬化症）等也并非绝无希望。酮体将成为脑细胞能量的代替燃料和供给者，帮助患者缓解症状且还能起到预防效果。阿尔茨海默症有救了！

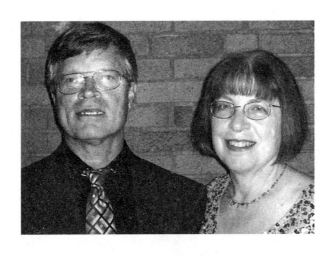

玛丽·T. 纽波特博士生于美国俄亥俄州辛辛那提市，先后毕业于泽维尔大学（医学预科）和辛辛那提大学医学院（1978年毕业）。在辛辛那提儿童医院医疗中心小儿科任住院医师，在南卡罗莱纳州查尔斯顿的医科大学医院完成新生儿科专科培训。自1983年起，在佛罗里达州担任新生儿科医师。1987年任但尼丁米斯医院新生儿科医生，创立新生儿重症监护室并任医疗主任。2003年任斯普林希尔地区医院新生儿重症监护室医疗主任。纽波特医生受雇于"西海岸新生儿联合执业"，该公司为斯普林希尔地区医院提供新生儿医疗服务。自2004年以来，她还担任南佛罗里达大学儿科系自愿临床教师。

果壳书斋　　科学可以这样看丛书(36本)

门外汉都能读懂的世界科学名著。在学者的陪同下,作一次奇妙的科学之旅。他们的见解可将我们的想象力推向极限!

1	量子理论	〔英〕曼吉特·库马尔	55.80元
2	生物中心主义	〔美〕罗伯特·兰札等	32.80元
3	物理学的未来	〔美〕加来道雄	53.80元
4	量子宇宙	〔英〕布莱恩·考克斯等	32.80元
5	平行宇宙(新版)	〔美〕加来道雄	43.80元
6	达尔文的黑匣子	〔美〕迈克尔·J.贝希	42.80元
7	终极理论(第二版)	〔加〕马克·麦卡琴	57.80元
8	心灵的未来	〔美〕加来道雄	48.80元
9	行走零度(修订版)	〔美〕切特·雷莫	32.80元
10	领悟我们的宇宙(彩版)	〔美〕斯泰茜·帕伦等	168.00元
11	遗传的革命	〔英〕内莎·凯里	39.80元
12	达尔文的疑问	〔美〕斯蒂芬·迈耶	59.80元
13	物种之神	〔南非〕迈克尔·特林格	59.80元
14	抑癌基因	〔英〕休·阿姆斯特朗	39.80元
15	暴力解剖	〔英〕阿德里安·雷恩	68.80元
16	奇异宇宙与时间现实	〔美〕李·斯莫林等	59.80元
17	垃圾DNA	〔英〕内莎·凯里	39.80元
18	机器消火秘密	〔美〕安迪·格林伯格	49.80元
19	量子创造力	〔美〕阿米特·哥斯瓦米	39.80元
20	十大物理学家	〔英〕布莱恩·克莱格	39.80元
21	失落的非洲寺庙(彩版)	〔南非〕迈克尔·特林格	88.00元
22	超空间	〔美〕加来道雄	59.80元
23	量子时代	〔英〕布莱恩·克莱格	45.80元
24	阿尔茨海默症有救了	〔美〕玛丽·T.纽波特	65.80元
25	宇宙简史	〔美〕尼尔·德格拉斯·泰森	预估68.80元
26	不确定的边缘	〔英〕迈克尔·布鲁克斯	预估42.80元
27	自由基	〔英〕迈克尔·布鲁克斯	预估49.80元
28	搞不懂的13件事	〔英〕迈克尔·布鲁克斯	预估49.80元
29	超感官知觉	〔英〕布莱恩·克莱格	预估39.80元
30	科学大浩劫	〔英〕布莱恩·克莱格	预估39.80元
31	宇宙中的相对论	〔英〕布莱恩·克莱格	预估42.80元
32	构造时间机器	〔英〕布莱恩·克莱格	预估42.80元
33	哲学大对话	〔美〕诺曼·梅尔赫特	预估128.00元
34	血液礼赞	〔英〕罗丝·乔治	预估49.80元
35	超越爱因斯坦	〔美〕加来道雄	预估49.80元
36	语言、认知和人体本性	〔美〕史蒂芬·平克	预估88.80元

欢迎加入平行宇宙读者群·果壳书斋。QQ:484863244

邮购:重庆出版社天猫旗舰店、渝书坊微商城。各地书店、网上书店有售。